Arne Hoffmann

Eine Frage der GRÖSSE

Wie oft Männer an Sex denken.
Und andere Fragen,
die Sie noch nie zu stellen wagten

WILHELM HEYNE VERLAG
MÜNCHEN

Mix
Produktgruppe aus vorbildlich
bewirtschafteten Wäldern und
anderen kontrollierten Herkünften

Zert.-Nr. SGS-COC-001940
www.fsc.org
© 1996 Forest Stewardship Council

Verlagsgruppe Random House FSC-DEU-0100
Das für dieses Buch verwendete FSC-zertifizierte Papier
Holmen Book Cream
liefert Holmen Paper, Hallstavik, Schweden.

Originalausgabe 04/2010

Redaktion: Angelika Lieke, München

Printed in Germany 2010
Umschlaggestaltung: Nele Schütz Design, München
Umschlagillustration: Shutterstock
Satz: Buch-Werkstatt GmbH, Bad Aibling
Druck und Bindung: GGP Media GmbH, Pößneck
ISBN 978-3-453-67023-5

www.heyne.de

Inhalt

Vorwort

Wie viele Kalorien hat Sperma? Macht Lakritze impotent? Wie kann ich an Äußerlichkeiten erkennen, ob ein Mann ein guter Lover ist? Und worauf stehen Männer *wirklich* bei Frauen? Auf dem aktuellen Stand der Wissenschaft beantwortet dieses Buch die verschiedensten Fragen über Männer und ihre Sexualität.

Bei dieser Gelegenheit räumt es mit vielen vermeintlichen Binsenweisheiten auf. Wussten Sie zum Beispiel, dass auch Männer eine Scheide haben und Milch geben können, bei Pornos wählerischer als Frauen sind und dass ihr Ejakulat ein Spermizid enthält, das Samen abtötet? Verblüffenderweise ist die männliche Sexualität nicht im Geringsten so simpel, wie manch einer glauben mag. Stattdessen wirken viele Dinge auf überraschend vielschichtige und ausgeklügelte Weise zusammen. Sobald man begonnen hat, diese Zusammenhänge zu durchschauen, erstarrt man nahezu vor Ehrfurcht, was das komplexe Naturwunder des männlichen Körpers angeht.

Aber nicht nur der männliche Körper, auch die männliche Psyche ist durchaus bemerkenswert, wenn es um die Themen Partnerschaft und Erotik geht. Eine aufmerksame Leserin sollte nach der Lektüre dieses Buches in der Lage sein, Männer und deren Verhalten besser zu durchschauen, als diese selbst es vielleicht können. Wobei ich hoffe, dass die neu gewonnenen Einsichten auch ein größeres Maß an Verständnis mit sich bringen. Vieles von dem, was wir Kerle tun und was von außen betrachtet mitunter vielleicht etwas seltsam anmuten mag, hat bei näherer Betrachtung durchaus einen tieferen Sinn.

Einiges von dem, was ich für dieses Buch recherchieren konnte, beruht auf den Erkenntnissen der Evolutionsbiologie, anderes stellt eben diese Lehre an verschiedenen Punkten überzeugend infrage. Jedenfalls hoffe ich, dass diese Erkenntnisse nicht lediglich wieder zu jener längst schon nervig gewordenen Rhetorik beitragen, der zufolge Männer »wie Tiere« oder »in der Steinzeit stehengeblieben« sind. Damit Sie nicht nur alle Informationen selbst überprüfen, sondern auch noch ein wenig mehr über Themen lesen können, die Sie näher interessieren, habe ich jedes behandelte Stichwort durch ausführliche Quellenangaben ergänzt, die Sie im Anhang aufgeführt finden. Wie Sie bei einem Blick darauf feststellen werden, war die Menge der für dieses Buch gesichteten Literatur immens. Vieles findet man darüber hinaus auch auf wissenschaftlichen Websites im Internet. Meine Quellenangaben beziehen sich jeweils auf den Text, in dem ich die entsprechende Frage am treffendsten beantwortet finde. Ich wünsche Ihnen viel Spaß beim Lesen!

Arne Hoffmann

ALKOHOL

Warum werden betrunkene Männer kontaktfreudig, lüstern oder gar zudringlich, sind später im Bett aber eine Enttäuschung?

Auf den ersten Schluck ist Alkohol eine prima Sache, wenn es um das Anbahnen von intimen Beziehungen geht. Nehmen wir beispielsweise einen Mann, der so verklemmt ist, dass man ihm zum Beginn eines Abends ein Stück Kohle zwischen die Gesäßbacken schieben könnte, um wenige Stunden später einen echten Diamanten zu erhalten. In vielen Fällen braucht man so jemandem nur das eine oder andere Gläschen Wein oder Bier zu servieren, und schon verwandelt er sich in einen sprudelnden Quell guter Laune. Lässt eine Frau sich von demjenigen allerdings überrascht ins Bett quatschen, muss sie bald schon feststellen, dass dort weder von »sprudelnd« noch von »guter Laune« die Rede sein kann. Solche Erfahrungen machen Frauen (und Männer) bereits seit Jahrtausenden. Schon Shakespeare wusste: Alkohol »fördert das Verlangen und schwächt das Tun«. Woran liegt's? Das lässt sich in einigen Sätzen erklären: Nicht ohne Grund funktioniert Alkohol auch wunderbar als Haushaltsreiniger. Das liegt daran, dass er Fett gut löst. Dasselbe gelingt den Alkoholmolekülen aber auch im menschlichen Gehirn. Sie greifen die Fetthülle von Nervenzellen an, und infolge einer Kettenreaktion schütten diese den berauschenden Botenstoff Dopamin aus. Bald kommt es zu einem regelrechten Feuerwerk an Glücksgefühlen. Man wird entspannt, gut gelaunt und selbstbewusst. Zusammen mit dem Fett löst der Alkohol jetzt auch bei der Kontaktanbahnung störende Hemmungen einfach auf – auch jene, die durch

Selbstkritik entstehen, die die Ursache für viel männliche Zurückhaltung und Schüchternheit ist. Der betreffende Mann möchte seine Glücksgefühle jetzt gerne mit jemandem teilen. Gleichzeitig beeinträchtigt der Alkohol aber seine Wahrnehmung. Vielleicht baggern auch deshalb Männer in angetrunkenem Zustand Frauen an, die ihnen allein aus optischen Gründen ansonsten eher schnuppe wären. Wo früher Reserviertheit herrschte, übernimmt jetzt Eroberungsdrang. Auch die Blutgefäße dehnen sich, woraufhin der Penis sich streckt und räkelt und tatendurstig wird.

Das alles spielt sich ab, solange Alkohol in Maßen genossen wird. Leider genießen ihn viele Männer stattdessen in Massen, um diese beseligenden Gefühle noch zu verstärken. Inzwischen haben ihre Nervenzellen aber gemerkt, dass dieses Volk, das sich die ganze Zeit über an sie ranschmeißt, bei ihnen gar nichts zu suchen hat, und machen die Schotten dicht: Sie fahren die Andockstellen für das Dopamin wieder ein. Jetzt prallt der Alkohol von den Zellwänden ab und entfaltet nur noch eine leicht depressive Wirkung. Der Trinker sucht immer noch verstärkt Kontakt zu anderen Menschen, aber jetzt aus anderen Gründen: Er ist nicht mehr so glücklich wie zu Beginn.

Noch unglücklicher wird er, völlig entgegen seinen Erwartungen, wenn er in diesem Zustand mit einer Frau im Bett landet. Der Alkohol wirkt inzwischen nur noch als Depressivum und beeinträchtigt damit die Fähigkeit, so in Fahrt zu kommen, wie es nun eigentlich wünschenswert wäre. Viele Männer kriegen schon nach zwei bis drei Drinks keinen mehr hoch und gelangen deutlich schwerer zum Orgasmus. Der Mangel an kritischer Selbstwahrnehmung führt dazu, dass man schon mal auf ein Kondom verzichten zu können meint. Und der Rauschzustand macht vernünftige Kommunikation sehr schwer. Weil der Alkohol darüber hinaus die Konzentration schwächt, kann der betreffende Mann längst nicht mehr all jene Feinheiten wahrnehmen, die bei sinnlichem Sex so wichtig sind. Mit einem Wort: Riesenpleite.

Noch schlimmer sind die Langzeitschäden bei Männern, die öfter mal einen bechern. Während langanhaltender Genuss von täglich zwei Gläsern Rotwein (am besten mit Tanningeschmack) die Elastizität der Blutgefäße fördert, führt langanhaltender, übermäßiger Alkoholgenuss: zu Verkalkungen und Verengungen, die die Wände der Blutadern in Mitleidenschaft ziehen. Damit wird die Blutzufuhr behindert, die zum Ausdehnen der Schwellkörper notwendig ist. Der Alkohol stört auch zunehmend die Nervenimpulse, die vom Gehirn bis zu den Schwellkörpern des Penis ausgehen. Aus der Pleite eines einzigen Abends entwickelt sich ein dauerhaftes Problem.

Aber es kommt noch schlimmer: Alkohol senkt den Testosteronspiegel und scheint den Umbau von Testosteron in Östrogen zu beschleunigen. Dem Macho, der sich und anderen seine Männlichkeit als Kampftrinker beweisen möchte, wachsen auf Dauer Brüste. Kippt er sich zweimal die Woche fünf Bier oder mehr hinter die Binde, schrumpfen noch dazu seine Hoden. Und schließlich stört das ständige Vorbeitorkeln von Alkoholmolekülen massiv die Arbeit der Enzyme am Spermienkopf, womit sich die Chance auf gesunde Nachkommen – oder überhaupt auf Nachkommen – deutlich verringert. So erhöht der väterliche Genuss von Alkohol vor der Zeugung nicht nur das Risiko von Fehlgeburten, sondern kann sich auch schädigend auf die Entwicklung des Kindes auswirken.

Wie also soll sich ein Mann verhalten, der all die positiven Wirkungen von Alkohol nutzen möchte, ohne dessen

Nachteile zu erleiden? Hier empfiehlt sich, nicht mehr als ein halbes Gramm Alkohol pro Kilo Körpergewicht zu sich zu nehmen, bevor man mit jemandem in die Laken springt. Rechnet man nach, ergibt sich klar: Diese Grenze hat ein Mann, der 75 Kilo auf die Waage bringt, bereits mit zwei Vierteln Wein überschritten.

Wie kann ein Mann auch ohne Trinken von Alkohol dessen anregende Wirkung genießen?

Sittenwächter sind bekannt für Parolen wie »Alkohol ist keine Lösung« (was stimmt: Alkohol ist ein Destillat). Freunde des geselligen Beisammenseins kontern dagegen inzwischen mit dem Spruch »*Kein* Alkohol ist auch keine Lösung!« Hier haben die Schluckspechte allerdings Unrecht. Denn es ist für einen Mann durchaus möglich, auch ohne einen einzigen Tropfen zu trinken, all die Vorteile abzugreifen, welche die Spirituosenabteilung des Supermarkts ihm bietet – und sich gleichzeitig all die geschilderten Nachteile zu ersparen. Allerdings läuft dieser Prozess unbewusst ab, weshalb er sich leider nicht einfach so planen lässt.

Tatsächlich kann nämlich schon das Lesen von Wörtern wie »Wein«, »Whisky« oder »Schampus« die männliche Lust auf Sex steigern. Das fanden die beiden Psychologen Ronald Friedman und Denis McCarthy von der University of Missouri-Columbia heraus, als sie 82 Männer im Alter zwischen 18 und 27 Jahren einem wegweisenden Experiment unterzogen. Dabei hatten die Versuchspersonen zunächst in Fragebögen dargelegt, wie stark sie ihren Sexualtrieb durch Alkohol beeinflussbar glaubten. Danach wurden sie in zwei Gruppen geteilt, die sich in sehr rascher Folge Buchstabenkombinationen auf Bildschirmen anschauen sollten. Gruppe eins wurde dabei, ohne dass die Betreffenden es merkten, mit Wörtern gefüttert, die mit Alkohol in Zusammenhang standen, beispielsweise »Bier«, »Branntwein« und »Fässchen«. Gruppe zwei wurden neutrale Wörter wie »Kaffee«, »Wasser« und »Soda« untergejubelt. Danach legten die Forscher den Männern 21 Fotografien von Frauen mit sehr unterschiedlichem Aussehen vor. Die Probanden hatten diese auf einer Neun-Punkte-Skala hinsichtlich ihrer Attraktivität zu bewerten. Das Ergebnis: Jene Männer, die glaubten, Alkohol bringe ihre Libido in Fahrt, fanden die gezeigten Frauen anziehender, nachdem sie die Begriffe gelesen hatten, die aus dem Wortfeld »Alkohol« stammten. Und die Männer, die überzeugt waren, Alkohol dämpfe ihren Sexualtrieb, fanden die Damen nach dem Erfassen alkoholgeschwängerter Wörter weniger attraktiv. Keinen Einfluss hatte das Lesen dieser Begriffe übrigens darauf, wie stark die Männer die Intelligenz der abgebildeten Frauen einschätzten.

Auch stocknüchterne Männer können also alleine durch die Kraft ihres Unterbewusstseins in Wallung gebracht werden. Zu einem passenden Ergebnis gelangten auch Untersuchungen bei Männern, die fälschlich glaubten, gerade Getränke genossen zu haben, die Alkohol enthielten. Auch diese wurden geselliger, ungezwungener, aggressiver und sexuell offensiver. Allem Anschein nach hat die unterbewusste Annahme »Ich hab was gesoffen, ich kann nichts dafür, jetzt kann ich endlich richtig loslegen« auf Männer eine größere Wirkung als das Getränk selbst. Wissenschaftler sprechen hier von einem Placebo-Effekt: Oftmals zeigen in klinischen Untersuchungen »falsche« Medikamente, also solche ohne Wirkstoffe, vergleichbare Veränderungen wie richtige Medizin. Neueren Studien zufolge stellt sich dieser Placebo-Effekt sogar dann ein, wenn die Betreffenden wissen, dass die Mischung, die ihnen gerade verabreicht wurde, überhaupt keine Wirkstoffe enthält – solange man den Patienten nur mitteilt, dass sie trotzdem mit den gewünschten Veränderungen rechnen dürfen. Falls sich diese Erkenntnis durchsetzt, könnten viele Männer alleine dadurch in Fahrt geraten, dass sie die Etiketten auf Weinflaschen lesen. Dann bleibt nur zu hoffen, dass ein »negativer Placebo-Effekt« nicht ebenfalls ihre Erektion ruiniert.

ALTER

Wie verändert sich die Sexualität von Männern im Alter?

»Früher hatte ich vier biegsame Glieder und ein steifes«, bekundete schon im 19. Jahrhundert der Herzog Henri D'Aumale. »Jetzt habe ich vier steife und ein biegsames.« Hier darf man sich wohl wenig Illusionen machen: In vielfacher Hinsicht geht die sexuelle Potenz von Männern im Alter zurück. Wenn die Zahl der Lebensjahre steigt, beginnt ab einem bestimmten Punkt das Niveau der männlichen Geschlechtshormone zu fallen.

Auf diese Auswirkungen muss sich ein alternder Mann einstellen:

- Er braucht länger, um eine Erektion aufzubauen.
- Der Erektionswinkel wird stumpfer, der Penis richtet sich also nicht mehr steil nach oben.
- Auch bis zum Samenerguss kann es länger dauern.
- Die gefühlte Heftigkeit des Orgasmus kann abnehmen.
- Die Dauer seiner Ejakulation verkürzt sich von vier bis acht auf drei Sekunden.

- Sie erfolgt mehr fließend als stoßweise.
- Manchmal bleibt sie ganz aus.
- Die Menge seines Ejakulats nimmt von einem Teelöffel auf die Hälfte ab.
- Die Kraft, mit der sein Sperma herausgeschleudert wird, halbiert sich, so dass es nicht mehr quer durchs Zimmer fliegt, sondern teils schon nach wenigen Zentimetern eine Bruchlandung hinlegt.
- Nach dem Samenerguss wird der Penis schneller schlaff.
- Die Zeit bis zur nächsten Erektion verlängert sich – im Alter von 80 Jahren bis zu einer Woche.
- Die Hoden werden leichter.
- Der Penis reagiert weniger empfindlich auf Berührungen.

Es wird also alles etwas gemächlicher. Wo der Mann früher oft einen Spurt hinlegte, macht sein Körper nun lieber einen kleinen Spaziergang. Aber ist das alles wirklich so übel, wie es im ersten Moment wirkt? Oder kann ein gemütliches Schlendern gegenüber hektischem Rumgerenne nicht auch angenehme, lustvolle Seiten haben? Tatsächlich bringt das Alter für die meisten Männer auch Vorteile mit sich, was das sexuelle Erleben angeht:
- Der Mann ist im Lauf der Jahrzehnte sexuell erfahrener und einfallsreicher geworden, was die verschiedenen Techniken und Positionen angeht.
- Er hat gelernt, sich besser auf die Bedürfnisse seiner Partnerin auszurichten.
- Wenn ihn seine nachlassende Manneskraft zu einem längeren Vorspiel bewegt, vergrößert sich seine Chance sogar, seine Partnerin zum Orgasmus bringen zu können. (Die wenigsten Frauen freuen sich über einen Mann, der schon nach wenigen Minuten kommt.)

- Dass er länger bis zur Ejakulation braucht, bedeutet eben auch längeren Sex, und auch das kommt dem weiblichen Orgasmus entgegen.

Natürlich sind alle aufgeführten Punkte Verallgemeinerungen. Während einige Männer ihre Erektions- und Ejakulationsfähigkeit gänzlich verlieren, sind andere bis ins höchste Alter voll dabei. Gerade wenn sie in jüngeren Jahren sexuell sehr unternehmenslustig waren, sind sie dies oft auch im Alter. Viele ihrer Geschlechtsgenossen lassen sich aber von den körperlichen Anzeichen für nachlassende Potenz vollkommen aus der Bahn werfen. So überraschte es nicht, dass Viagra trotz zahlreicher Berichte über negative Nebenwirkungen den Apothekern förmlich aus den Händen gerissen wurde.

Für manche Männer ist das veränderte Rollenverhalten der Geschlechter wenig erfreulich. Während sie in ihrer Jugendzeit an sexuellen Aktivitäten viel interessierter waren als die Frauen, die sich häufig zierten, scheinen sich die Rollen jetzt vertauscht zu haben. Bereits im Jahr 1978 enthüllte der sogenannte Ralf-Report für die Bundesrepublik, dass der Wunsch nach mehr Sexualität bei Männern von 78 Prozent der 20-Jährigen auf 38 Prozent der 60-Jährigen zurückgeht, bei Frauen aber von 23 Prozent der 20-Jährigen auf 60 Prozent der 60-Jährigen zunimmt. Das läuft den gängigen Klischees stark zuwider: Sexuelle Lust wird normalerweise auch im fortgeschrittenen Alter eher mit Männern in Verbindung gebracht, häufig mit einem abwertenden Unterton.

Schon Aristophanes schimpfte über »die Lüsternheit der Greise«, und die englische Redewendung vom »dirty old man« hat kein weibliches Gegenstück. Älteren Frauen hingegen scheint unsere Gesellschaft oft eine geringere Libido zuzutrauen als einer Hausschildkröte.

Das Gegenteil ist der Fall: Frauen erreichen das höhere Lebensalter mit nur geringen Beeinträchtigungen, was ihr Sexualleben angeht. Das Aufrichten der Brustwarzen und das Anschwellen der Klitoris sind bei 70-jährigen Großmüttern ebenso zu beobachten wie bei ihren geschlechtsreifen Enkeltöchtern. Weder die Stärke ihrer Erregbarkeit noch die Intensität ihres Orgasmus geht zurück. Die weit überwiegende Mehrzahl der Frauen berichten, Sex sei für sie nach den Wechseljahren gleich geblieben oder gar besser geworden. Viele Forscher sehen den Grund hierfür im Erlöschen der Fortpflanzungsfähigkeit. Die älteren Damen sind endlich sicher vor einer unerwünschten Schwangerschaft, ohne ständig die Pille schlucken zu müssen, und gelangen so zu einem wirklich freien Genuss der Sexualität. Dazu haben sie oft auch viel mehr Zeit für Erotik, weil es keine Kinder mehr zu versorgen gibt. Soweit sie noch mit ihren Partnern zusammenleben, beschreiben fast 60 Prozent ihre sexuellen Beziehungen als befriedigend bis sehr gut und nur 16 Prozent als quälend. Selbst von den 80-jährigen Frauen sind noch 10 bis 20 Prozent sexuell aktiv.

Wenn ältere Frauen trotzdem weniger häufig mit ihren Männern schlafen, dann liegt dies oft an der erwähnten Sozialisation beider Geschlechter: Praktisch ihr ganzes Leben lang haben Männer wie Frauen dieser Generation gelernt, dass überwiegend der Mann den sexuellen Kontakt aufnimmt. Jetzt aber ziehen sich die Männer aufgrund von Ängsten, sexuell zu versagen oder einen Herzinfarkt zu erleiden, mehr und mehr zurück. Daraufhin vermuten an mehr Sex durchaus interessierte Frauen eine Impotenz ihres Partners und beginnen auch deshalb häufig nicht damit, selbst die Initiative zu ergreifen. Auch wünschen sich viele ältere Frauen zwar mehr Sex, haben aber mangels eines Partners weniger Gelegenheit dazu. Da zum einen Frauen traditionell eher ältere Männer heiraten und zum anderen Männer durchschnittlich sieben Jahre früher sterben, entsteht in dieser Altersgruppe ein Ungleichgewicht von eins zu neun. Kurioserweise sind die herkömmlichen Meinungen zu diesem Thema sogar bei den Betroffenen dermaßen festgefahren, dass sie sogar dann noch daran festhalten, wenn es ihnen selbst ganz anders geht. Auf die Frage, welches Geschlecht im Alter stärker an Sex interessiert sei, nannten nur 21 Prozent der Senioren die Frau. Dass der Trieb vor allem bei älteren Männern zu Hause ist, glaubten unbeirrt selbst die Frauen, die durchgehend ein großes Verlangen gezeigt hatten, zugleich aber angaben, ihr Partner sei lustlos oder impotent.

Warum wachsen vielen Männern im Alter Brüste?

Viele glauben, dass Männer das »männliche« Sexualhormon Testosteron produzieren und Frauen das »weibliche« Sexualhormon Östrogen. Tatsächlich aber produzieren auch Frauen Testosteron (nur deutlich weniger als Männer) und Männer Östrogen (nur viel weniger als Frauen). Das Verhältnis dieser Sexualhormone bleibt im Verlauf eines Menschenlebens aber nicht gleich. Je älter Männer werden, desto weniger Testosteron schütten ihre Hoden aus – während die Menge von Östrogen in ihrem Körper jedoch auf demselben Niveau bleibt. Insgesamt verschiebt sich also das Verhältnis: Die weiblichen Geschlechtshormone nehmen im alternden Mann überhand. Das kann sich unter anderem durch die Entwicklung von Brüsten zeigen – insbesondere bei schwergewichtigen Männern, da Fett die Entfaltung von Östrogen begünstigt.

ANBAGGERN

Warum baggern Männer Frauen häufig mit dummen Sprüchen an?

»Kannst du schwimmen?« – »Wieso?« – »Ich würde dich zu gerne ins Becken stoßen.«

»Hey, die Klamotten, die du da trägst, sehen echt super aus. In einem Bündel neben meinem Bett würden sie noch besser aussehen.«

»Hi, ich heiße Karsten. Merk dir den Namen. Du wirst ihn die ganze Nacht schreien.«

»Schöne Schuhe. Ficken?«

Mit diesen und vielen anderen vermeintlich flotten Sprüchen versuchen Männer bemerkenswert häufig zu punkten. Allerdings haben verschiedene Umfragen in der Damenwelt längst ergeben, dass solche Sätze, die witzig und forsch wirken sollen, von der weiblichen Zielgruppe alles andere als geschätzt werden. Die freundliche, zurückhaltende Vorgehensweise wirkt bei weitem sympathischer, als eine nichtsahnende Frau zu überrumpeln und verbal zu bespringen. Noch dazu ist es bei solchen Sprüchen offensichtlich, dass sie von irgendwoher übernommen wurden und insofern (bis auf mangelnde Kreativität und Feinfühligkeit) wenig über die Persönlichkeit des entsprechenden Aufreißers aussagen. Warum werden sie also immer wieder verwendet – obwohl ihr Einsatz in den meisten Fällen nicht belohnt wird?

Eine naheliegende Antwort wäre: Männer, die so vorgehen, sind nun mal selbst weder besonders witzig noch herausragend intelligent und versuchen deshalb lieber, mit geborgtem Witz zu punkten. Tatsächlich aber weisen neuere

Untersuchungen darauf hin, dass hier die Intelligenz von Männern wieder einmal unterschätzt wird. Sie setzen diese Sprüche nämlich sehr bewusst und gezielt ein – als Auswahlkriterium.

Das zumindest ist die Theorie amerikanischer Psychologen, die untersuchten, wie unterschiedliche Methoden, eine Frau anzusprechen, auf verschiedene Frauen wirkten. Dabei stellten sie fest, dass bestimmte Annäherungsversuche von bestimmten Frauen gutgeheißen wurden:

- Da gab es einmal Männer, die in ihren Sprüchen ihre Finanzkraft und Bildung unterbrachten. (»Das erinnert mich an ein Gemälde, das ich neulich im New Yorker Museum of Modern Art gesehen habe …«) Diese landeten vor allem bei Frauen, die einen Ernährer suchten oder einen Mann, der gerne die Führung übernimmt.
- Andere Männer machten einfach Komplimente. (»Hey, du tanzt echt toll!«) Diese wirkten auf die befragten Damen nett und freundlich, insofern durchaus anziehend, wenn auch nicht besonders aufregend.
- Und schließlich gab es den Typ des offenkundigen Aufreißers: Von sich eingenommen, ein wenig herablassend, eindeutig nur auf Sex aus – also eigentlich völlig indiskutabel. Und trotzdem, irgendwie hatte er was …

Im nächsten Schritt ließen die Wissenschaftler ihre weiblichen Versuchspersonen Fragebögen ausfüllen, anhand derer man verschiedene Charakterzüge ermitteln konnte: Psychotizismus (eine Neigung zu unangemessenen emotionalen Reaktionen, Impulsivität und Sorglosigkeit), Extrovertiertheit (kontaktfreudige und gesellige Natur) und Neurotizismus (emotionale Labilität und mangelnde Belastbarkeit). Daraufhin untersuchten sie, bei welcher Gruppe von Frauen welche Kontaktversuche am wirkungsvollsten sind.

Das Ergebnis: Neurotikerinnen interessierten sich vor allem für den Typ Mann, der sich als »netten Kerl« präsentierte. (Womit ganz nebenbei auch die Menschheitsfrage beantwortet wäre: Warum landen die nettesten Männer immer bei total gestörten Tussen?) Extrovertierte Frauen schätzten Männer besonders, die sich als Führungspersönlichkeiten präsentierten. Und Frauen mit einem hohen Grad an Psychotizismus sprangen auf jene Männer an, die das Etikett »böser Junge« auf der Stirn kleben hatten.

Offenbar ist manchem erfahrenen Mann auch ohne lange Studien bewusst oder unbewusst bis zu einem gewissen Grad klar, welche Zusammenhänge hier bestehen. Infolgedessen wählen einige Kerle ihre Sprüche, um in Sekundenschnelle herauszufinden, ob die Persönlichkeit der angesprochenen Lady in ihr Beuteschema passt. Wenn diese auch auf einen plumpen Anmachspruch nicht naserümpfend, sondern amüsiert und mit funkelnden Augen reagiert, dann ist das ein deutlicher Hinweis darauf, dass hier einiges geht. Diese Frau lässt sich vermutlich im Laufe eines Abends ins Bett quatschen.

Für Sie, werte Leserin, bedeutet das: Wenn Sie ein Mann mit einem sehr dreisten Spruch aufreißen möchte, traut er Ihnen ein gewisses Ausmaß an psychotischem Verhalten zu. Am besten, Sie schütten ihm empört ihr Getränk ins Gesicht, um ihn in seinem Urteil zu bestätigen. Und Sie, werter Leser, können aus der geschilderten Untersuchung lernen, welche Methode Sie am besten verwenden sollten, je nachdem, auf welchen Typ Frau Sie es abgesehen haben.

Die erwähnten Studien zeigten übrigens auch, dass Männer am liebsten mit Sprüchen angeflirtet werden möchten, in denen es um Sex geht, während Frauen Humor bevorzugen. Und schließlich unterschätzen Männer häufig die Wirkung von Kontaktversuchen, mit denen sie einer Frau ihre Hilfe anboten, ihr die Kontrolle über ein Gespräch überließen oder auf subtile Weise demonstrierten, wie vermögend sie sind.

Wie bringt eine Frau einen Mann am geschicktesten dazu, sie anzusprechen?

Auch im Zeitalter der Gleichberechtigung sind die Geschlechterrollen noch so stark eingefahren, dass zum Beispiel in einer Cocktailbar weit eher vom Mann erwartet wird, eine fremde Frau anzusprechen. Und trotzdem herrscht überwiegend Damenwahl: Es sind nämlich die Frauen, die mit ihrer Körpersprache signalisieren, dass sie einer Anmache aufgeschlossen gegenüberstehen und so überhaupt erst dazu einladen.

Ob sich ein Mann einer Frau nähern wird, könne man mit einer Wahrscheinlichkeit von 90 Prozent voraussagen, brachte das Forschungsteam um Monica Moore diese Erkenntnis auf den Punkt, nachdem die Wissenschaftler über lange Zeit das Flirtverhalten an solchen Begegnungsstätten beobachtet hatten. Entscheidend dafür, dass sie von einem fremden Mann angesprochen wird, ist dabei keineswegs die Schönheit der betreffenden Frau, wie man zunächst meinen könnte. Den Ausschlag gibt vielmehr, ob und welche körpersprachlichen Flirtsignale sie aussendet. Das kann ein Blick sein, den sie dem Mann zuwirft, ein Lächeln, das Neigen ihres Kopfes und das Zurückwerfen oder Zurückstreichen ihres Haars. Selbst eine nur durchschnittlich attraktive Frau muss, wenn sie es richtig anstellt, nicht unbegleitet nach Hause gehen.

Umgekehrt kann auch eine gut aussehende Frau praktisch immer kontrollieren, ob sie von einem fremden Mann angesprochen wird oder nicht. Das fanden Moores Kollegen Debra Walsh und Jay Hewitt heraus, indem sie eine attraktive Frau in eine Cocktail-Lounge setzten und sie anwiesen, drei unterschiedliche Verhaltensweisen zu zeigen:

1. besonders auffordernd: Dabei sah sie den Mann, mit dem sie eine Bekanntschaft wünschte, wiederholt an, nahm Blickkontakt auf und lächelte;
2. auffordernd: Dabei stellte sie nur mit den Augen einen Kontakt her, ohne dabei zu lächeln;
3. spröde: Hierbei verzichtete sie sogar auf den Augenkontakt.

Das Ergebnis: Im ersten Fall trauten sich 60 Prozent der Männer an ihren Tisch, im zweiten waren es nur noch 20 Prozent und im dritten kein einziger.

Immerhin ließen sich aber 40 Prozent der körpersprachlich Angeflirteten auch durch deutliche Signale nicht dazu bewegen, die unbekannte Schöne anzusprechen. Vielleicht waren viele von ihnen in einer festen Beziehung, vielleicht ist die Schüchternheit unter Männern aber auch weiter verbreitet, als manche Frau glaubt. Tatsächlich würden sich viele Männer von den Frauen einen aktiveren Part bei der Kontaktaufnahme wünschen. So wurden in einer weiteren Studie mehr als 200 von ihnen befragt, welche dieser Annäherungsweisen sie von einer Frau bevorzugen würden:

a) direkt eine Verabredung vorzuschlagen,
b) erkennen lassen, dass sie an einem Date Interesse hätte,
c) abwarten, bis der Mann eine Verabredung vorschlägt.

Das bemerkenswerte Ergebnis: Die Mehrheit von 53 Prozent bevorzugte es, die Andeutung von Interesse an einem Date zu erhalten, was ich bestens nachvollziehen kann. Diese diplomatische Vorgehensweise erlaubt uns schließlich, unserer Männerrolle gerecht zu werden und selbst den ersten Schritt zu tun, sie signalisiert uns zugleich, dass wir kein großes Risiko eingehen, eine demütigende Abfuhr zu erhalten, und wenn wir die betreffende Dame nicht sehr interessant finden, kommen wir am Ende nicht in die Situation, ihr eine Abfuhr erteilen zu müssen. Immerhin noch 44 Prozent der befragten Männer war allerdings eine direkte Aufforderung zu einem Treffen am liebsten, und nur drei Prozent der Männer bevorzugten es, wenn die Frau passiv blieb und abwartete. Dass das rein passive Abwarten einer Frau überhaupt zu einem Date führen könnte, glaubten nur vier Prozent der Männer – selbst wenn sie die Frau mochten und an einer Verabredung mit ihr Interesse gehabt hätten.

Gehen Männer bei der Partnersuche wirklich wahlloser vor als Frauen?

»Frauen sind bei der Partnersuche wählerischer als Männer.« Diese Aussage ist seit dem Siegeszug der Evolutionsbiologie eine Binsenweisheit: Dieser Lehre zufolge sind Männer genetisch programmiert, ihren Samen möglichst breitflächig zu verstreuen, während Frauen darauf aus sind, einen Beschützer und Ernährer für all die langen Jahre zu finden, in denen sie ihren Nachwuchs großziehen. Deshalb gehen Männer bei der Partnersuche relativ wahllos vor, während Frauen das Angebot äußerst kritisch prüfen. Sagt die Evolutionsbiologie. Aber stimmt die Ausgangsthese überhaupt? Sind Frauen wirklich wählerischer?

Um das herauszufinden, simulierten amerikanische Forscher eine Situation, die aus dem sogenannten Speed-Dating bekannt ist. Acht Frauen werden dabei an jeweils einen Tisch gesetzt, und acht Männer haben jeweils vier Minuten Zeit, sich ihnen zu präsentieren. Dann geht es weiter an den nächsten Tisch. Schließlich müssen alle Beteiligten auf Fragebögen ankreuzen, mit wem sie sich gerne wieder treffen würden. Und ganz dem Klischee entsprechend äußerten die Männer ihr Interesse an mehreren Frauen, während die Frauen mit viel kritischeren Maßstäben prüften. Ich habe so ein Speed-Dating selbst einmal mitgemacht und kann diese Beobachtung bis zu diesem Punkt absolut bestätigen. Und auch aus Internet-Partnerbörsen weiß man schließlich, dass Frauen sehr viel mehr Kontaktwünsche erhalten als Männer.

Nun aber entwarfen die beiden amerikanischen Psychologen Eli Finkel und Paul Eastwick von der Northwestern University in Illinois ein Experiment, das geeignet war, vermeintliche Binsenweisheiten noch einmal genauer zu überprüfen. Sie werteten dazu 15 Speed-Dating-Veranstaltungen aus, an denen insgesamt 350 Studenten teilnahmen. Erste Runde: Die Frauen blieben nach dem üblichen Schema an ihren Tischen sitzen, und die Männer mussten schaulaufen. Das Ergebnis war bekannt: Es fanden mehr Männer Frauen ansprechend als umgekehrt. Dann jedoch folgte Runde zwei: Nun mussten die Frauen von einem Tisch zum anderen wandern und wirkten vermutlich wie Bewerberinnen auf der Suche nach einem Job. Daraufhin drehte sich das Resultat: Plötzlich waren die Frauen viel weniger wählerisch, während die Männer die Kandidatinnen sehr kritisch beurteilten.

»Der reine Vorgang des Sich-Annäherns an einen potenziellen Partner scheint unsere Leidenschaft für ihn zu steigern«, folgerte Eli Finkel. Einen anderen Menschen ansprechen zu müssen, führt offenbar dazu, dass die kritische Haltung gegenüber dem Betreffenden sinkt. Umgekehrt fühlen sich Menschen, die angesprochen werden, begehrenswerter und glauben deshalb, sich eine abwägende Haltung leisten zu können. In einer Gesellschaft, in der bei der Partnersuche die Männer grundsätzlich eher den aktiven, ansprechenden Part übernehmen und die Frauen die passiv abwartende Rolle spielen, erscheinen Männer zwangsläufig so, als ob sie hinter fast jedem Rock hinterher wären, die Frauen hingegen entspannt und bedächtig.

AUTOFELLATIO

Können sich manche Männer selbst einen blasen?

In den bekannten Untersuchungen des amerikanischen Sexualforschers Alfred Kinsey (»Kinsey-Report«) berichteten zwar viele Männer, entsprechende Versuche unternommen zu haben, aber nur zwei oder drei von tausend seien dazu in der Lage gewesen. Notwendige Voraussetzungen dafür sind wohl ein wirklich großer Penis und eine außerordentlich biegsame Wirbelsäule. Die sogenannte Autofellatio kommt in einigen pornographischen, aber auch nicht-pornographischen Filmen vor, beispielsweise in John Cameron Mitchells Homosexuellen-Liebesfilm »Shortbus«, wo er mit einer unvollständigen Rolle rückwärts eingeleitet wird. Die deutsche Wikipedia zitiert hierzu aus einer Rezension der *Frankfurter Rundschau*, in der »eine Nummer höchster Akrobatik« gelobt wird, »deren Reiz man sich schwer erwehren kann. Ein junger Mann bläst sich tatsächlich selbst einen, und dies ist kein Trick oder eine Computeranimation. Nicht jeder wird es nachmachen können, aber es ist doch beruhigend zu wissen, dass so etwas grundsätzlich geht.«

BAUCHNABEL

Warum finden Männer den weiblichen Bauchnabel so erotisch?

Frauen tragen nabelfreie Tops und sehen darin sexy aus, Männer tun dies nicht und würden damit auch keine besondere erotische Wirkung erzielen – selbst wenn sie über einen Waschbrettbauch verfügen. Wie kommt das? Psychologen sprechen hier von einem »genitalen Echo«, was im Klartext so viel bedeutet wie: Jeder Körperteil, der auch nur entfernte Ähnlichkeit mit den Genitalien hat, erzeugt im Kopf des Betrachters bewusst oder unbewusst entsprechende Assoziationen. Körperöffnungen wie der rot geschminkte Mund einer Frau erinnern Männer demnach unweigerlich an die Vagina. Für den Bauchnabel trifft dasselbe zu.

BLONDINEN

Warum fahren viele Männer gerade auf Blondinen ab?

»Blondinen bevorzugt« – so lautet nicht nur der Titel eines Filmklassikers mit Marilyn Monroe. Noch immer scheint er der Wahlspruch vieler Männer zu sein. Blonde Kellnerinnen und Bardamen erhalten einer deutschen Untersuchung zufolge 20 Prozent mehr Trinkgeld als ihre nicht-blonden Kolleginnen, und Frauen wie Männer stellen sich im Supermarkt lieber bei einer Kasse an, wo eine blonde Verkäuferin die Preise eingibt. Kein Wunder, dass viele Frauen ihre von Natur aus dunkleren Haare entsprechend färben, um so attraktiver zu erscheinen. Aber woher kommt diese bemerkenswerte Vorliebe?

Naheliegende Vermutungen sind, dass Blond eher positive Konnotationen wie wertvolles Gold oder gleißendes Sonnenlicht hervorruft. Nicht ohne Grund werden auch Engel und Feen überwiegend mit blonder Lockenpracht dargestellt; dieselbe Symbolik findet sich etwa im Märchen: Man denke etwa an die Goldmarie und die Pechmarie bei »Frau Holle«.

Der bekannte britische Verhaltensforscher Desmond Morris weiß es allerdings genauer. Er weist darauf hin, dass blonde Menschen feinere Haare in überdurchschnittlich hoher Zahl aufweisen – im Schnitt 140 000 pro Kopf. (Brünette hingegen bringen es nur auf 108 000, Rothaarige auf etwa 90 000 Haare.) Wenn man ihn berührt oder mit den Fingern durchkämmt, wirkt ein blonder Schopf deshalb weicher, sinnlicher und femininer. Auch stehen blonde Haare als Merkmal für Jugend: Wer als Mädchen noch blond war, hat in späteren Jahren häufig dunkleres Haar. Auch erwachsene Frauen wecken mit dieser Farbe so den Beschützerinstinkt im Mann, sie signalisieren Schwäche und Hilflosigkeit. Allerdings ist auch der Nachteil dieses Effektes wohlbekannt: Blondinen werden immer wieder als etwas dümmlich dargestellt und geraten so zur Zielscheibe vieler Witze, die sich womöglich dunkelhaarige Frauen ausgedacht haben. Oder Männer, die bei den begehrten Blondinen nicht landen konnten …

Im Jahr 2005 sorgten der kanadische Anthropologe Peter Frost und sein britischer Kollege John Manning für Aufmerksamkeit mit einer neuen Theorie: Sie wiesen darauf hin, dass in den meisten Teilen der Welt die Haarfarbe der Bevölkerung eher einheitlich ist und nur in Europa eine große Bandbreite aufweist. Als Grund dafür erkannten die Wissenschaftler die harten Umweltbedingungen während der Eiszeit – vor etwa 11 000 Jahren. Vermutlich hatten die damals lebenden Menschen überall auf der Welt das gleiche dunkle Haar. Vor allem im nördlichen Europa, wo es im Gegensatz zu Afrika weit weniger essbare Früchte gab, konnten die Jäger den Fortbestand ihres Stammes aber nur sichern, indem sie auf die Jagd nach Mammuts, Bisons und anderem Großwild auszogen. Dabei kamen viele Männer ums Leben und das weibliche Geschlecht, das zu Hause blieb und Unterkünfte baute, geriet immer mehr in die Überzahl. Um für einen Jäger attraktiv zu erscheinen, musste eine Frau jetzt Besonderheiten aufweisen, die sie von der Masse ihrer Mitbewerberinnen hervorhob. Das geschah im Laufe der Zeit durch die Herausbildung blonder Haare infolge genetischer Mutation. Die Männer mussten diese seltenen Geschöpfe besonders reizvoll gefunden haben, weshalb sie sich häufig mit ihnen paarten und dadurch die Zahl der Blondinen in der Bevölkerung anstieg. Aber noch immer sind nur etwa 2 Prozent der Weltbevölkerung von Natur aus blond – und gerade was selten ist, erscheint häufig besonders begehrenswert.

Zuletzt wies Peter Frost darauf hin, dass blonde Frauen neueren Studien zufolge über einen höheren Östrogenspiegel als dunkelhaarige verfügten. Auch dadurch könnten sie weiblicher und fruchtbarer wirken und von Männern besonders begehrenswert gefunden werden.

Also lauter schlechte Nachrichten für Frauen mit rotem, schwarzem oder braunem Haar? Hoffnung bringen ihnen in den letzten Jahren zwei Untersuchungen aus England:

- In einer Umfrage unter 3800 Männern im Jahr 2008 zeigte sich, dass diese überwiegend eine Blondine für die bessere Freundin oder Geliebte hielten, aber eine Brünette als besser geeignet für eine dauerhafte Partnerschaft. Zwar betrachteten viele der befragten Männer Blondinen eher als sexy und kontaktfreudig, weshalb es mehr Spaß mache, sich mit ihnen zu treffen. Heiraten würde über die Hälfte der Männer allerdings eher eine dunkelhaarige Frau, weil sie diese als verlässlicher, vernünftiger und bodenständiger, ja sogar als liebevoller betrachteten.
- Bereits drei Jahre zuvor hatte das Forscherteam um den Psychologieprofessor Peter Ayton in einer Studie herausgefunden, dass sich die Vorstellung von der Wunschpartnerin bei modernen Männern parallel zum Rollenwandel der Frauen verschoben hatte. Die Wissenschaftler zeigten 1500 Männern drei Bilder ein und desselben Models, dessen Haarfarbe über digitale Bearbeitung mal als blond, mal als brünett und mal als rothaarig gezeigt wurde. Danach sollten die Männer schildern, welchen Eindruck sie von der Persönlichkeit der Dame hatten. Die Antworten waren in ihrer Tendenz klar: Die Brünette wurde demnach als intelligent, unabhängig, ausgeglichen und kompetent wahrgenommen. Die Blonde galt als freundlich, zugänglich und kontaktfreudig, aber auch als hilfsbedürftig und unselbstständig. Die Rothaarige schließlich empfanden die Männer als intelligent, temperamentvoll und neurotisch. Da die befragten Männer überwiegend

auf eine kluge und erfahrene Partnerin Wert legten, entsprach die brünette Dame ihrem Idealbild am ehesten.

Aber natürlich verlieben sich auch Männer nicht nur in den Haarschopf, sondern in die komplette Persönlichkeit einer Frau. Es gibt also absolut keinen Grund, sofort zum Friseur zu rasen und sich die Haare färben zu lassen.

Warum benehmen sich Männer Blondinen gegenüber oft so hirnlos?

Immer wieder dürften dunkelhaarige Frauen die Erfahrung gemacht haben, dass eine blonde Geschlechtsgenossin Männer im wahrsten Sinne des Wortes um den Verstand brachte. Ist das vielleicht nur ein dummes Klischee? Mitnichten, fanden französische Wissenschaftler im Jahr 2007 heraus. Das Team um den Sozialpsychologen Thierry Meyer an der Universität Nanterre (Paris) legte 250 männlichen Versuchspersonen verschiedene Fotos vor: mal von brünetten, mal von schwarzhaarigen und mal von blonden Frauen. Danach machten die Wissenschaftler mit ihren Probanden einen Intelligenztest. Das überraschende Ergebnis: Nur wenn Männer zuvor eine Blondine betrachtet hatten, fiel ihr Ergebnis um einige Punkte schlechter aus. Auch im Wissenstest schnitten sie plötzlich schlechter ab.

Den Grund dafür sah Thierry Meyer in dem beliebten Klischee, dass Blondinen für ein gutes Stück dümmer gehalten werden als Frauen mit einer anderen Haarfarbe. Der Grund dafür ist der Gleiche, aus dem Blondinen lange Zeit als besonders begehrenswert galten: Blondes Haar gilt als verlässliches Zeichen für Jugend, und Jugend wird mit Unerfahrenheit gleichgesetzt. Um Blondinen auf demselben Niveau zu begegnen, drosselten Männer, die mit ihnen in Kontakt kommen wollten, automatisch ihre geistige Leistungsstärke. Wir sind einander ähnlich, lautet offenbar die Botschaft, die so vermittelt werden soll. Meyer verglich diesen Vorgang in seinem Beitrag für das *Journal of Experimental Psychology* damit, dass viele Menschen, wenn sie es mit Senioren zu tun hatten, unbewusst lauter sprachen und langsamer gingen.

Zwei Jahre später stießen holländische Wissenschaftler indes auf einen weiteren denkbaren Grund. Sie fanden mit ähnlichen Methoden wie Thierry Meyer heraus, dass die Intelligenz von Männern nicht nur gegenüber Blondinen absinkt, sondern generell, wenn sie sich gerade mit einer attraktiven Frau unterhalten hatten. Vermutlich hatte man dieses Phänomen nur zuerst bei Blondinen entdeckt, weil diese von Männern für besonders anziehend gehalten werden. Direkt nach dem Gespräch mit einem anderen Mann blieb die Intelligenz der Probanden gleich, auch die Intelligenz von Frauen ließ sich bei dem Experiment in keiner Weise negativ beeinflussen. Die denkbare Erklärung, die die Forscher für den mentalen Absturz der Männer anboten: Die Herren der Schöpfung widmeten bei den Gesprächen einen Teil ihrer intellektuellen Ressourcen dem Versuch, die angesprochene Frau durch besondere Kompetenz zu beeindrucken, weil sie dadurch attraktiver erscheinen wollten. Ironischerweise zeigte das im Intelligenztest direkt nach dem Gespräch den gegenteiligen Effekt. Bei Frauen, die mit Männern sprachen, zeigte sich diese Auswirkung offenbar deshalb nicht, weil sie nicht durch ihre geistige Brillanz anziehend wirken wollten, sondern sich vor allem auf ihr Aussehen verließen. So blieb ihre Intelligenz auf dem Level, auf dem sie sich von Anfang an befand – während die Männer dümmer wirkten, als sie eigentlich waren.

BRÜSTE

Warum lieben viele Männer große Brüste?

Zwar beileibe nicht allen, aber doch recht vielen Männern scheint bei einer Frau besonders wichtig zu sein, dass ihre Hände gut gefüllt sind, wenn sie deren Brüste umfassen. Das ist durchaus bemerkenswert: Bei den meisten Säugetieren schrecken große Brüste die Männchen nämlich eher ab. Sie sind ein Zeichen dafür, dass sich das Weibchen gerade in einer Schwangerschaft oder der Stillphase befindet und deshalb für eine Paarung nicht problemlos abkömmlich ist. Bei Menschenweibchen hingegen bleiben die Brüste, sobald die Pubertät durchschritten ist, ihr ganzes Leben über voll (auch wenn »voll« bei verschiedenen Frauen eine höchst unterschiedliche Bedeutung haben kann).

Leider gibt es hier keine definitive Antwort, die sich mal eben so per Experiment klären lassen könnte. Stattdessen stehen einige mal mehr, mal weniger überzeugende Vermutungen im Wettbewerb miteinander:

- Evolutionsbiologen wie Desmond Morris sind sich sicher: Die prallen Brüste stehen stellvertretend für das weibliche Hinterteil, das unsere den aufrechten Gang noch nicht beherrschenden Vorfahren vor sich sahen, kurz bevor es zur Sache ging. Dieser Anblick habe sich tief im genetischen Unterbewusstsein unserer Art eingeprägt. Kritiker der Evolutionsbiologie greifen sich hier an den Kopf und verlangen einmal mehr Belege dafür, dass es so etwas wie ein »genetisches Unterbewusstsein« überhaupt gibt.
- Eine andere These: Pralle, symmetrische Brüste belegen, dass eine Frau gut ernährt ist (Fettreserven), gesund und fruchtbar. Denn große Brüste entstehen unter anderem

durch viel Östrogen, das Frauen fruchtbar macht. Während vollbusige Damen dreimal so häufig schwanger werden wie die mit wenig Holz vor der Hütte, haben insbesondere Frauen mit asymmetrischen Brüsten weniger Babys.

- Ein weiteres Argument lieferte der Harvard-Anthropologe Frank Marlowe: Große und schwere Brüste sacken im Alter eher nach unten. Wenn eine Frau große Brüste hat, kann ein Mann somit weit eher ihr jugendliches Alter erkennen, als wenn sie flach wie ein Brett ist. Büstenhalter sind ja eine menschheitsgeschichtlich gesehen recht neue Erfindung.
- Und schließlich gibt es folgende Argumentation: Die Brüste einer Frau sind besonders groß, wenn sie gerade ein Kind zur Welt gebracht hat und sich in der Stillphase befindet. In dieser Zeit war die Frau besonders auf einen Mann angewiesen, der bei ihr blieb und sie versorgte. Also wählten Frauen eben jene Männer zum Partner, die große Brüste mochten und bei denen deshalb das Risiko gering war, dass sie – statt sich um die junge Mutter zu kümmern – flachbrüstigen Frauen hinterherstreunten. Das unausweichliche Resultat: Es konnten überwiegend jene Männer Nachwuchs zeugen, die große Brüste prima fanden. Damit waren es die Gene dieser Männer, die sich in der Evolution auf Dauer durchsetzten.

Für welche dieser Theorien man sich auch entscheidet oder ob vielleicht alle zu einem gewissen Grad eine Rolle spielen – man sollte dem Interesse von uns Männern an großen Brüsten auch nicht zu viel Bedeutung beimessen. Eine nicht zu unterschätzende Rolle, welche Körpersilhouette bei Frauen gerade in ist, spielt nicht nur die Biologie, sondern auch die jeweilige Kultur und Epoche. Wie sieht es da überhaupt in unserer gegenwärtigen Gesellschaft aus? Nun, in einer Umfrage eines amerikanischen Männermagazins sollten Männer ihre Vorstellung von der perfekten Brust beschreiben und unter zahlreichen Fotos denjenigen Busen wählen, der diesem Idealbild am nächsten kam. Dabei orientierten sich lediglich 30 Prozent der Befragten an dem Motto »je größer, desto besser«. Viel wichtiger waren den meisten Form und Straffheit und ob die Brust überhaupt zu der entsprechenden Frau passte. Männer mit einem Faible für füllige Damen waren auch für große Brüste zu begeistern, wer aber eher auf schlanke Frauen stand, hätte auch den Busen gerne ein wenig kleiner. Auch hier zeigt sich also wieder, wie unterschiedlich wir Männer sind und dass es wenig Sinn macht, mit Operationen und anderen Eingriffen einem vermeintlichen Schönheitsideal hinterherzuhecheln.

Warum haben Männer überhaupt Brustwarzen, wenn sie doch sowieso nicht stillen können?

Das liegt einfach daran, dass alle Embryos in ihrem Frühstadium geschlechtslos sind. Die geschlechtliche Differenzierung zum Mann beginnt bei etwa der Hälfte von ihnen erst relativ spät unter dem Einfluss von Testosteron. Die Brustwarzen, die bei allen Embryos existieren, damit sich bei der anderen Hälfte von ihnen später Frauen entwickeln können, bleiben auch den Männern erhalten – schließlich stören sie nicht, sondern stellen sogar eine erogene Zone dar. Übrigens sind es nicht nur die Brustwarzen, die Männer körperlich an eine Vergangenheit als potenziell weibliches Geschöpf erinnern: Sie besitzen sogar eine rudimentäre Scheide, die jetzt ein überflüssiges Gewebeanhängsel an ihrer Harnblase darstellt.

DENKEN UND INTELLIGENZ

Warum setzt beim Anblick von schönen Frauen bei Männern manchmal das Denken aus?

Hoppla, werden Sie jetzt vielleicht sagen – das Thema »Denken und Intelligenz« kommt aber früh in einem Buch, das von Männern handelt. In diesem Fall werde ich Ihnen die Studien ersparen, denen zufolge Männer im Schnitt einen höheren Intelligenzquotienten als Frauen aufweisen (was über Sie persönlich, geschätzte Leserin, natürlich nicht das Geringste aussagt). Stattdessen möchte ich mich hier jenen Momenten widmen, wo die Denkfähigkeit von Männern spürbar zu leiden beginnt. Ein paar Seiten zuvor war in dem Kapitel über Blondinen bereits davon die Rede, dass der IQ eines Mannes unmittelbar nach dem Gespräch mit einer attraktiven Frau messbar abnimmt. Aber dass weibliche Reize Männer unvernünftig machen können, geht sogar noch etwas weiter.

Wie kanadische Psychologen herausgefunden haben, genügt bei Männern nämlich oft der Anblick einer scharfen Braut, und schon fällen sie dem Rausch der Gegenwart zuliebe unvernünftige Entscheidungen, bei denen sie Werte, die in der Zukunft liegen, völlig unter den Tisch fallen lassen – sogar wenn es sich um bares Geld handelt.

Normalerweise weiß man vor allem aus Experimenten mit Tieren, dass diese lieber sofort eine Kleinigkeit erhalten, als geduldig auf eine größere Belohnung zu warten. Dasselbe gilt für Drogensüchtige: Auch sie ziehen eine kleine Dosis Heroin, die sie sogleich erhalten, einer größeren Menge zu einem späteren Zeitpunkt vor. Menschen, die im Vollbesitz ihrer geistigen Kräfte sind, handeln rationaler. Hundert

Euro nächste Woche stechen zehn Euro bar auf die Hand dann doch aus. Auf dieser Grundlage funktioniert das Prinzip des Sparens, das uns größere Anschaffungen ermöglicht, wenn wir nur etwas Geduld haben.

Aber wie vernünftig oder unvernünftig handeln Männer, die dem Anblick hübscher Frauen ausgesetzt sind? Um dies zu überprüfen, forderten Margo Wilson und Martin Daly von der McMaster-Universität in Ontario 96 Männer und 113 Frauen auf, sich zu entscheiden: Hätten sie lieber eine kleine Geldsumme am nächsten Tag (zwischen 15 und 35 Dollar) oder einen größeren Betrag in fernerer Zukunft (75 Dollar)? Beide Geschlechter handelten weitsichtig und wählten die höhere Auszahlung zu einem späteren Zeitpunkt. Im darauffolgenden Teil bekamen die Versuchspersonen Bilder von mal mehr, mal weniger attraktiven Frauengesichtern sowie von rasanten und weniger flotten Autos zu sehen. Danach wurden sie noch einmal vor die Wahl zwischen den beiden Geldbeträgen gestellt.

Das Resultat: Die Männer, denen man weniger attraktive Frauen gezeigt hatte, entschieden sich noch immer für eine Auszahlung des hohen Betrages in der Zukunft. Das Gleiche galt für die Männer, denen man die Autos gezeigt hatte, egal wie toll diese auch aussahen. Die Männer allerdings, denen man die Schönheiten präsentiert hatte, entschieden sich jetzt anders: *Carpe diem,* lebe im Hier und Heute, der Spatz in der Hand ist besser als die Taube auf dem Dach – zu Deutsch: Her mit der Kohle, und zwar sofort! Auch wenn der Betrag geringer ist. Der Reiz der Gegenwart erhielt vor den Verheißungen der Zukunft den Vorrang. Bei den Frauen zeigte sich eine ähnliche Verschiebung kaum, auch wenn die Kerle, die sie vorgelegt bekamen, noch so schnucklig aussahen.

Woran lag das? Margo Wilson räumt ein, dass der genaue psychologische Mechanismus, der sich hier abspielt, noch nicht ergründet ist. Allerdings kann auch in diesem Fall der Schlüssel in der Evolution liegen. Die erregenden Bilder schöner Frauen lenkten das Denken der Männer, wenn es um die Entscheidung zwischen sofortigen und langfristigen Freuden geht, vom finanziellen Feld auf das der Sexualität. Hier rückt für Männer die Lust an sofortiger Fortpflanzung in den Vordergrund, während Frauen eher langfristig denken, weil sie damit das Aufziehen des Nachwuchses in Verbindung bringen.

Bis hierhin kann man über die leichte Verführbarkeit von Männern und ihr Ausschalten langfristiger, vernunftgesteuerter Überlegungen noch schmunzeln. Eine ernstere Note bekommt dieses Thema allerdings, sobald es um Verhütung und den Schutz vor sexuell übertragbaren Krankheiten geht.

Hierzu fand im Jahr 2006 ein weiteres aufschlussreiches Experiment statt. Die Verhaltensforscher Dan Ariely und George Loewenstein baten männliche Collegestudenten, eine Reihe von Fragen über ihre sexuelle Vorlieben, die Verwendung von Kondomen und unmoralische Handlungen zu beantworten. Dabei waren die Versuchspersonen in zwei Gruppen unterteilt: Die einen waren bei der Beantwortung der Fragen sehr erregt, weil sie dabei masturbierten, die anderen nicht. (Die Fragen wurden über Computer in den privaten Räumen der Studenten beantwortet, sie befriedigten sich also nicht direkt vor den Wissenschaftlern selbst.) Und siehe da: Die Versuchsteilnehmer waren doppelt so häufig bereit, bei ungewöhnlichen oder moralisch fragwürdigen sexuellen Aktivitäten mitzumachen, wenn sie erregt waren. In diesem Zustand waren sie auch zu 25 Prozent weniger daran interessiert, auf die Benutzung eines Kondoms zu achten.

Offenbar gerieten die jungen Männer durch den Rausch der Lust zu einem ähnlichen Tunnelblick wie die Mitwirkenden am zuvor beschriebenen Experiment. Zur Hölle mit der Zukunft, die Freuden der Gegenwart sind alles, was zählt! Sämtliche Ermahnungen, alle Aufklärung über Risiken und mögliche Folgen, die man ihnen beim Aufklärungsunterricht vermittelt hatte, waren wie weggerubbelt. Und wie Ariely und Loewenstein herausfanden, war den Betreffenden selbst gar nicht ausreichend bewusst, wie sehr ihr augenblicklicher emotionaler Zustand ihre Fähigkeit, vernünftige Entscheidungen zu treffen, beeinträchtigte und wie sehr im Eifer des Gefechts alles zuvor Erlernte in den Hintergrund ihres Denkens trat.

Stehen Männer bei der Partnerwahl auf Dummchen?

Dumm fickt gut, heißt es, und auch die Begeisterung vieler Männer für Blondinen könnte ja, wie wir gesehen haben, daher rühren, dass sie diese für unerfahrener und weniger vernünftig halten als andere Frauen. Aber wenn es um eine langfristige Partnerschaft geht, zählen auch für Männer andere Prioritäten.

Beruflich erfolgreiche und dementsprechend in der Regel wohl kluge Frauen haben beispielsweise eine größere Chance, einen Partner fürs Leben zu finden. Dies ermittelte Heather Boushey, zu dem Zeitpunkt beim Center for Economic and Policy Research in Washington, D. C. Sie fertigte einen statistischen Überblick über Frauen im Alter zwischen 30 und 44 Jahren an und stellte dabei fest: Von den Frauen, die mehr als 100 000 Dollar im Jahr verdienten, waren 88 Prozent verheiratet – bei den Frauen, die weniger verdienten, traf das nur auf 82 Prozent zu. Die oft gehörte Klage, erfolgreiche Frauen würden Männer auf dem Partnermarkt abschrecken, findet sich da nicht bestätigt. Ähnlich gut geht es gebildeten Frauen, wie eine Studie der Universität Maryland ergab, bei der 16 000 Ehen in den Jahren zwischen 1990 und 1994 in Augenschein genommen wurden. Hier zeigte sich, dass bei den besser ausgebildeten Frauen (College oder mehr) das Risiko einer Scheidung innerhalb der ersten zehn Jahre Ehe nur bei 16,5 Prozent lag. Bei Frauen ohne weiterführende Ausbildung lag dieses Risiko bei 38 Prozent. Offenbar kommen also klügere Frauen besser mit Männern zurecht als dumme.

Männer sind auch am glücklichsten, wenn sie mit gebildeten Frauen verheiratet sind. Zu diesem Ergebnis gelangte eine Studie, die Shane Worner, ein Forscher an der Australian National University anhand von 5000 Landsleuten durchführte. Darin zeigte sich: Mit jedem weiteren Jahr an Ausbildungszeit, die die Partnerin eines Mannes genossen hatte, stieg seine Zufriedenheit. Den umgekehrten Effekt gab es bei Frauen, die mit gebildeten Männern verheiratet waren, nicht.

Der Grund für diese Zufriedenheit liegt offenbar nicht nur darin, dass kluge Frauen mit Männern geschickter umgehen können. Nein, Männer entscheiden sich selbst lieber für eine schlaue Partnerin, solange sie eine dauerhafte Beziehung suchen. Das stellt sich heraus, wenn man Männer einmal danach fragt, welchen niedrigsten Wert sie in Sachen Intelligenz bei einer Frau gerade noch akzeptieren würden, wenn man eine Skala von 1 bis 100 zugrunde legte (wobei die 100 einem Genie und die 1 einer Packung Toastbrot entsprechen würde). Das Ergebnis war klar: Wenn es um eine Ehefrau ging, akzeptierten die Männer niemanden unter dem Wert 67 auf dieser Skala. Für eine feste Partnerschaft wurde immer noch ein Wert von 63 gefordert, für ein

Rendezvous genügten 51. Aber selbst für puren Sex erwarteten die Männer bei ihrer Partnerin ein Minimum von 44. Natürlich machen wir Männer in Einzelfällen auch hier einige Zugeständnisse, diese sind dann aber in erster Linie unserem toleranten Wesen zu verdanken. Alles in allem hoffe ich, dass mit diesen Zahlen das wirklich dumme Klischee, dass wir Kerle alles vögeln würden, was sich bewegt, endgültig vom Tisch ist.

Haben intelligente Männer besseres Sperma?

Leider belegt das oben angeführte Experiment über schwindende Männerintelligenz beim Anblick schöner Frauen ein anderes beliebtes Vorurteil: dass wir Männer manchmal gern mit unserem Schwanz denken. Wissenschaftlich betrachtet stellt sich hier jedoch die Frage: Angenommen, dem wäre so – wäre das eigentlich gut oder schlecht? Oder etwas ernsthafter formuliert: Kann man von der Qualität des Spermas eines Mannes Rückschlüsse auf dessen Intelligenz ziehen – und umgekehrt?

Um das herauszufinden, ließ sich der Evolutionspsychologe Geoffrey Miller von der University of New Mexico Spermaproben von 425 Kriegsveteranen geben, die er zugleich einigen mehrtägigen Intelligenztests unterzog. Danach überprüfte er, ob zwischen der Zahl und der Beweglichkeit der Spermien und den Testergebnissen der Männer, was ihre verbale und mathematische Intelligenz anging, ein Zusammenhang bestand. Sorgfältig achtete er dabei darauf, all jene Faktoren auszuklammern, die das Resultat hätten beeinträchtigen können, etwa das Lebensalter der Probanden und ihren Konsum bestimmter Drogen oder Medikamente. Dennoch war das Ergebnis statistisch signifikant: Wenn alle anderen Einflussgrößen gleich waren, dann verfügten die Schlauköpfe über einen Reichtum gesunder Spermien, während die Spermien der weniger klugen Männer eine schlechtere Qualität aufwiesen und ihre Zahl geringer war.

Warum intelligentere Männer bessere Spermien hatten, konnte auch Miller nicht beantworten. »Das muss nicht unbedingt daran liegen, dass dieselben Gene die Qualität der Spermien und die Intelligenz eines Mannes beeinflussen«, erklärte Miller. Genauso gut könnten die beiden Eigenschaften durch ein komplexes Netz biologischer und umweltbedingter Einflüsse miteinander zusammenhängen. Jedenfalls zeigt sich, dass Intelligenz nicht ohne Grund auch für Frauen ein wichtiges Kriterium bei der Partnerwahl darstellt. Von all dem Zusatznutzen, den ein Mann bietet, mit dem man sich vernünftig unterhalten kann, ganz zu schweigen.

DOPPELMORAL

Sind auch Männer Opfer einer sexuellen Doppelmoral?

Früher hieß es, es gebe eine sexuelle Doppelmoral zu Lasten der Frauen: Ein Mann, der viele Partnerinnen gehabt habe, sei ein Hengst, eine Frau mit vielen Partnern sei eine Schlampe. In den achtziger und neunziger Jahren wandelte sich das ein wenig: Jetzt galt in vielen Kreisen ein Mann, der durch die Betten zog, als beziehungsunfähiges Schwein, und eine Frau, die dasselbe tat, als sexuell befreit. Heute geht das Messen mit zweierlei Maß noch viel stärker zu Lasten der Männer. Das enthüllt eine Studie, die im Jahr 2009 im *Canadian Journal of Human Sexuality* veröffentlicht wurde.

Bei dieser Untersuchung des Psychologieprofessors Todd

Morrison von der University of Saskatchewan erhielten Studenten eine Liste von 33 sexuellen Verhaltensweisen: Pornos schauen, sich selbst befriedigen, beim Sex gefesselt sein, den Voyeur spielen und viele andere unterhaltsame Beschäftigungen, die zum Teil noch ein wenig weiter außerhalb des gesellschaftlich allgemein Akzeptierten lagen. Dabei wurde die Hälfte der Studenten gebeten, ihre Meinung darüber zu sagen, wenn Männer solche Dinge taten, und die andere Hälfte sollte sich Frauen dabei vorstellen und darüber ein Urteil abgeben.

Dabei zeigte sich, dass Männern weniger Spielraum gewährt wurde als Frauen. Beispielsweise galt ein Mann schneller als unnormal, wenn er kaum Interesse an Sex zeigte, homosexuelle Fantasien hatte oder bei Sex-Spielen die unterwürfige Rolle einnahm. Insgesamt wurde von Männern offenbar erwartet, dass sie stark sexualisiert und trotzdem weniger experimentierfreudig sind, während für Frauen eher das Gegenteil galt. So wurde es bei Angehörigen des weiblichen Geschlechts viel eher akzeptiert, dass sie ebenso die dominante wie die devote Rolle in Unterwerfungsspielen einnahmen. Von Männern hingegen wurde grundsätzlich erwartet, dass sie bei sexuellen Begegnungen den leitenden und kontrollierenden Part übernahmen.

Die Ergebnisse dieser Befragung waren derart deutlich, dass Alex McKay, Forschungsleiter beim Sex Information and Education Council of Canada, zu einem klaren Urteil gelangte: »Die doppelte Moral in unserer Gesellschaft gab Männern mehr sexuelle Freiheiten als Frauen, aber diese Befunde zeigen, dass sich diese Dynamik verändert. Jetzt sind Männer gezwungen, einer Geschlechterrolle gerecht zu werden, während Frauen mehr Freiheiten haben, sie selbst zu sein.«

DROGEN

Welchen Einfluss haben Hasch und Koks auf die männliche Sexualität?

Manche experimentierfreudigen Gesellen probieren auch schon mal aus, wie es sich anfühlt, Sex zu haben, wenn man bekifft ist. Dabei gibt es durchaus positive Schilderungen, etwa weil die Zeit gedehnt erscheint und Berührungen besonders intensiv empfunden werden. Auch sieht es so aus, als wären Haschischraucher sexuell durchaus etwas aufgeschlossener als der Durchschnittsbürger: So hatten einer im August 2009 veröffentlichten Studie zufolge Marihuana-Konsumenten doppelt so häufig zwei oder mehr Sexpartner im Vorjahr als Männer, die auf diese Droge verzichteten.

Nur schade, dass die Kiffer weniger davon haben: So ergab dieselbe Studie, die unter 8656 australischen Männern durchgeführt wurde, dass die Haschischraucher viermal so häufig Probleme damit haben, zum Orgasmus zu kommen. Hier dürfte Hasch eine ähnliche Wirkung ausüben wie Antidepressiva. Aus diesem Grund greifen Marihuana-Konsumenten auch wesentlich häufiger als andere Männer auf Hilfsmittel wie Viagra zurück.

Vor allem der Dauerkonsum von Marihuana wirkt sich negativ auf die männliche Sexualität und Fruchtbarkeit aus. Beispielsweise sinkt dabei der Testosteronspiegel immer mehr ab, was unter anderem zu einer Vergrößerung der männlichen Brust führt, bis sie recht weibliche Formen annimmt. Bei Tierversuchen zeigte sich ein nachlassendes Interesse an Sex und verheerende Auswirkungen auf die Nachkommen: Der Nachwuchs von Mäusen, die jeden Tag drei Haschischzigaretten zum Rauchen bekamen, ist viermal so oft von Schädigungen des Erbguts betroffen.

Auch Kokain ist lange nicht das Aphrodisiakum, für das es viele heute noch halten. Stattdessen verstärkt es die Produktion des Hormons Prolaktin, das die Sexualität hemmt, und verhindert die Funktion der Katecholamine (Neurotransmitter, die für eine vollständige Erektion notwendig sind). Darüber hinaus verursacht es ein Zusammenkrampfen der Arterien, so dass kein Blut mehr in den Penis fließen kann. »Kokain verwandelt einen superpotenten Mann in einen Superschwächling«, fasst der Urologe Dudley Seth Danoff die Auswirkungen dieses Rauschgifts zusammen. Keine Erektion bekommen oder halten zu können gehört zu den häufigsten Klagen von Koksern. Und Studien in Entgiftungskliniken zeigen: Sex mit dem Partner, Selbstbefriedigung und Orgasmen nehmen bei anhaltendem Kokaingenuss ab. Bis die alte Libido wiederhergestellt ist, braucht es einen drogenfreien Zeitraum von neun Monaten bis zu einem Jahr.

Regt Kaffee wirklich in jeder Beziehung an?

Auch für die Freunde einer guten Tasse Kaffee gibt es schlechte Nachrichten. Zugegeben, Kaffee macht hervorragend wach, was daran liegt, dass er das zentrale Nervensystem anregt. Das ist in diesem Moment zwar gut fürs Gehirn – aber schlecht für den Sex. Denn in dieser Situation können sich die Adern weniger leicht entspannen und öffnen. Für eine ordentliche Erektion ist eine starke Blutzufuhr allerdings wesentlich. Stattdessen ziehen die Koffeinmoleküle die Arterien wie Klammern zusammen. Die Folge: Der Penis wird weniger leicht hart, und wenn er hart ist, genügt die kleinste Ablenkung oder Unterbrechung, und schon geht es wieder abwärts. Auf eine Tasse Kaffee vor dem Sex sollte ein Mann daher besser verzichten.

DÜFTE

Welche Düfte und Gerüche führen dazu, dass Männer Frauen als schlanker wahrnehmen?

Dieses Kapitel richtet sich wieder in besonderem Maße an die weiblichen Leser dieses Buches. Falls Sie, werte Dame, etwa schon sämtliche Diäten ausprobiert haben, nur um dabei auf den Jojo-Effekt hereinzufallen und zum Schluss mehr zu wiegen als am Anfang, dann sollten Sie es vielleicht einmal mit einer Parfüm-Diät probieren. »Chanel No. 5« schmeckt Ihnen zu bitter? Nun ja, eigentlich sollten Sie diese Flüssigkeit auch nicht trinken, sondern auftragen. Sie wundern sich, dass man dadurch dünner werden soll? Wird man auch nicht. Aber man – pardon: frau *wirkt* auf Männer dünner, wenn sie die richtige Mischung wählt.

Dass Kerle sich Frauen schöntrinken können, habe ich schon zu Beginn dieses Buches erklärt. Sie können sie sich allerdings auch schlank riechen. Das fand der US-amerikanische Aromatologe Dr. Alan Hirsch von der Smell and Taste Research Foundation in Chicago heraus. Im Rahmen einer zehnjährigen Studie ließ er knapp 200 Männer zwischen 12 und 61 Jahren an Frauen schnuppern, die wiederum 100 verschiedene Duftnoten aufgelegt hatten: darunter Karamell (kein Effekt), Grapefruit (kein Effekt), Zigarettenrauch (kein Effekt) und Peperonipizza (ebenfalls kein Effekt – wie man sich *vielleicht* hätte denken können).

Den Erfolg brachte schließlich eine Mischung aus Blumenduft und Gewürzgeruch. Denken Sie hierbei etwa an Blüten, Zimt und einen Hauch Pinie oder eine Mixtur aus Blütenshampoo und »Old Spice«. Als eine 111 Kilo schwere Dame sich damit eingehüllt hatte, schätzten sie die befragten Männer um durchschnittlich sechs Kilo leichter ein, als sie war. Die Gewichtsschätzungen, die von Frauen vorgenommen wurden, blieben hingegen gleich. Woran das liegt, ist noch unklar. Jedenfalls scheint sich speziell durch diese Duftnote nur das Gehirn von Männern täuschen zu lassen. Wenn nur ein winziger Hauch dieses Duftes eine Frau sechs Kilo leichter wirken lässt, fragte Hirsch ein Journalist, was passiert dann, wenn sie darin badet? »Sie könnte vollkommen verschwinden«, scherzte der Wissenschaftler.

Hirsch streicht heraus, dass Düfte einen größeren Einfluss auf unsere Wahrnehmung haben, als uns oft bewusst wird. »Der erste Eindruck, den Sie von jemandem haben, beruht zu einem großen Ausmaß auf Geruch. Genauso wie von Liebe auf den ersten Blick könnten wir von Liebe auf das erste Schnuppern sprechen.« EEGs zeigen, dass Düfte Gehirnregionen beeinflussen, die für Gefühle und für die Wahrnehmung verantwortlich sind und somit auch eine Auswirkung darauf haben, was das Auge zu sehen glaubt.

Durch die Wahl des richtigen Duftes kann man also auch noch andere Wirkungen erzielen, als nur schlanker zu erscheinen. Beispielsweise zeigte eine frühere Studie, dass Frauen, die nach Zimt und Lavendel rochen, als intelligenter, vertrauenswürdiger und erfolgreicher wahrgenommen wurden. Des Weiteren scheint bei vielen Männern Liebe durch den Magen zu gehen: »Der Geruch von gebackenen Zimtbrötchen hatte größere Auswirkungen als sämtliche getesteten Parfüms«, erklärte Hirsch. Und er weist auf eine

Untersuchung hin, der zufolge Frauen, die Schokoladenparfüm auftragen, als direkt zum Anbeißen empfunden werden.

Was das richtige Duftwasser für Männer betrifft, stellte Hirsch fest, dass das gute alte Eau de Cologne für Frauen am wenigsten attraktiv war. Um dies herauszufinden, befragte er die Teilnehmerinnen seiner Untersuchungen nicht nur, sondern ließ auch den Blutandrang in ihren Vaginas messen. Die so festgestellte Erregung sowie die Anziehungskraft, die von den berochenen Männern ausging, waren nicht sehr hoch. Wesentlich besser schnitten Hirsch zufolge die Gerüche zweier Süßigkeiten ab, die als amerikanische Spezialitäten gelten: »Good N'Plenty« (ein Lakritzbonbon) sowie Bananennussbrot (ein Rührkuchen).

All diese Erkenntnisse sind aus Sicht des Duftforschers allerdings nicht nur als Entscheidungshilfe dafür gedacht, was man vor einer Verabredung auftragen sollte. Vielmehr beschäftigt sich Alan Hirsch inzwischen damit, ob es eine sinnvolle Möglichkeit gibt, mit den richtigen Gerüchen die Körperwahrnehmung von Teenagern zu beeinflussen, die an Essstörungen leiden, weil sie sich fälschlich für viel zu dick halten.

Hirschs Duftmischung, die Frauen dünner wirken lässt, hat allerdings auch zwei Nachteile. Zum einen funktioniert sie nicht, wenn andere Gerüche mit ihr in Wettstreit treten. In einer qualmigen Kneipe oder im Restaurant dürfte also ebenso wenig damit anzufangen sein wie im Botanischen Garten. Zum anderen gibt es sie noch in keinem Laden zu kaufen, sondern ausschließlich im Versuchslabor des Wissenschaftlers. »Wir hatten sie manchmal draußen herumstehen, aber unsere Sekretärinnen haben sie immer wieder mit nach Hause genommen«, behauptet Hirsch lachend.

Allerdings soll sich schon der erste Parfüm-Hersteller für seine Forschungsergebnisse interessieren.

Sollte diese Marke aber jemals auf den Markt kommen, rät Hirsch Männern davon ab, sie ihren Partnerinnen zu empfehlen: »Meiner Frau könnte ich das niemals vorschlagen. Sie würde mich sofort fragen: ›Was soll das heißen, du willst, dass ich dünner wirke? Bin ich etwa fett?‹ Nein, das wäre eine durch und durch selbstmörderische Aktion.«

Welche Düfte und Gerüche führen besonders zuverlässig zu einer Erektion?

Um auch diese Frage zu klären, unternahm der Geruchsforscher Dr. Alan Hirsch mehrere Experimente. Bei den Personen, die für den ersten Versuch zur Verfügung standen, handelte es sich um 31 Männer zwischen 18 und 64 Jahren. Während diese wechselnde, jeweils mit einem bestimmten Duftstoff versehene Gesichtsmasken trugen, wurde mit einem speziell dafür vorgesehenen Gerät gemessen, ob der Blutfluss in ihren Penis zunahm. Zwischen den wechselnden Düften gab es immer wieder eine geruchsfreie Pause von drei Minuten.

Das Ergebnis: Jeder der geschnupperten Gerüche führte dazu, dass das Blut stärker in den Penis des betreffenden Mannes strömte. Allerdings fielen die Reaktionen je nach Duft unterschiedlich stark aus. Die stärkste Wirkung hatte die Kombination von Lavendel und Kürbiskuchen, gefolgt von schwarzer Lakritze und Donut. Dabei machte das Alter der Versuchspersonen einen erkennbaren Unterschied, was ihre Reaktion anging: Ältere Männer beispielsweise reagierten besonders stark auf Vanille.

Die vollständige Liste bei einem von Hirschs späteren Versuchen sieht so aus:

- Lavendel und Kürbispastete: durchschnittlich 40 % verstärkte Erektion
- Schwarze Lakritze und Donut: 31,5 %
- Kürbiskuchen und Donut: 20 %
- Orange: 19.5 %
- Lavendel und Donut: 18 %
- Schwarze Lakritze und Cola: 13 %
- Schwarze Lakritze: 13 %
- Donut und Cola: 12,4 %
- Maiglöckchen: 11 %
- Butterpopcorn: 9 %
- Vanille: 9 %
- Kürbiskuchen: 8,5 %
- Lavendel: 8 %
- Moschus: 7,5 %
- Cola: 7 %
- Donut: 7 %
- Pfefferminz: 6 %
- Käsepizza: 5 %
- gebratenes Fleisch: 5 %
- Petersilie: 4,5 %
- Zimtbrötchen: 4 %
- Grüner Apfel: 3,8 %
- Rose: 3,5 %
- Erdbeere: 3,5 %
- orientalische Gewürze: 3,5 %
- Babypuder: 3,3 %
- Blumen: 3 %
- Schokolade: 2,8 %
- Grapefruit: 2,5 %
- Preiselbeeren: 2 %

Diese Daten lassen verschiedene Rückschlüsse und Spekulationen zu, über welche Qualitäten ein Geruch verfügen muss, um sich günstig auf das Entstehen einer Erektion auszuwirken:

- Er sollte als angenehm empfunden werden.
- Er könnte erfreuliche Erinnerungen an Lieblingsspeisen oder an früher gerne vernaschte Sexualpartner wecken.
- Er könnte nostalgische Gefühle wecken, etwa an Kindheit, Heim und Familie und so besonders entspannend wirken, was die Blutgefäße weitet.
- Der Geruch könnte eine neurologische Wirkung haben, die noch nicht näher erforscht ist.

Für deutsche Erektionen müsste man dieses Experiment natürlich entsprechend anpassen, um vergleichbare Ergebnisse zu erzielen. Vermutlich reagieren die Männer hierzulande weniger auf typisch amerikanische Köstlichkeiten wie Kürbiskuchen und Donuts, sondern eher auf Erdbeerkuchen, Gummibärchen und Currywurst. Hmm, schon der Gedanke an Currywurst macht mich ganz scharf ...

Bemerkenswert ist allerdings, dass Dr. Hirsch bei seinen Experimenten eben jenen Geruch ignorierte, von dem am interessantesten zu wissen wäre, wie er sich auf die sexuelle Reaktion von Männern auswirkt: der Intimgeruch von Frauen. Hierzu gibt es allerdings einige Versuche des Wiener Verhaltensforschers Professor Karl Grammer. Der ließ 66 junge Männer sogenannte »Kopuline« schnüffeln – das sind Bestandteile des Vaginalsekrets. Die Kontrollgruppe, die zum Vergleich herangezogen wurde, erhielt eine Probe aus reinem Wasserdampf. Zusätzlich sollten die Männer Fotos von fünf unterschiedlich attraktiven Frauen betrachten.

Vor und nach dem Riechen maßen die Forscher mittels

Speichelproben die Testosteronwerte der Männer. Dabei zeigte sich: Bei der Wasserdampfgruppe fiel der Testosteronwert leicht ab, während er bei der Kopulingruppe anstieg. Zudem glichen sich die betrachteten Frauen im Urteil der Männer einander an, was ihre Attraktivität anging. Die weniger hübschen Frauen wurden nach dem Schnuppern der Kopuline als anziehender bewertet – am stärksten jene Dame, die zuvor als am wenigsten attraktiv eingeschätzt worden war.

An diesem Punkt angelangt liegt eine weitere Frage nahe: Wie verhält es sich eigentlich mit den Pheromonen, Sexual-Lockstoffen, deren Wirkung bislang vor allem bei Tieren untersucht wurde? Es gibt mittlerweile eine kleine Industrie von Firmen, die auch Menschen diese Stoffe mit dem Versprechen zur Verfügung stellen, damit auf Mitglieder des anderen Geschlechts unwiderstehlich zu wirken, ohne dass diese genau wissen, warum. (Der Geruch von Pheromonen wird nicht bewusst wahrgenommen, sie erscheinen uns geruchlos.) Hierzu unternahmen die Wissenschaftler ein Experiment mit weiblichen Versuchspersonen. Alle Frauen brachten ihr Lieblingsparfüm mit. In die Hälfte der Flakons füllten die Wissenschaftler Pheromone ein, die anderen Damen erhielten ihr Parfüm unverändert zurück. Dabei achtete man darauf, dass nur die Forscher und nicht die Frauen wussten, welches Parfüm behandelt worden war und welches nicht.

In den folgenden Wochen sollten die Frauen Tagebuch über ihre erotischen Erlebnisse führen. Die Auswertung dieser Aufzeichnungen ergab ein klares Bild: 74 Prozent der Frauen mit dem behandelten Parfüm (gegenüber 23 Prozent der Kontrollgruppe) wurden häufiger und länger geküsst, ihr Partner zeigte sich wesentlich verschmuster und es kam bis zu sechsmal häufiger zu Sex. Die Frauen, die Single waren, verbuchten deutlich mehr Verabredungen. Was ein weiterer Beleg für das Sprichwort ist: Erreichst du die Nase eines Mannes, erreichst du auch seinen Johannes.

EIFERSUCHT

Warum wittern Männer oft grundlos einen Seitensprung?

Das nagende Gefühl des Misstrauens, des Verdachts und der Eifersucht kennt wohl fast jeder liebende Mensch, ob Mann oder Frau. Umgekehrt sind viele erschüttert, wenn ihnen der geliebte Partner einen Seitensprung zutraut oder gar konkret einen derartigen Verdacht hegt. Wenn es sich um eine Unterstellung handelt, wirkt sie schmerzvoll und verletzend. Und es gibt tatsächlich Hinweise darauf, dass hier Männer besonders sensible Antennen haben – Antennen, die leider manchmal auch dann Signale wahrzunehmen glauben, wenn es gar keine gibt.

Um dieses Problem genauer zu untersuchen, verteilte das Forschungsteam um Paul Andrews von der Virginia-Commonwealth-Universität in Richmond an 203 heterosexuelle Paare vertrauliche Fragebögen, anhand derer jeder angeben sollte, ob er jemals selbst fremdgegangen war und ob er seinen Partner einer Affäre mit jemand anderem verdächtigte (oder gar davon wusste). Dabei zeigte sich: Die Männer waren besser darin, Untreue zu erkennen, als die Frauen. Während die befragten Frauen in 80 Prozent aller Fälle mit ihren Verdächtigungen richtig lagen, war dies bei den Männern bei stolzen 94 Prozent der Fall. Sie waren auch geschickter darin, eine in fremden Betten herumstreunende Partnerin zu überführen – mit 75 gegenüber 41 Prozent bei den Frauen. Der Haken bei der Sache war nur, dass die Männer auch häufiger als die Frauen dort einen Seitensprung vermuteten, wo ihnen ihre Partnerin in Wahrheit immer treu gewesen war.

Der Grund für diese höhere Sensibilität der Männer ist für Paul Andrews, aber auch für den Evolutionspsychologen David Buss, naheliegend: Wenn ihre Partnerin schwanger wird, können sich Männer niemals sicher sein, dass sie auch tatsächlich der Vater sind. »Mommy's baby, daddy's maybe« lautet hierfür eine bekannte englische Redewendung. Die angeblichen Väter möchten aber nicht in die Situation kommen, nichtsahnend über Jahrzehnte hinweg das Kind des Mannes großzuziehen, mit dem sie ihre Partnerin betrogen hat.

Eine am 1. August 2004 veröffentlichte britische Universitätsstudie fasste die Ergebnisse von 33 Untersuchungen in einem Zeitraum von 54 Jahren zusammen. Dabei stellten einige Studien nur ein Prozent, andere beachtliche 30 Prozent an Fällen von Kindern fest, die außerhalb der festen Beziehung gezeugt wurden. Als statistische Mitte ergab sich, dass dies bei fast vier Prozent aller weitgehend ahnungslosen Väter der Fall war. Dort, wo ein Mann an seiner Vaterschaft ohnehin schon zweifelt oder aus anderen Gründen ein Abstammungstest geboten erscheint, zeigt sich gar in zehn bis 20 Prozent aller Fälle, dass die Mutter einen falschen Erzeuger angegeben hat – was als sogenannte »Personenstandsunterschiebung« in Deutschland eine Straftat darstellen kann. Nachdem sich dieses Delikt durch genetische Tests immer leichter aufdecken ließ, reagierte die damalige Bundesjustizministerin Zypries darauf, indem sie privat vorgenommene Vaterschaftstests ohne ein kostspieliges und die Familie möglicherweise zerstörendes Gerichtsverfahren unter Strafe stellte. Inzwischen muss ein Mann die Zerstörung seiner Familie in Kauf nehmen, wenn er sich Sicherheit über seine Vaterschaft verschaffen möchte. Insofern ist es mehr als nachvollziehbar, dass Männer schon frühzeitig all ihre Antennen ausfahren. Ihnen ist es lieber, ein wenig übervorsichtig zu sein, wo in Wahrheit alles in Ordnung ist, als naiv und gutgläubig darauf zu vertrauen, dass der Hosenmatz, den sie auf ihren Knien schaukeln, auch tatsächlich der eigene Nachwuchs ist.

Warum sind Männer zu bestimmten Zeiten besonders eifersüchtig?

An bestimmten Tagen im Monat sind männliche Beziehungspartner besonders besitzergreifend und eifersüchtig. In diesem Zeitraum nehmen sie mögliche Konkurrenten mehr als sonst als Bedrohung wahr. Das geschieht allerdings nicht ohne Grund.

Schon seit einiger Zeit wissen Verhaltensforscher, dass Frauen, je nachdem, in welcher Phase ihres Monatszyklus sie sich befinden, auf einen unterschiedlichen Typ Mann stehen. Auch wenn sie vielleicht die meiste Zeit dem väterlichen Beschützertyp den Vorzug geben, packt sie in ihrer fruchtbaren Phase rund um den Eisprung eine bemerkenswerte Begeisterung für Kerle, die ausgesprochen männlich und dominant wirken. Verschiedenen Studien zufolge sind sie an diesen Tagen eher bereit, sich z. B. für einen Discobesuch provokativer anzuziehen oder sich auf einen One-Night-Stand mit einem kernigen Typen einzulassen, der sonst eher nicht ihr Fall wäre. In Tests fühlen sie sich stärker als sonst vom Anblick, der Stimme oder dem Geruch solcher besonders maskulin wirkenden Männer angezogen. Allerdings kann die Einnahme der Pille diesen Mechanismus außer Kraft setzen.

Vor einigen Jahren fanden Robert P. Burriss und Anthony C. Little von der School of Biological Sciences an der Universität Liverpool heraus, dass Männer diese veränderten Vorlieben ihrer Partnerin wittern können. Bei ihrem Experiment legten die Forscher 64 Männern, die in Langzeitbeziehungen lebten, 66 Bilder mit jeweils zwei Gesichtstypen vor. Da gab es einmal den dominant wirkenden Mann, der sich durch ausgeprägte Backenknochen, einen starken Unterkiefer, dünne Lippen und kleine Augen auszeichnete. Sein Gegenstück war ein Mann mit weicheren Zügen, zum Beispiel einem runden Kinn und vollen Lippen. Die Versuchspersonen sollten ihre Einschätzung dazu abgeben, welcher Mann für sie eher danach aussah, dass er »bekommt, was er will«.

Bei diesem Test reagierten jene Probanden, deren Partnerin sich gerade nahe dem Eisprung befand, sensibler auf dominante Gesichtszüge als die anderen. Sobald also die Wahrscheinlichkeit am höchsten ist, dass eine Frau ein Kind bekommen kann, reagiert ihr Partner besonders sensibel auf mögliche Konkurrenten und trachtet eher danach, sein Revier zu verteidigen. Diesen Mechanismus kennt man bereits aus der Tierwelt. »Schimpansen leben ziemlich friedlich zusammen«, veranschaulichte das Rob Burriss, »aber wenn ein Weibchen paarungsbereit ist, werden die Männchen zu Rivalen und kämpfen um ihre Aufmerksamkeit.« Bei Menschen ist das offenbar nicht wesentlich anders.

Was verletzt einen Mann mehr: Wenn sich eine Frau in einen anderen verliebt oder wenn sie »nur« mit ihm ins Bett geht?

Der Evolutionspsychologe David Buss wollte wissen, welche von zwei Vorstellungen einen Mann mehr fertigmacht: a) dass seine Partnerin einem anderen Mann gegenüber tiefe Liebesgefühle hegt oder b) dass sie mit einem Nebenbuhler leidenschaftlichen Sex genießt. Er organisierte eine entsprechende Befragung, und diese gelangte zu dem klaren Ergebnis: Bei 60 Prozent der Männer erzeugte b) stärkeren Schmerz. Das war insofern interessant, als es bei Frauen genau andersherum aussah: 83 Prozent der weiblichen Befragten waren von Szenario a) tiefer getroffen.

Um Genaueres zu erfahren, schloss Buss seine männlichen Probanden an Messgeräte an. Deren Ergebnisse waren so eindeutig, dass sie in mehreren populären Sachbüchern zur Geschlechterforschung anschaulich geschildert werden: Sobald sich ein Mann in diesem Experiment plastisch vorstellte, dass seine Partnerin mit einem anderen Kerl durch die Laken turnte, stieg sein Herzschlag um fünf Schläge pro Minute – schnell hintereinander drei Tassen Kaffee hinunterzustürzen hätte den gleichen Effekt gehabt. Hinzu kamen Schweißausbrüche und ein fast schon krampfartiges Zusammenziehen des Stirnmuskels. Kein Zweifel, hier war jemand wirklich aufgebracht. Umgekehrt zeigten Frauen bei der Vorstellung, ihr Partner wäre in eine andere verliebt, starke körperliche Reaktionen.

Natürlich klingt das für Evolutionspsychologen wie eine Steilvorlage. Und so lässt deren Argumentation auch nicht lange auf sich warten: Weil Männer genetisch dazu vorbestimmt sind, ihr Erbgut überall zu verbreiten und gegen Nebenbuhler durchzusetzen, reagieren sie am heftigsten auf die Vorstellung sexueller Untreue. Frauen hingegen, die für die Aufzucht ihrer Kinder einen stabilen, verlässlichen Partner brauchen, fühlen sich vor allem durch emotionale Untreue verletzt.

Nur gibt es hier leider mehrere Schönheitsfehler.

Zunächst einmal zeigten neuere Versuche, mit denen man Buss' Erkenntnisse untermauern wollte, dass die unterschiedlichen Reaktionen weniger von dem Geschlecht abhingen als von der Länge der Partnerschaft: In einer Kurzzeitbeziehung fühlen sich Männer wie Frauen eher von sexueller Untreue bedroht, während emotionale Untreue eher in einer schon seit langem bestehenden Partnerschaft als bedrohlich wahrgenommen wird. Einen weiteren Faktor stellte das Land dar, in dem man diese Befragung durchführte. Anders als in den USA betrug der Anteil der Männer, die sexuelle Untreue verletzender als emotionale Untreue fanden, in Deutschland und den Niederlanden keine 60, sondern nur 28 bzw. 23 Prozent. Solche Erhebungen versetzen den Theorien der Evolutionsbiologen einen heftigen Schlag. Denn sie belegen, dass es gerade *keine* feste »Natur des Menschen seit der Steinzeit« gibt. Stattdessen hängt ein Großteil seines Verhaltens und seiner Gefühle von der Kultur ab, in der er lebt.

Zudem ergaben die Experimente mehrerer Wissenschaftler, dass *beide* Geschlechter mit körperlichen Signalen wie erhöhtem Blutdruck reagierten, wenn sie sich ihren Partner im Bett mit jemand anderem vorstellten. Und schließlich zeigte eine Überprüfung von Buss' Thesen anhand einer Gruppe von Männern, deren Partnerinnen *tatsächlich* fremdgegangen waren, ein ganz anderes Bild auf als bei jenen, die sich das nur vorstellen sollten. Hier berichtete nämlich eine identische Zahl von Männern und Frauen (jeweils 53 Prozent), die sexuelle Untreue ihres Partners sei für sie schlimmer gewesen als die emotionale. Und 47 Prozent beider Geschlechter bewerteten die emotionale Untreue als verheerender. In Wahrheit fühlen Männer und Frauen also einmal mehr sehr ähnlich.

EINSCHLAFEN

Warum schlafen Männer nach dem Sex so schnell ein?

Viele Frauen dürften diese Situation aus eigener Erfahrung kennen: Eben waren sie noch in leidenschaftlicher Ekstase mit ihrem Liebsten zugange, jetzt wollen sie sich nach dem Orgasmus gerne an ihn kuscheln und noch ein bisschen plaudern – und der Kerl pennt einfach weg! Natürlich ist das verständlich, wenn der entsprechende Mann soeben sein Bestes gegeben und danach völlig ausgelaugt und am Ende seiner Kräfte ist ... aber steckt vielleicht nicht doch noch mehr dahinter? Warum scheinen Männer nach dem Sex tendenziell eher einzuschlummern als Frauen?

Dafür könnte es gleich mehrere Ursachen geben. Macht man sich auf die Suche danach, stellt man zunächst einmal fest, dass Männer generell kein ausgeprägtes Interesse am Nachspiel haben. So wurden in einer amerikanischen Untersuchung männliche und weibliche College-Studenten danach befragt, ob ihnen beim Sex das Vorspiel, der Verkehr selbst oder das Nachspiel am liebsten seien. Hier unterscheiden sich die Geschlechter wieder stark: Männer wählten mehrheitlich den Sex selbst, die Frauen das Vor- und das Nachspiel. Besonders bemerkenswert: Kein einziger der Männer entschied sich für das Nachspiel. Durchgehend wollten die Frauen mehr Zeit mit Zärtlichkeiten vor und nach dem Sex verbringen als Männer.

Man kann sich den Gründen für das männliche Desinteresse ein wenig nähern, wenn man sich fragt, warum Frauen nach dem Sex so starke Lust auf Kuscheln haben. Das liegt vor allem daran, dass das menschliche Gehirn nach dem Sex das sogenannte »Kuschelhormon« Oxytocin produziert und es eine Zeit lang auf hohem Niveau hält. Dieses Hormon erzeugt das Gefühl von Geborgenheit und Nähe – einer der Gründe dafür, dass sich Beziehungsstress förmlich »wegficken« lässt. Ein Orgasmus ist allerdings nicht einmal zwingend nötig, um dieses Hormon hervorzurufen – sich gegenseitig streicheln, massieren und Ähnliches erfüllt den gleichen Zweck.

Dieses Hormon übt seine Macht zwar auch auf Männer aus, bei ihnen wird die Wirkung von Oxytocin jedoch verstärkt durch das Testosteron aufgehoben, das im männlichen Körper zehnmal so häufig vorkommt wie im weiblichen. Mit diesem Unterschied erklären sich Forscher auch, dass Frauen in Stressphasen eher das Gespräch suchen und Männer eher auf »fight-or-flight« (Kampf oder Flucht) programmiert sind. Nach dem Sex allerdings sorgt das Testosteron dafür, dass die Lust der Männer am Kuscheln nicht so stark ist wie die der Frauen. Immerhin scheint es sie emotional etwas zugänglicher zu machen: Viele Frauen stellen fest, dass sie sich nach dem Sex mit ihrem Partner vernünftiger unterhalten können und er sich mehr öffnet, was seine Gefühle angeht. Es kann aber auch sein, dass das Oxytocin dieselbe Wirkung zeigt, die es bei Babys erzeugt, wenn sie an die Brust gelegt werden: Es macht sie schläfrig.

Beim menschlichen Orgasmus wird allerdings nicht allein

Oxytocin im Körper ausgeschüttet, sondern ein regelrechter Cocktail an Gehirnchemikalien: unter anderem Serotonin, Vasopressin und Prolaktin. Letzeres ist ein Hormon, das nicht nur den Zustand sexueller Befriedigung auslöst, sondern auch für die Länge der sogenannten Refraktärphase verantwortlich ist – die Zeit, die es braucht, bis ein Mann wieder fit für die »nächste Runde« ist. (Männer, denen es an diesem Hormon mangelt, sind schneller wieder für weiteren Sex bereit.) Prolaktin macht aber offenbar auch schläfrig: Tieren, denen man das Hormon verabreichte, zeigten sofort Ermüdungserscheinungen. Und da beim partnerschaftlichen Sex so viel Prolaktin ins männliche Gehirn flutet – viermal mehr als bei der Selbstbefriedigung –, dösen Männer ganz gerne danach ein. Dieselbe Wirkung kann das beim Sex ausgeschüttete Hormon übrigens auch auf Frauen haben, aber anscheinend ist sie schwächer ausgeprägt.

Dabei sind Hormone nicht der einzige Faktor, der bei Männern nach dem Sex zu besonderer Müdigkeit führt. So zeigten Bilder, die mittels der sogenannten Positronen-Emissions-Tomographie vom menschlichen Körper während des Orgasmus gemacht wurden, dass eine Grundbedingung dafür, den Höhepunkt zu erreichen, darin besteht, sich von seinen Ängsten und Sorgen zu lösen. Viele Männer, die den ganzen Tag über beruflich stark unter Anspannung stehen, nehmen diesen Stress nicht nur in den Feierabend mit, sondern auch ins Bett. Anders als Frauen benötigen Männer einiges an sexueller Spannung, um zum Orgasmus kommen. Dazu muss sehr viel Blut in die Genitalien fließen: Blut, das danach wieder herausströmt und das eben erwähnte Prolaktin freisetzt. Bei Frauen bleibt das Blut länger in den Genitalien. Dadurch entsteht bei ihnen keine schlagartige Erschöpfung. Stattdessen bleibt ihre Lust, und viele

Frauen haben sogar die Chance auf multiple Orgasmen. Für manchen Mann hingegen ist der sexuelle Höhepunkt eine der wenigen Möglichkeiten überhaupt, wieder einmal komplett zu entspannen. Um so eher kann es geschehen, dass er danach selig lächelnd ins Land der Träume entschwindet.

Einige Evolutionsbiologen argumentieren, dass dieser Mechanismus, der häufig zum Einschlafen der Männer nach dem Sex führt, einen tieferen Sinn habe. Ihrer Meinung nach werden Männer bekanntlich durch das in ihrem Erbgut verankerte Bedürfnis bestimmt, so viele Nachkommen wie möglich zu zeugen. Wenn der betreffende Mann aber gerade einen Orgasmus erlebt hat, ist er für eine bestimmte Dauer in dieser Hinsicht ohnehin nicht einsatzbereit. Also kann er in dieser Phase genauso gut ein Nickerchen machen, dabei das Prolaktin abbauen und danach vielleicht schon wieder einsatzbereit sein. Und wenn alles gutgeht, schläft seine Partnerin dicht an ihn geschmiegt ebenfalls in seinen Armen ein – statt in der Gegend herumzustreunen und sich von einem Nebenbuhler begatten zu lassen. Durch die verschiedenen Hormone entsteht bei dem Paar eine emotionale Bindung, was wichtig ist, wenn sie gemeinsam eine Familie gründen und Kinder aufziehen möchten.

Der Verhaltensforscher Edward Miller von der University of New Orleans geht sogar so weit zu behaupten, dass die Chancen einer Empfängnis noch steigen, wenn die Frau nach dem Geschlechtsakt unterschwellige Signale erhält, dass der Mann nicht sofort wieder aufspringen und davonstürmen, sondern bei ihr bleiben wird. Seine körperliche Anwesenheit nach dem Sex signalisiere ihr: Das ist ein zuverlässiger Versorger, mit ihm kann ich Kinder bekommen. Ob man sich dieser Theorie anschließt, mag nicht zuletzt davon abhängen, wie sehr man selbst glaubt, dass sich das seelische Befinden auf körperliche Vorgänge auswirken kann.

EJAKULATION

Wie funktioniert eigentlich eine Ejakulation?

Okay, wenn man das gute Stück lange genug liebkost, spritzt es irgendwann – aber was genau spielt sich da eigentlich ab? Lange Zeit wusste die Wissenschaft auch nichts Genaues über diesen Vorgang. Mittlerweile aber zeigt sich, dass dabei ein Bündel von Nervenzellen im unteren Rückenmark eine zentrale Rolle zu spielen scheint. Ratten, denen man diesen Strang im Tierversuch zerstörte, können zwar noch eine Erektion bekommen und ein anderes Tier besteigen, bringen aber keinen Samenerguss mehr zustande. Die Neurowissenschaftlerin Lique Coolen von der University of Western Ontario vermutet, dass dieses Bündel an Nervenzellen Erregungssignale von Geschlechtsorganen und vom Gehirn wahrnimmt und an beide Stellen die notwendigen Signale sendet. Sobald ein Mann auf dem Gipfel der Erregung angelangt ist, geben diese Nerven also den Muskeln im Beckenboden das Signal, sich zusammenzuziehen. Dabei schließt sich die Harnblase, damit das edle Sperma nicht mit Urin verunreinigt wird, und der Ejakulationsgang öffnet sich. So können Sperma und Samenflüssigkeit in den Harnleiter gelangen, um sich dort zu mischen. Die Frequenz des Herzschlags nimmt zu, und die Atmung wird schneller, was den Orgasmus zumindest teilweise zu einem Ganzkörpererlebnis macht. Nun ziehen sich auch andere Muskeln im Rumpf und Unterleib zusammen und jagen so den Samen aus dem Penis. Abschließend informiert eben jenes Nervenbündel, das für das Feuerwerk das Startsignal gegeben hat, das Gehirn darüber, dass sich der Penis gerade entlädt.

Die Menge des beim Orgasmus ausgestoßenen Spermas hat übrigens mit dem Ausmaß der dabei empfundenen Ekstase absolut nichts zu tun.

Warum kommen Männer stoßweise?

Die Frage, warum Männer in mehreren Stößen kommen, ist gar nicht so unsinnig. Schließlich könnte das Sperma auch einfach so herausfließen wie der Urin. Dann wäre aber seine Chance, die weiblichen Eierstöcke zu erreichen, gleich null – der Samen muss weit in die Vagina hineingeschleudert werden. Zu diesem Zweck sitzt im Beckenboden des Mannes, dort, wo die Harnröhre die Prostata verlässt und sich zum Penisende ausrichtet, ein relativ fester Muskel: der Bulbus spongiosus. Dessen wichtigste Funktion, man kann fast sagen: Lebensaufgabe, besteht darin, sich im »Moment ohne Wiederkehr« zusammenzuziehen und dann den Samen stoßweise weit hinauszuschleudern in die Welt – oder den empfangsbereiten weiblichen Körper. Der Druck des Samens hängt also von diesem Muskel ab. Leider erschlafft er, wenn ein Mann älter wird. Er kann aber auch, so wie viele anderen Muskeln, gezielt gestärkt und trainiert werden, indem man ihn im Alltag an- und wieder entspannt, so wie einen Armmuskel beim Hanteln-Stemmen. Damit man auch mit siebzig noch kraftvoll abspritzen kann.

Inwiefern ist eine Ejakulation für die Männergesundheit wichtig?

Gut, hauptsächlich ejakulieren wir Männer natürlich, weil es uns einfach Freude bringt. Noch schöner ist jedoch, dass nicht *alles*, was Spaß macht, schlecht für die Gesundheit oder anderweitig von Schaden ist. So ergab im Jahr 2003 eine Studie des australischen Krebsforschers Graham Giles: Je häufiger Männer im Alter zwischen 20 und 50 ejakulieren, desto geringer wird ihr Risiko, an Prostatakrebs zu erkranken. Dieses Forschungsergebnis bestätigte wenig später eine Studie, die im *British Journal of Urology International* veröffentlicht wurde. Ihr zufolge können Männer in ihren Zwanzigern ihr Risiko auf Prostatakrebs um ein Drittel senken, wenn sie mehr als fünfmal die Woche ejakulieren. Falls Sie also nicht ständig persönlich zur Verfügung stehen, werte Leserin, bleiben Sie bitte gelassen, wenn Ihr Liebster selbst Hand anlegt. Er denkt dabei schließlich nur an seine Gesundheit!

Sind Orgasmus und Ejakulation ein und dasselbe?

In der frühen sexualwissenschaftlichen Literatur wurden der männliche Orgasmus und der Samenerguss eines Mannes tatsächlich noch als zwei getrennte Phänomene behandelt. Erst die wegweisenden amerikanischen Sexualforscher Virginia Masters und William Johnson warfen sie in der Kapitelüberschrift eines Buches zusammen. »Der Orgasmus des Mannes (Ejakulation)« hieß es dort. Tatsächlich findet beides ja auch zeitgleich statt, beides stellt den Höhepunkt der Erregung dar, und wenn man berichtet, dass ein Mann »gekommen« ist, bezieht sich das wie selbstverständlich auf seinen Orgasmus und auf seine Ejakulation. Nicht nur in erotischen Geschichten, auch in Sachbüchern und Ratgebern über Sexualität werden diese Begriffe immer wieder mal so verwendet, als bezeichneten sie ein und dasselbe. Das kann man zwar machen, wenn man nicht allzu penibel sein will, aber genau genommen ist es nicht korrekt.

Tatsächlich laufen die sexuelle Erregung und die Ejakulation offenbar über getrennte Neuronenverbände ab. Sexualforscher weisen deshalb darauf hin, dass es sich beim Orgasmus um einen emotionalen Bestandteil der Sexualität handelt, bei der Ejakulation hingegen um eine reflexhafte körperliche Reaktion. Der eine Vorgang spielt sich also im Kopf, der andere im Unterleib eines Mannes ab.

Und so kann einer der beiden Vorgänge auch ausbleiben, während der andere stattfindet. Beispielsweise rufen Stimulationen des Hippocampus (ein Teil des Limbischen Systems im Gehirn) Orgasmen hervor, aber keinen Samenerguss. Über den umgekehrten Fall berichteten die Harvard-Psychiater Jerrold F. Rosenbaum und Mark H. Pollack anhand zwei Patienten, die nach der Einnahme des Antidepressivums Desipramin bei der Ejakulation keinerlei Lust mehr verspürten: Sie hatten also einen Samenerguss ohne Orgasmus. Einer der beiden hatte sogar manchmal ohne jede Vorwarnung und ohne jegliche lustvolle Empfindungen einen Erguss. Ähnliches schildern Männer, die einen Heroin- und Morphiumentzug durchmachen. »Die Ejakulation lässt sich dann so mühelos auslösen«, kommentierte dies seinerzeit der Biologe Frank A. Beach von der Yale University, »dass oft schon die Berührung des Penis mit einem Möbelstück ausreicht.«

Auch bei Querschnittsgelähmten führt die Stimulation ihres Penis zu einem Samenerguss, ohne dass das Gehirn etwas davon mitbekommt. Denn die Verbindung, die den Vorgang normalerweise weitermelden würde, ist vom Hirn getrennt worden.

Umgekehrt gibt es den »trockenen Orgasmus« ohne Ejakulation. Typisch ist er vor allem bei Jungen vor Beginn ihrer Pubertät. Aber ich habe ihn im Alter von immerhin 30 Jahren auch selbst schon erlebt. Der Frau, mit der ich damals im Bett war, konnte ich nicht sofort klarmachen, dass ich meinen Orgasmus gerade erlebt hatte, obwohl die ihn normalerweise begleitende Fontäne ausgeblieben war. Der Grund dafür war vermutlich das, was Mediziner »retrograde Ejakulation« nennen, was so viel wie »zurückfließender Samenerguss« bedeutet. Dabei gelangt das Sperma aufgrund eines komplizierten Zusammenspiels verschiedener Muskeln nicht nach draußen, sondern wird in die Harnblase zurückgeleitet. Das hatte weder für mich noch für andere Männer, die das Gleiche erlebten, irgendwelche körperlich unangenehmen Folgen: Das Sperma wird später einfach mit dem Urin ausgeschieden.

Dass einige Männer Ejakulation und Orgasmus zeitversetzt erleben können, berichtete übrigens schon der Sexualforscher Alfred Kinsey in den fünfziger Jahren. Manche Männer haben beim Sex mehrere Orgasmen, auch wenn sie zum Schluss keine Samenflüssigkeit für die Ejakulation mehr aufbringen können – darüber werde ich im Lauf dieses Buches noch Genaueres berichten. Andere sind aus anatomischen Gründen nicht zur Ejakulation in der Lage, aber der Orgasmus in ihrem Gehirn funktioniert fabelhaft. Auch manche Medikamente, die den Blutdruck senken, können zu »trockenen Orgasmen« führen.

Kann ein Mann einen Orgasmus haben, ohne dass sein Glied steif geworden ist?

Ja, das ist zwar nicht beim normalen Sex, aber zumindest im Labor möglich. Das fand der bekannte britische Urologie-

Professor Sir Giles Brindley im Zusammenhang mit seiner Arbeit bei Querschnittsgelähmten heraus. Die Betroffenen haben dabei allerdings sehr viel weniger Spaß als bei einem natürlich ausgelösten Samenerguss. In der Regel funktioniert dies auch unter Narkose und nachdem die Erektion durch mechanischen Druck auf die Arterien unterbunden wurde. Danach werden die Betroffenen durch elektrische Reizung mit einer Analsonde dazu gebracht zu ejakulieren. Dieser Vorgang kann zu schweren Beeinträchtigungen des Blutdrucks und anderen unangenehmen körperlichen Folgeerscheinungen führen. Zugegeben, alles in allem klingt es weniger nach einem wünschenswerten ärztlichen Eingriff als nach »Aliens haben mich entführt und Experimente mit mir gemacht«. Vermutlich helfen solche Versuche aber dabei, auch für Querschnittsgelähmte noch Möglichkeiten zu finden, ein eigenes Kind zu zeugen.

Aber auch gesunde Männer wurden entsprechenden Tests unterzogen. So setzte ein Team von Sexualwissenschaftlern um Aquiles Sobrero seinen Probanden die Gummikappe eines Vibrators auf die Eichel. Bei allen 40 Männern konnten sie dadurch einen Samenerguss hervorrufen, ohne dass das Glied richtig steif wurde.

Was sind die Gründe für eine vorzeitige Ejakulation?

Vermutlich handelt es sich beim frühzeitigen Samenerguss um das häufigste sexuelle Problem von Männern. In Umfragen zeigt sich, dass 20 bis 40 Prozent aller Männer davon betroffen sind, einige amerikanische Studien sprechen sogar von bis zu 70 Prozent. »So ziemlich jeder Kerl leidet zu Beginn einer neuen Beziehung darunter«, behaupten sogar die beiden renommierten Sex-Ratgeber-Autorinnen Lorelei Sharkey und Emma Taylor und nennen als Ursachen Nervosität, Stress und Übererregung. Manche Männer versuchen, sich abzulenken, indem sie sich bemühen, ihre Gedanken auf möglichst wenig erotische Dinge zu lenken, um so ihre Erregung zu zügeln. Aber das kann eigentlich nicht der Sinn eines sexuellen Erlebnisses sein.

Insofern ermuntern viele Experten die betroffenen Männer zu mehr Selbstbewusstsein. Dazu zählt etwa der amerikanische Sexualtherapeut Robert W. Birch. »›Vorzeitige‹ oder ›schnelle‹ Ejakulation ist relativ zu den Erwartungen eines Partners«, verdeutlicht er in einem seiner Texte. »Es gibt Männer, die fünf Minuten lang zustoßen können, bevor sie sich ergießen, und sich dann beklagen, weil sie gehofft hatten, weitere 25 Minuten durchzuhalten. Es gibt Männer, die es 20 Minuten lang schaffen, aber ihre Partnerinnen beklagen sich, dass sie nicht auf sie gewartet haben – oder schlimmer noch, sie ziehen Vergleiche zu ihrem letzten Lover, der einen Rekord für Marathonrammeln aufgestellt hat. Man denke an ein anderes Paar, das nach einem sehr romantischen Abend über eine Stunde miteinander fummelt. Im Verlauf des Liebesspiels stimuliert der Mann erst mit der Hand, dann mit dem Mund seine Partnerin, die daraufhin drei Orgasmen erlebt. Dann besteigt er sie, stößt hart und tief zu, und ergießt sich in etwa 45 Sekunden. Dieses Paar hält sich im Nachglühen ihres intimen Erlebnisses in den Armen und teilt einander mit, wie wundervoll es war, miteinander Liebe zu machen. Hat dieser Mann ein Problem? Nicht wenn beide mit ihrer Erfahrung glücklich sind. Aber was, wenn er sich in eine andere Beziehung weiterbewegt und die nächste Frau nicht zufrieden damit ist, durch Oralverkehr zum Orgasmus zu kommen, und erwartet, zehn Minuten lang durchgepflügt zu werden? Diese Beispiele machen klar, dass die Erwartungen eines Mannes oder seiner

Partner(innen) etwas damit zu tun haben, ob er sich selbst ein Problem zuschreibt.«

Oft liegt es also nur an übersteigerten Erwartungen eines Mannes – oder seiner Partnerin. »Eine Frau, die innerhalb von zwanzig Sekunden nach der Penetration zum Höhepunkt kommt, bezeichnet man schließlich auch nicht als vorzeitig orgastisch«, befindet die Sexualtherapeutin Eva Margolies. Nicht zuletzt scheinen viele Betroffene das Ausmaß ihres Problems zu überschätzen. Das stellte sich bei einer Studie der Urologischen Klinik der Universität Köln heraus. Hierbei befragten die Forscher zunächst sexuell zufriedene Personen im Alter von 25 bis 40 Jahren. Hier gaben die Männer an, ungefähr 20 bis 30 Minuten nach Beginn des Verkehrs zum Höhepunkt zu gelangen. Ihren Partnerinnen erschien das etwas arg hoch gegriffen. Sie schätzten die Zeit eher auf 6 bis 12 Minuten. Als sie diese Dauer allerdings mit einer Stoppuhr messen sollten, zeigte sich, dass es bis zur Entladung des Mannes nur drei Minuten dauerte. Jetzt unternahmen die Wissenschaftler den gleichen Versuch mit Männern, die berichteten, an vorzeitigem Samenerguss zu leiden. Überraschenderweise kamen diese nur 29 Sekunden schneller als die Männer, die sexuell zufrieden waren.

Solche Forschungsergebnisse weisen stark darauf hin, dass eine »zu frühe« Ejakulation nur zum Teil ein medizinisches Problem darstellt und ganz stark vom Selbstbewusstsein des betreffenden Mannes abhängt, den (überhöhten) Ansprüchen seiner Partnerin sowie der Paardynamik und dem sexuellen Erleben insgesamt.

Was den körperlich bedingten Anteil an diesem Problem angeht, vermuten Mediziner inzwischen, dass der vorzeitige Samenerguss im Gehirn durch die Stimulation einer bestimmten Sorte Serotonin-Rezeptoren ausgelöst wird.

Das hört sich für den Laien kompliziert an, bedeutet aber vor allem, dass man dagegen mit Medikamenten vorgehen kann. So entwickelten Pharmakologen inzwischen die erste Pille gegen vorzeitigen Samenerguss, die im April 2009 auch die Zulassung für Deutschland erhalten hat und rezeptpflichtig unter dem Namen »Priligy« in Apotheken erhältlich ist. Sie kann eine Hilfe für all jene Männer darstellen, die bereits vor dem Geschlechtsverkehr oder während der ersten Minute überschießen vor Freude. Der in der Pille enthaltene Wirkstoff Dapoxetin soll Untersuchungen an über 6000 Männern zufolge die Zeit bis zum Samenerguss um das Drei- bis Vierfache verlängern. Ursprünglich wollten die Forscher Dapoxetin gegen Depressionen einsetzen. In diesem Bereich bleiben die Ergebnisse leider unbefriedigend – umso erfreulicher war der bei den Medikamententests entdeckte Effekt auf das sexuelle Durchhaltevermögen.

Was steckt hinter einer verzögerten Ejakulation?

Im Gegensatz zur »frühzeitigen« Ejakulation wird das Problem eines Samenergusses, der unerträglich lange ausbleibt, in verblüffend vielen Sex-Ratgebern übergangen. Dabei kann es ebenfalls sehr belastend sein, wenn ein Mann erregt ist, weiter in Wallung gebracht wird, aber aus Gründen, die er in der Regel selbst nicht durchschaut, einfach nicht »kommen« kann. Dieses Dilemma führt auch mitunter dazu, dass Männer einen Orgasmus vortäuschen, nur damit endlich Ruhe ist – ein Thema, dem ich mich in einem späteren Kapitel noch ausführlicher widmen möchte.

Die Ursachen für dieses irritierende Problem findet man in drei verschiedenen Bereichen: der körperlichen, der seelischen und der Verhaltens-Ebene.

Körperliche Ursachen können die Folgenden sein:

- neurologische Störungen (als Begleiterscheinung von Krankheiten wie Multiple Sklerose, Diabetes, Nervenschäden oder einem Schlaganfall)
- Prostatabeschwerden
- bestimmte Medikamente, insbesondere sogenannte »Serotonin-Aufnahmehemmer«, wie sie manche Antidepressiva darstellen. Solche Medikamente können den Orgasmus so weit nach hinten verschieben, dass er unerreichbar erscheint. Das ist zwar einerseits günstig für die Partnerin, weil sie so mehr Zeit hat, zu ihrem eigenen Höhepunkt zu gelangen, kann einen Mann aber auch dazu bringen, dass er irgendwann entnervt aufgibt.

Psychologische Ursachen können sein:
- eine seelische Belastung im Zusammenhang mit einem traumatischen sexuellen Erlebnis (wenn der Betreffende beispielsweise früher von einer Frau zum Sex gedrängt wurde, ohne es selbst zu wollen)
- (unbewusste) Angst vor zu viel Intimität
- Angst, die Partnerin zu schwängern
- unbewusster Glaube daran, dass Sex etwas Schmutziges ist
- unterdrückte Aggression, insbesondere gegen Frauen
- eine Zwangsneurose
- und ja, leider auch: eine erotisch wenig attraktive Partnerin.

Und schließlich gibt es die denkbaren Ursachen auf der Verhaltensebene:
- Der betreffende Mann ist an eine Methode der Selbstbefriedigung gewöhnt, die mit Partnersex wenig zu tun hat. Beispielsweise behandelt er seinen Penis dabei im-

mer wieder recht heftig, so wie es die Vagina einer Frau nie könnte. Der Körper des Mannes hat aber »gelernt«, nur auf die gewohnte Weise zu kommen.

- Der Mann spannt beim Sex unbewusst Muskeln in seinem Unterleib an, die seinen Orgasmus zurückhalten, statt sich zu entspannen und locker zu machen.
- Der Mann hat sich, um eine Schwangerschaft zu vermeiden, daran gewöhnt, sich vor seinem Orgasmus aus der Vagina zurückzuziehen, und er hat diesen Vorgang mit der Zeit so verinnerlicht, dass er jetzt gar nicht mehr in der Lage ist, innerhalb einer Vagina zu kommen.
- Der Mann ist zu besoffen (siehe das Kapitel über die Folgen von Alkohol auf die Sexualität).
- Der Mann merkt zu früh, dass er demnächst kommen wird und macht sich zu viel Stress, um seinen Orgasmus nicht so schnell zu erreichen.
- Obwohl er eine Erektion hat, ist der Mann in dieser Situation gar nicht besonders erregt. Das muss nicht an der Partnerin liegen; dafür können auch etliche andere Ursachen der Grund sein.

Im Jahr 1999 veröffentlichte die kanadische Website Queendom.com eine Umfrage, die unter 15 000 sexuell aktiven Erwachsenen in Kanada, den Vereinigten Staaten und Großbritannien durchgeführt worden war. Hier zeigte sich, dass eine allzu kritische Selbstwahrnehmung sowohl bei vielen Männern als auch bei vielen Frauen den Orgasmus verhinderte. Während 46 Prozent der Frauen glaubten, ihr Scheitern daran, den Orgasmus zu erreichen, läge an mangelnder Selbstsicherheit bezüglich ihres Aussehens, traf das Gleiche auf volle 70 Prozent der Männer zu. Auch diese gaben an, das Problem läge darin, dass sie sich zu sehr damit beschäftigten, wie sie beim Sex auf ihre Partnerin wirkten. Was ein ziemlich gutes Argument für Sex im Dunkeln darstellen kann.

Die anderen möglichen Gegenmaßnahmen richten sich nach der Ursache für dieses Problem, die erst einmal gefunden werden muss. Oft hilft es dann nur, zu experimentieren, um selbst herauszufinden, was hilft: also beispielsweise die eigenen Unsicherheiten gegenüber dem Sex abzubauen oder seine Methoden der Selbstbefriedigung zu ändern.

EREKTION

Warum richtet sich der Penis bei Erregung auf? Und warum wird er irgendwann wieder schlaff?

»Ist das ein Colt in Ihrer Hose«, lautete die viel zitierte Frage der Hollywood-Schauspielerin Mae West (1893–1980), »oder freuen Sie sich nur, mich zu sehen?« Heutzutage weisen solche plötzlichen Ausbuchtungen überwiegend auf große Freude über die momentane Begegnung hin. Aber was geschieht da eigentlich, damit ein männlicher Penis in Habachtstellung geht, sobald sein männliches Anhängsel in erotische Verzückung gerät?

Der Sexualforscher Ian Kerner spricht von drei Arten der Erektion eines Mannes und nimmt damit eine Unterteilung vor, die mir überaus sinnvoll erscheint. Da wäre zunächst die Erektion, die durch eine Berührung ausgelöst wird und insofern reflexhaft bedingt ist. Dazu kommt die Erektion, die ganz ohne Berührung auskommt und allein durch die männliche Vorstellungskraft, also erotische Fantasien, ausgelöst wird. In Kategorie drei fallen die Erektionen, die im Schlaf auftreten (darüber werde ich später noch mehr sagen).

Je nachdem, um welche dieser Erektionen es sich handelt, sind unterschiedliche »Schaltkreise« im männlichen Körper aktiv geworden, um sie auszulösen. Mal spielt das Lustzentrum im Gehirn die Hauptrolle, mal eines im unteren Rückenmark. In jedem Fall aber sind es entweder Sinnesreize oder innere Bilder, die sich auf das vegetative Nervensystem auswirken – und dieses wiederum verändert den Blutstrom im Beckenbereich. Als Folge davon strömt jetzt zehn- bis zwanzigmal mehr Blut mit bis zu fünfzigfacher Geschwindigkeit in die korkenzieherförmigen Arterien des Penis.

Dabei führt das Blut Stickoxid mit sich: ein Gas, das wir vor allem dadurch kennen, dass es sich gerne bei Gewittern bildet. In diesem Fall besteht die Aufgabe des Stickoxids darin, die Muskeln zu entspannen, die die Adern des Penis umgeben. Deshalb können sich diese Adern jetzt ausdehnen, und der Penis schwillt an. Ist der betreffende Mann arg gestresst, bleiben diese Muskeln angespannt, und prompt kommt es zu den ärgerlichen Erektionsstörungen. Läuft hingegen alles glatt, dann liefern die Blutgefäße ungehindert immer mehr Stickoxid, um die Erektion aufrechtzuerhalten. Die Schwellkörper des Penis, die man sich wie einen Schwamm vorstellen kann, saugen sich immer mehr voll, und der Penis wird prall und hart. Gleichzeitig verengen sich die Venen, die andernfalls das Blut wieder abtransportieren würden, so dass der Penis eine Zeit lang in diesem Zustand bleibt.

Dieser ganze Vorgang wird, wie eben erwähnt, wesentlich vom vegetativen Nervensystem bestimmt. Dieses Nervensystem ist nicht dem menschlichen Willen unterworfen. Was bedeutet, dass ein Mann nicht einfach seine Erektion unterdrücken kann, indem er sich »dazu zwingt«. Dass das nicht klappt, wurde mittlerweile auch mit Experimenten bestätigt: Bei diesen Versuchen zeigten die Forscher Männern Sexvideos und forderten sie auf, das Gesehene zu beschreiben, ohne eine Erektion zuzulassen. Das stellte sich als Ding der Unmöglichkeit heraus: Keine der Versuchspersonen konnte die Versteifung seines Penis auf Dauer verhindern.

Wenn man diesen Mechanismus so weit verstanden hat, wundert man sich vielleicht darüber, dass der Penis überhaupt wieder erschlafft. Das liegt daran, dass der Körper früher oder später (am praktischsten: nach dem Orgasmus) ein Enzym ausschüttet, das das Stickoxid auflöst, woraufhin sich die Adern wieder zusammenziehen. Das Medikament Viagra unterdrückt dieses Enzym und hält so den Stickstoff in Aktion: Der Penis bleibt länger hart.

Der eingangs erwähnte Sexualforscher Ian Kerner weist darauf hin, dass man die eben geschilderten Vorgänge nutzen kann, um eine Sexflaute zu überwinden – nämlich einfach indem man Sex hat. Das hört sich idiotisch an, ergibt aber bei näherer Betrachtung durchaus Sinn. Wie Gehirnscans zeigen, nehmen Männer Empfindungen, die von den Genitalien ausgehen, stärker wahr als Frauen. Für sie sind körperliche Aspekte wichtiger, für Frauen psychologische (also etwa die richtige Stimmung, Atmosphäre und Umgebung, vom richtigen Partner ganz zu schweigen). Hier ergibt sich ein interessanter Ansatzpunkt: Auf stimulierende Weise berührt zu werden, führt bei Männern häufig zu Erregung und diese Erregung wiederum zu sexuellem Begehren – der Lust auf Sex. Wo es bei Frauen in der Regel so aussieht, dass das sexuelle Begehren die Erregung auslöst, kann bei Männern der gesamte Prozess umgekehrt ablaufen. Vereinfacht ausgedrückt: Man fasst sie an und sie werden scharf.

Sind Arbeiter potenter als Akademiker?

Diese Frage klingt zunächst so, als wäre ihre Antwort offensichtlich: ein körperlich ständig aktiver, muskelbepackter Macho-Kerl oder ein blasser intellektueller Stubenhocker – wer wird da wohl der Potentere sein? Überraschung: Hier ist die scheinbar naheliegende Antwort die falsche. Das fanden amerikanische Wissenschaftler heraus, als sie eine Studie an 800 Männern durchführten. Dabei zeigte sich Erstaunliches: Diejenigen Versuchspersonen, die mit zunehmendem Alter eher Probleme mit der Potenz bekamen, befanden sich verblüffend häufig am unteren Ende der Leiter, was Bildung, Beruf und Einkommen anging. Schon in jungen Jahren weisen Arbeiter das anderthalbfache Risiko ihrer gebildeteren Geschlechtsgenossen auf, keinen mehr hochzukriegen.

Hier drängt sich eine Spekulation geradezu auf: Womöglich besteht der Grund dafür in belastenden Lebensumständen, von denen Arbeiter mehr betroffen sein könnten als Akademiker, also beispielsweise Rauchen oder erhöhter Blutdruck. Nur: Auch als man die Statistik von diesen Faktoren bereinigte, blieb der Unterschied bestehen. Man weiß nicht genau, woran es liegt, aber die Chancen, keine Enttäuschung im Bett zu erleben, steigen deutlich, wenn sich eine Frau genau jenen blassen Geisteswissenschaftler oder Computer-Tüftler angelt, der auf den ersten Blick so wenig erotisch wirkt, dass sie normalerweise desinteressiert auf ihn herabblicken würde.

Warum lässt die Erektion im Alter nach?

Im Kapitel »Wie verändert sich die Sexualität von Männern im Alter?« habe ich bereits erwähnt, dass die Erektion bei Senioren seltener vorkommt, länger braucht und weniger steil ausgerichtet ist. Woran liegt das?

Hier spielen vor allem zwei Faktoren zusammen:

- Wenn ein Mann zwischen 30 und 40 Jahre alt ist, beginnt im Inneren seines Penis faseriges Bindegewebe zu wachsen. Dessen Einlagerung bewirkt, dass die Schwellkörper allmählich immer weniger dehnbar und elastisch werden. Die Adern in dieser Region werden starrer, was den Durchfluss des Blutes behindert. Als Folge davon wird der Penis nicht mehr so hart und bleibt weniger lange aufrecht stehen.
- Im Beckenboden des Mannes gibt es einen wichtigen Muskel (eigentlich eine Muskelgruppe): den Musculus ischiocavernosus. Der niederländische Urologe Bo Coolsaet nennt ihn »Penismuskelpumpe« und erklärt dazu: »Dass es sich um eine echte Pumpe handelt, kann ein Mann einfach überprüfen, indem er die unteren Muskeln während einer ganzen oder halben Erektion bewusst zusammenzieht. Dann wird er nämlich nicht nur eine Muskelanspannung hinter dem Hodensack spüren, sondern auch eine Veränderung im Penis selbst. Durch das Zusammenpressen der Muskeln wird der Penis etwas steifer und richtet sich etwas stärker auf.« Diese Muskeln tragen dazu bei, den Rückfluss des im Penis angestauten Blutes zu verhindern. Leider verlieren aber auch sie, so wie alle Muskeln, im Alter an Kraft – und der Penis schwächelt. Aber so wie alle anderen Muskeln lassen sich auch diese trainieren, so dass auch Senioren im Bett durchaus noch ihren Mann stehen können.

Welche anderen Ursachen gibt es für Erektionsstörungen?

Bekanntlich haben Männer häufig nicht erst dann Probleme, ihr Zepter aufrecht zu halten, wenn sie ein vorgerücktes Alter erreicht haben. Stattdessen handelt es sich dabei um ein regelrechtes Massenphänomen: Allein in Deutschland sind drei bis sieben Millionen Männer davon betroffen. Sogar ernstere Erektionsstörungen, die einer ärztlichen Behandlung bedürfen, kommen doppelt so häufig wie beispielsweise koronare Herzerkrankungen vor. Besonders betroffen sind Raucher, Trinker und Freunde von anderen Freizeitdrogen, was bereits auf einige mögliche Ursachen hinweist.

Ähnlich wie bei frühzeitigen Ejakulationen glaubte man auch bei Erektionsstörungen lange, diese seien vor allem seelisch bedingt (also etwa durch zu großen Stress und Leistungsdruck).

Tatsächlich kann aber auch hier die Ursache in den verschiedensten Bereichen liegen:

- reduzierter Blutstrom in den Penis: Wenn die Hauptader durch eine Blutverdickung oder Arterienverhärtung verstopft ist, fließt möglicherweise noch genug Blut in den Penis, um ihn am Leben zu erhalten, aber nicht mehr genug für eine Erektion. Indizien hierfür wären, dass der betreffende Mann auch keine Gliedsteife nach dem Aufwachen (»Morgenlatte«) mehr erlebt, sein Sexualtrieb aber weiterhin normal bleibt. Oft hat der Betreffende auch mit anderen Kreislaufproblemen zu kämpfen. Die ärztliche Diagnose erfolgt hier mit einer Ultraschallmessung.
- Hormonmangelerscheinung: In diesem Fall weist der betroffene Mann nur ein geringes Level an Testosteron auf. Er hat infolgedessen auch weniger Lust auf Sex.

- Nervenschädigungen: Diese zeigen sich häufig durch begleitende Symptome wie unterschiedliche Gefühlsstörungen im Genitalbereich.
- andere körperliche Erkrankungen: Dabei kann es sich zum Beispiel um Herz-Kreislauf-Störungen (z. B. Bluthochdruck) handeln, Diabetes oder Probleme mit der Prostata.
- Nebenwirkungen von Drogen oder Medikamenten. Hierzu zählen auch Nikotin und Alkohol. Bei den Medikamenten gehören solche gegen zu hohen Blutdruck zu den Hauptverdächtigen; dasselbe trifft auf Psychopharmaka zu, beispielsweise Serotonin-Aufnahmehemmer, die gegen Depressionen eingesetzt werden. Da sie dem Patienten vorgaukeln, all seine emotionalen Bedürfnisse wären bereits versorgt, geht auch seine Lust auf Sex stark zurück. Ebenso können manche Schmerzmittel die Lustkurve eines Mannes zum Abflachen bringen.
- Wie ich zu Beginn dieses Buches schon erklärt habe, kann auch der Genuss von Alkohol die schönste Erektion ruinieren. Das trifft insbesondere auf Bier zu. Bei dessen Gärung entsteht nämlich das weibliche Sexualhormon Östrogen. Wer eine Mass nach der anderen stemmt, braucht sich nicht zu wundern, wenn er später im Bett gar nichts mehr stemmen kann.
- Und schließlich gibt es eine ganze, Verzeihung, Latte an denkbaren seelischen Ursachen: Depressionen, Stress, Versagensangst, allgemeine Unruhe, Sorgen, Nervosität, Schuldgefühle, allzu starke Schüchternheit und Angst vor Intimität sowie schließlich Probleme in der Beziehung, in der es zum Sex kommen soll. Der männliche Körper ist nun mal keine Maschine und reagiert auf all diese Dinge sehr anfällig.

Der Urologe Hartmut Porst weist darauf hin, dass die mögliche Ursache für Erektionsstörungen sogar in der frühen Kindheit liegen kann: »Ein im negativen Sinne zu verstehendes, wohlbehütetes Elternhaus, in welchem die Kinder oft zur Unselbstständigkeit erzogen werden (lass das … das schickt sich nicht …) fördert die Entstehung von Unsicherheit und Minderwertigkeitskomplexen, welche dann schnell auch auf die sexuellen Verhaltensweisen übergreifen. Die eigene Unsicherheit kombiniert sich dann oft mit den Befürchtungen, die Freundin nicht befriedigen zu können, konnte man doch schon in der Kindheit die Eltern nie zufriedenstellen.«

Häufig sei eine Erektionsschwäche aber auch die Folge davon, dass in der Jugend geprägte Erwartungen im Alter aufrechterhalten werden. »Keiner Behandlung bedürfen die Männer«, erklärt Porst, »welche in der Sexualsprechstunde beklagen, dass sie jetzt mit 50 Jahren nur noch zweimal die Woche gut können, zwischenzeitlich dann aber öfter schon mal eine Niete ziehen, wo es doch früher jeden Tag ging. Und ebenso wenig weist der 30-jährige Mann eine echte Erektionsstörung auf, der beklagt, dass er jetzt nur noch einmal und nicht zweimal hintereinander könne, was doch mit 20 Jahren mühelos möglich war.« Porst gibt zu bedenken, dass sexuelle Potenz keinen Konsumartikel darstellt.

Wer das Risiko von Erektionsstörungen senken will, sollte jedenfalls Extreme von Arbeit und Leistungssport vermeiden sowie auf eine ausgewogene Ernährung und ein normales Köpergewicht achten.

Wie gehen Männer mit Erektionsstörungen um?

Eine Sinus-Studie aus dem Jahr 2004 gibt darüber genauestens Auskunft:

- 28 Prozent der Betroffenen halten diese Störungen für eine normale Alterserscheinung und fügen sich in ihr Schicksal.
- 26 Prozent halten sich für nicht krank, obwohl sie von Therapiemöglichkeiten wissen.
- 12 Prozent halten Erektionsstörungen für eine Begleiterscheinung anderer Erkrankungen (und könnten damit Recht haben).
- Weitere 12 Prozent beruhigen sich mit: »Das geht vorbei.«
- 22 Prozent schließlich gehen davon aus, dass es sich um eine gesundheitliche Beeinträchtigung handelt, die mit den passenden Methoden gut therapierbar ist.

Eine internationale Studie, für die 46 000 Männern befragt wurden, führte zu folgendem Ergebnis: 45 Prozent trösten sich mit der Feststellung, eine Erektionsschwäche sei schließlich keine Krankheit. 25 Prozent schweigen aus Scham. Und 23 Prozent der Deutschen lehnen eine Behandlung mit Medikamenten rundweg ab. Erst als Viagra auf den Markt kam, durchbrachen viele Männer ihr schamvolles Schweigen. Weil sie die (rezeptpflichtige) blaue Wunderpille haben wollten, vertrauten sie sich jetzt doch ihrem Arzt an. 93 Prozent der Betroffenen allerdings schieben diesen Arztbesuch gerne möglichst lange hinaus.

Warum haben Männer selbst im Schlaf Erektionen?

Jeder gesunde Mann hat nachts, während er schläft, drei bis fünf Erektionen. Sie treten im Abstand von ein bis zwei Stunden auf und dauern jeweils etwa eine halbe Stunde, mitunter auch deutlich länger. Insgesamt kommt ein Mann so auf etwa 100 erigierte Minuten pro Nacht, von denen er wenig bemerkt. Bei Teenagern dauern diese Gliedversteifungen am längsten, aber auch 80-Jährige haben sie noch. Der Verdacht liegt nahe, dass sie durch besonders wüste Träume ausgelöst werden. Männer wären demnach selbst im Schlaf noch dauergeil. Und tatsächlich treten diese Gliedversteifungen vor allem in der sogenannten REM-Phase auf, in der auch die Träume stattfinden, und es kann zu einem nächtlichen Samenerguss kommen. Sind also unbewusste schmutzige Gedanken daran schuld?

Dem ist nicht so. Stattdessen handelt es sich um einen körperlichen Vorgang, bei dem die Geschlechtsorgane des Mannes wie in einer Werkstatt neu gewartet und ihre Funktionen überprüft werden. Insbesondere bei Männern, die nicht jeden Tag sexuell aktiv sind, sorgt dieser kleine Checkup dafür, dass noch alles so läuft, wie es soll. Man kann auch von nächtlichen Trainingseinheiten sprechen. Jedenfalls dienen sie dazu, die Schwellkörper mit sauerstoffhaltigem Blut zu fluten, um ein vorzeitiges Altern und Schrumpfen der sie umgebenden Muskeln zu verhindern. Mit dem Inhalt von Träumen haben diese Erektionen nichts zu tun – selbst bei Säuglingen können Wissenschaftler sie mit speziellen Messmanschetten am Penis feststellen. Und der Samenerguss? Der erfolgt vor allem dann, wenn der Mann sich tagsüber zu selten entlädt, er hat also ebenfalls überhaupt nichts mit zu starker Sexualisierung zu tun. Es handelt sich hier um einen Entlastungsvorgang, damit die herandrängende Menge beständig neu gebildeter Spermien nicht zu groß wird.

Wenn der Schlafrhythmus z. B. durch Schlafapnoe gestört wird, bleiben die Erektionen allmählich aus – und zwar auch tagsüber. »Schlafapnoepatienten haben zu 70 Prozent auch eine erektile Dysfunktion«, erklärte Professor Martin Konermann im Oktober 2008 anlässlich einer Jahrestagung der Deutschen Gesellschaft für Schlafforschung und Schlafmedizin in Kassel. Dort war auch der Zusammenhang zwischen Schnarchen und Erektionsstörungen Thema. Für beides sind die gleichen Steuerungselemente in den Blutgefäßen die Ursache. Die Durchblutung sorgt zum einen für eine Erektion, zum anderen hält sie die Atemwege während des Schlafs frei. Funktioniert das nicht, schnarcht der Mann – und das Wartungssystem seines Penis versagt.

Übrigens gibt es einen sehr ähnlichen Vorgang auch bei Frauen: Bei ihnen werden die Schamlippen entsprechend durchblutet. Da dies aber nicht so auffällig ist wie eine Erektion, ist dieses Phänomen, im Gegensatz zu nächtlichen Gliedversteifungen, allgemein kaum bekannt.

Warum haben Männer nach dem Aufwachen oft eine Erektion?

Die Frage, woher die sogenannte »Morgenlatte« kommt, wird in vielen Sex-Handbüchern behandelt, aber häufig nur sehr unbefriedigend beantwortet. Mal ist davon die Rede, dass morgens, ab etwa 4 Uhr, die Konzentration von Testosteron im Blut besonders hoch ist. Das stimmt zwar, allerdings wirkt Testosteron auf die Libido nicht so stark, wie man das lange Zeit glaubte. In anderen Büchern liest man, es läge an der frühmorgens vollen Blase, die ein Zurückfließen des Blutes verhindere. Nur erzeugt eine gefüllte Blase alleine noch keine Erektion – ansonsten sähe das in den Bierzelten auch etwas seltsam aus.

Tatsächlich spielen hier all die auf der letzten Seite geschilderten Vorgänge zusammen. Da sind zunächst einmal die nächtlichen Erektionen, die in den REM-Phasen (den Traumphasen) des Schlafes stattfinden. Oft wacht ein Mann morgens auf, nachdem er gerade eine solche Phase abgeschlossen hat. Sein Glied ist noch steif. Jetzt erst kommt die über Nacht voll gewordene Harnblase ins Spiel: Sie übt einen Druck auf die Venen und Muskeln im Beckenbereich aus, der den problemlosen Blutabfluss aus dem steifen Penis verhindert. Dieser bleibt infolgedessen hart.

Geht ein Mann also noch einmal auf Toilette, bevor er sich zu Bett begibt, kann er seine Morgenlatte zwar nicht verhindern, aber sie wird sich viel schneller legen. Die morgendliche Erektion soll in der Regel ebenfalls ausbleiben, wenn ein Mann aufgeweckt wird – vom Radiowecker oder von seiner Partnerin.

EROGENE ZONEN

Was sind die erogensten Zonen eines Männerkörpers?

Einem beliebten Geschlechterklischee zufolge sind bei einem Frauenkörper die erogenen Zonen breit verteilt und müssen von einem Mann erst einmal gefunden werden, während sich bei einem Mann sämtliche erogenen Zonen an der Spitze seines Penis befinden. Das ist nicht ganz falsch: Dort nämlich befindet sich die Vorhaut des männlichen Gliedes, die über die höchste Vielfalt und zugleich die größte Konzentration von Sinnesnerven, sogenannten Meissner-Korpuskeln, verfügt. (Einer von mehreren Gründen, warum eine Beschneidung bzw. Genitalverstümmelung bei Jungen ebenso zerstörerisch ist wie bei Mädchen.) Aber natürlich gibt es noch andere Stellen, die auf sinnliche Reize sehr empfänglich reagieren.

Wenn man einmal von dem Penis selbst absieht, gilt als

Nummer eins der erogenen Zonen des Mannes zumindest dem Allgemeinmediziner Jürgen Brater zufolge der Bereich zwischen Bauchnabel und Genitalien. Hier führen Küsse und Streicheleinheiten zu höchster Erregung.

Der Urologe Hartmut Porst liefert indes gleich eine Liste der zwölf erogensten Stellen des männlichen Körpers:

- die Unterseite des Glieds entlang der Harnröhre,
- die gesamte Eichel,
- das sogenannte Frenulum oder Bändchen (zwischen Eichel und Vorhaut),
- die Innenseiten der Oberschenkel,
- die Haut des Hodensacks,
- die Dammregion,
- die Brustwarzen,
- die Analregion,
- die Ohren,
- der Nacken,
- der Mund,
- der Rücken.

Aus eigener Erfahrung kann ich hier absolut zustimmen. Dabei sollte man natürlich nie vergessen, dass jeder Mann unterschiedlich reagiert und dass bei geschickter Behandlung jede Stelle zu einer momentan erogenen Zone werden kann.

Die Ergebnisse einer Umfrage des Sexualwissenschaftlers Herbert Otto zeigen, dass bei Männern sogar regelrechte Orgasmen keine Seltenheit sind, die ohne eine vorherige Berührung ihrer Genitalien, sondern lediglich durch Reizung anderer Stellen ihres Körpers ausgelöst wurden. So gelangten 26 Prozent aller Männer allein durch erotische Behandlung ihres Hinterns zum Höhepunkt, bei 7 Prozent fand das durch die Stimulation ihrer Brustwarzen statt. Und man höre und staune: 21 Prozent der Kerle haben schon mal einen »mentalen« Orgasmus erlebt, für den überhaupt kein Körperkontakt nötig war.

ERREGUNG

Warum kann ein Mann viel leichter in Erregung versetzt werden als eine Frau?

Bekanntlich unterscheiden sich die Geschlechter stark voneinander, was den nötigen Aufwand angeht, sie in sexueller Hinsicht betriebsbereit zu machen. Bei einer Frau braucht es eine stimmige Atmosphäre, Kerzenschein, romantische Musik im Hintergrund, ein deliziöses Essen, einen guten Wein, Komplimente, Aufmerksamkeit, Einfühlungsvermögen, kleine Zärtlichkeiten zur Einstimmung, eventuell eine Massage … Beim Mann genügt es, wenn eine Frau sich auszieht.

Okay, das mag vielleicht stark überzeichnet sein, aber wir sind uns vermutlich einig, dass das ganze Drumherum bei den meisten Männern viel weniger wichtig ist als bei den meisten Frauen. Warum ist das so? Hier liegen ganz klar evolutionäre Ursachen vor, die auch heute noch wirksam sind, wie man bei etwas Überlegen schnell feststellt: Damit ein Mann sich überhaupt fortpflanzen kann, muss er es erst zu einer Erektion und dann zu einer Ejakulation bringen. Schon hier ist er durchaus störanfällig, wie die vorangegangenen Kapitel gezeigt haben. Eine Frau könnte im Gegensatz dazu theoretisch sogar bewusstlos sein und trotzdem schwanger werden – so wie es etwa der Titelheldin in Kleists Novelle »Die Marquise von O« geschieht. Wenn bei uns Männern jetzt ebenso das volle Programm aufgefahren werden müsste, wie es bei den in dieser Hinsicht etwas verwöhnten Frauen der Fall ist, gäbe es in den meisten Fällen *überhaupt keine* Fortpflanzung. Insofern haben wir uns im Lauf der Jahrtausende daran gewöhnt, in diesem Bereich ziemlich anspruchslos zu sein. Was nicht heißt, dass wir es nicht auch klasse fänden, mit so einem aufwendigen Rundum-Programm verführt zu werden. Und auch bei uns spielt die Psyche eine Rolle – wenn bei unserer Musterung für den Kriegsdienst eine mürrische alte Ärztin unsere Genitalien befingert, bekommen wir schließlich auch keine Erektion.

FANTASIEN

Wie unterscheiden sich die Sexfantasien der Männer von denen der Frauen?

Für beide Geschlechter findet Sexualität nicht nur in der Wirklichkeit, sondern auch in ihrer Vorstellung statt – und ist dort oft noch wesentlich abenteuerlicher, erfüllender oder schlicht: geiler. Aber so unterschiedlich, wie Männer und Frauen auch sonst in vielerlei Hinsicht sind, so unterscheiden sich auch ihre erotischen Träume.

Gemeinsam ist beiden Geschlechtern, dass das Kopfkino in ihrem Sexleben eine bedeutende Rolle spielt. So fantasieren einer Zusammenfassung von 13 Studien zufolge 87 Prozent der Männer und 69 Prozent der Frauen bei der Selbstbefriedigung. Die hier noch merkliche Differenz verringert sich stark, sobald ein Pärchen miteinander in die Kiste hüpft: 84 Prozent der Männer und 82 Prozent der Frauen fantasieren zumindest zu irgendeinem Zeitpunkt des Geschlechtsverkehrs.

Wenn es allerdings um die Inhalte des inneren Films geht, werden doch einige Unterschiede deutlich. So haben Frauen verschiedenen Untersuchungen zufolge doppelt so häufig wie Männer Fantasien von ihrem aktuellen Geliebten. Männer hingegen träumen dreimal so oft wie Frauen von jemandem, mit dem sie keine Beziehung haben und auch nicht vorhaben, eine Beziehung einzugehen. Das kann von der süßen Blonden sein, die sie morgens im Bus gesehen haben, bis zu Erotik-Stars wie Adriana Lima und Megan Fox. Jedenfalls ist es häufig eine Fremde, und da uns die Fantasie keine Grenzen setzt, sind es öfter auch mehrere Frauen zusammen, mit denen Männer es in ihrer Vorstellung genussvoll treiben.

Frauen konzentrieren sich in ihren Träumen zweimal so häufig auf die persönlichen und emotionalen Eigenschaften des betreffenden Lovers – das ist etwas, was wir Männer kaum nachvollziehen können. Wir widmen uns viermal öfter als Frauen den körperlichen Eigenschaften der Dame, die in unseren Köpfen herumspukt: ob es die langen Beine sind oder das hübsche Gesicht. Frauen finden auch nur halb so oft wie Männer die Vorstellung von anonymem Sex ansprechend; uns hingegen macht diese Vorstellung häufig erst so richtig scharf. Während etwa die Hälfte der Frauen in ihrer Fantasie nicht den Partner wechselt, trifft das nur auf 12 Prozent der Männer zu. Wir springen gedanklich weit überwiegend von einer heißen Lady zur anderen.

Die Fantasien während des gemeinsamen Geschlechtsverkehrs lassen sich sogar genau nach Prozentzahlen aufschlüsseln:

- Sex mit einem früheren Partner: Männer 43 %, Frauen 41 %
- Sex mit einem Fantasiepartner: Männer 44 %, Frauen 24 %
- Oralsex: Männer 61 %, Frauen 51 %
- Gruppensex: Männer 19 %, Frauen 14 %
- zum Sex gezwungen werden: Männer 21 %, Frauen 36 %
- beim Sex beobachtet werden: Männer 15 %, Frauen 20 %
- von anderen für sexuell unwiderstehlich gehalten werden: Männer 55 %, Frauen 53 %
- zurückgewiesen oder sexuell missbraucht werden: Männer 11 %, Frauen 13 %
- jemand anderen zum Sex zwingen: Männer 24 %, Frauen 16 %
- jemand anderen dazu bringen, seinen anfänglichen Widerstand aufzugeben: Männer 37 %, Frauen 24 %
- andere beim Sex beobachten: Männer 18 %, Frauen 13 %
- Sex mit einem Angehörigen des eigenen Geschlechts: Männer 3 %, Frauen 9 %
- Sex mit Tieren: Männer 1 %, Frauen 4 %

Wo Frauenfantasien voller Details über den Partner und die Umgebung stecken und das Tempo langsam, sinnlich und voller gefühlsseliger Zärtlichkeiten ist, kommen wir Kerle lieber schnell zur Sache. Uns geht es um die reine körperliche Lust. Auf langes Umwerben, knisternde Flirts und ein ausgiebiges Vorspiel können wir zumindest in unseren Fantasien gerne verzichten. Das bedeutet aber keineswegs mangelnden Einfallsreichtum: Zur Überraschung der Sexualforscher zeigen sich die meisten befragten Männer bei ihren Fantasien ausgesprochen kreativ und verfügen über ein beeindruckendes Vorstellungsvermögen. Das steht ganz im Gegensatz zu den ebenfalls untersuchten Frauen: Ihnen genügten zwei oder drei Lieblingsfantasien, auf die sie zur Eigenbeglückung immer wieder routiniert zurückgriffen.

Entgegen aller Klischees bedienen sich bei der Selbstbefriedigung auch nur die wenigsten Männer bei gedruckten oder gefilmten Pornos als Inspiration. Stattdessen greifen die meisten von uns auf aktuelle Wahrnehmungen aus unserem Alltag zurück: Das kann die scharfe Kollegin im Büro oder die niedliche blonde Bedienung im Bistro nebenan sein.

FARBEN

In welche Farbe sollte sich eine Frau kleiden, die bei einem Mann punkten will?

Sie möchten gerne einen Mann verführen, den Sie begehren, wissen aber nicht, für welches Kleidungsstück Sie sich entscheiden sollten? Zumindest was die passende Farbe angeht, gibt es hier einen ganz klaren Favoriten. Denn es ist kein Zufall, dass »The Lady in Red« sowohl als Film wie auch als Popsong sehr erfolgreich wurde. Eine entsprechende Vorliebe von Männern ließ sich inzwischen auch experimentell belegen – wobei den meisten Männern noch nicht einmal bewusst ist, welche Macht diese Farbe auf sie ausübt.

Andrew Elliot und Daniela Niesta von der University of Rochester fanden diese Dinge heraus, indem sie einer Gruppe von Männern das Bild einer »mittelmäßig attraktiven« Frau vorlegten. Dabei verwendeten sie für den Rahmen der Fotografie unterschiedliche Farben: mal Rot, mal Blau,

Grün, Grau und Weiß. In einem anderen Versuchsaufbau war der Hintergrund, vor dem die jeweilige Frau stand, in unterschiedlichen Farben gehalten oder die Frau war in verschiedene Farben gekleidet. Dabei zeigte sich: In Verbindung mit der Farbe Rot wurden die Frauen als besonders attraktiv und begehrenswert eingestuft. Die Männer waren auch eher bereit, eine Frau in Rot um ein Date zu bitten und sie in ein Nobelrestaurant auszuführen als eine Frau, die sich für eine andersfarbige Garderobe entschieden hatten. Gegenüber Blau etwa stieg die männliche Großzügigkeit um das Doppelte. Fragte man allerdings bei den Männern nach, erklärten sie, dass Farbe für sie bei der Bewertung der Attraktivität einer Frau so gut wie keine Rolle spiele.

Nun gibt es in der wissenschaftlichen Forschung zum einen die Ergebnisse eines Experiments und zum anderen deren Interpretation durch die Forscher. Letzeres sind immer wieder pure Spekulationen, aber der Öffentlichkeit wird beides gerne als Gesamtpaket verkauft. So auch in diesem Fall. Die Wissenschaftler gaben an, Ursache für diese männliche Vorliebe seien vermutlich biologische Wurzeln: So zeigten die Weibchen von Schimpansen und Pavianen ihren Männchen durch eine rote Färbung ihrer Geschlechtsregion und ihres Hinterteils den nahen Eisprung und damit die Fortpflanzungsbereitschaft an. »Unsere Erkenntnisse bestätigen, was Frauen schon lange vermuten«, erklärten die Forscher. »Geht es um Sex, sind Männer auch nur Tiere.« Während die Kerle glaubten, in durchdachter Weise zu reagieren, zeigten sie sich, was ihre Vorlieben anging, in Wahrheit doch sehr primitiv.

Mit solchen Äußerungen bewegten sich die Wissenschaftler innerhalb zwei starken Trends des beginnenden Jahrtausends: der Evolutionstheorie und männerfeindlichem

Geplapper. Und natürlich hat man mit Sätzen wie »Wissenschaftlich bewiesen: Männer sind wie Tiere« derzeit eine enorme Chance, von etlichen Zeitschriften zitiert zu werden. So freudig, wie Männer auf rot gerahmte Fotos reagieren, reagieren die Medien auf Veröffentlichungen, die mit entsprechenden Kommentaren gerahmt werden. Nur haben diese nichts mehr mit Wissenschaft zu tun. Warum Männer auf die Farbe Rot so stark reagieren, ist in Wahrheit noch immer unbekannt. Denkbar wäre es zum Beispiel, dass eine Frau in dieser Signalfarbe besonders selbstbewusst wirkt, weil es ihr offensichtlich nichts ausmacht, wenn sich aller Augen auf sie richten. Und Selbstbewusstsein ist eine Eigenschaft, die bei der Partnersuche sehr geschätzt wird.

Unbeeinträchtigt von der Farbwahl blieb den zitierten Experimenten zufolge übrigens, als wie intelligent, sympathisch oder liebenswürdig die Männer eine Frau einschätzten. Auch Frauen, die sich nicht unbedingt in flammendes Rot hüllen möchten, haben also beste Chancen, von Männern geschätzt und gemocht zu werden.

FETISCHE

Warum stehen so viele Männer auf Fetische?

Latexklamotten, hochhackige Stöckelschuhe, Damenstrümpfe und Dessous – es sind offenbar vor allem Männer, die sich für Fetische begeistern können. Von Frauen hört man nie, dass sie für getragene Herrenunterwäsche stolze Beträge zahlen. Für Männer hingegen gibt es hier eine ganze Palette von Angeboten im Internet oder in speziellen Magazinen. Manche Kerle scheinen durch Fetische sogar leichter und schneller erregt zu werden als durch eine Frau selbst. Schon vor vielen Jahrzenten stellte deshalb der österreichische Schriftsteller Karl Kraus fest: »Es gibt kein unglücklicheres Wesen unter der Sonne als einen Fetischisten, der sich nach dem Frauenschuh sehnt und mit einem ganzen Weib vorliebnehmen muss.«

Natürlich gibt es auch weibliche Fetischisten – Frauen, die beispielsweise vom Anblick eines Waschbrettbauchs in Ekstase versetzt werden. Aber am ausgeprägtesten zeigt sich dieses Phänomen tatsächlich bei Männern. Woran liegt das?

Bei der Antwort auf diese Frage kann uns ein berühmtes Experiment des russischen Forschers Iwan Petrowitsch Pawlow helfen. Pawlow stellte fest, dass bei Hunden der Speichel zu fließen begann, sobald man einen Napf mit Futter vor sie hinstellte. Keinen Speichelfluss hingegen gab es zum Beispiel als Reaktion auf das Läuten eines Glöckchens. Wenn man aber während des Fütterns oder direkt danach ein Glöckchen läutete, begannen die Hunde bald schon zu sabbern, sobald sie den Klang des Glöckchens hörten, selbst wenn weit und breit von Futter nichts zu sehen war. Die Hunde hatten also gelernt, dieses Geräusch als Signal dafür wahrzunehmen, dass es bald etwas zu fressen gab. Pawlow bezeichnete diesen Vorgang als Konditionierung.

Einige Wissenschaftler wollten nun ausprobieren, ob das, was Pawlow anhand von Hunden gezeigt hatte, auch bei Männern funktionieren würde. Zu diesem Zweck legten sie mehreren Versuchspersonen ein Gerät an, mit dem man die Erektion des Penis messen konnte. Danach zeigten sie den Männern mehrere Dias von schwarzen, pelzgefütterten Stiefeln. Eine Erektion blieb aus – schließlich handelte es sich um »normale« Männer und nicht um Fetischisten (zumindest keine Schwarze-Pelzstiefel-Fetischisten). Danach wurden den Männern weitere Fotos dieser Stiefel gezeigt – aber jetzt jedes Mal gefolgt von dem Dia einer ebenso attraktiven wie nackten Schönheit aus einem erotischen Magazin. Zwanzig solcher Paarungen genügten, und schon zeigten sich die meisten Männer deutlich erregt, sobald sie nur das Dia eines Stiefels sahen. Das Experiment war ein voller Erfolg: Aus den normalen Männern waren Fetischisten geworden!

Allerdings hatten die Wissenschaftler jetzt ein ethisches Dilemma am Hals (was sie sich vielleicht auch vorher hätten überlegen können). Denn ganz einwandfrei ist es genau genommen nicht, wenn Menschen durch ein solches Experiment eine vielleicht nicht von jedem gewünschte »Macke« anerzogen wird: etwa immer wieder mit einer Erektion zu reagieren, sobald man bestimmte Damenstiefel sieht. Also entwickelten die Forscher als zweiten Teil des Experiments einen Vorgang, den man als »Dekonditionierung«, als Verlernen dieser Reaktion, bezeichnen kann: Sie zeigten ihren männlichen Probanden immer wieder Dias der Stiefel *ohne* erotische Aufnahmen im Gefolge. Und siehe da – die fetischistische Neigung der Männer verschwand wieder, und sie reagierten zum Schluss ganz ohne jede Gliedversteifung beim Anblick solcher Fotos. Damit war dieses Problem erfolgreich gelöst.

Nur leider passierte dann etwas ganz Dummes …

Ein Jahr später nämlich luden die Forscher dieselben Versuchspersonen erneut zu einer Studie ein. Auch diesmal war ein Bestandteil des Experiments, dass die Männer Dias von den pelzgefütterten Stiefeln zu sehen bekamen. Nur leider passierte diesmal etwas, womit die Wissenschaftler absolut nicht gerechnet hatten: Die Männer reagierten von Anfang an erneut mit starker sexueller Erregung auf die gezeigten Dias. Das Verlernen schien langfristig also keineswegs funktioniert zu haben. Die einmal gespeicherte Verknüpfung blieb im Gehirn der Männer bestehen.

Was aber bleibt als wissenschaftliche Lehre aus diesem Experiment? Offenbar kann ein Objekt, das wiederholt im Zusammenhang mit lustvollem Empfinden wahrgenommen wird, zum Fetisch werden. Fetischisten wären demnach Menschen, die schon in frühester Kindheit oder Jugend erfahren haben, dass ein bestimmtes Objekt im Zusammenhang mit lustvollem Empfinden steht. Wie genau sich dieser Mechanismus abspielt, ist wohl bei jedem Einzelnen unterschiedlich. Aber warum trifft es vor allem Männer? Naheliegend ist es hier, sich zu überlegen, welchen evolutionären Nutzen ein solcher Mechanismus haben könnte. Und dabei stößt man recht schnell auf einen praktischen Vorteil: Die betreffenden Männer müssen nicht lange und aufwendig in sexuelle Wallung gebracht werden, sondern sind sofort bereit zur Paarung, sobald sie auch nur ein Signal wahrnehmen, das baldigen sexuellen Genuss verspricht. Und so reicht heute noch oft der Anblick hübscher Dessous, damit ohne langes Fackeln die Party steigen kann.

FINANZKRISE

Welchen Einfluss hat die Finanz- und Wirtschaftskrise auf die männliche Sexualität?

Eigentlich sollte man annehmen, dass das Schwinden finanzieller Potenz bei vielen Männern auch zu einem Nachlassen sexueller Potenz führt. Schließlich bedeutet die Wirtschaftskrise mit all den Bedrohungen, die damit verbunden sind, großen Stress, und Stress ist einer der Faktoren, die beispielsweise zu Erektionsstörungen beitragen. Droht also auch unserem Liebesleben eine Rezession?

Gegen diese Form des Schwarzdenkens tritt die amerikanische Anthropologin Helen Fisher von der Rutgers University an. Sie weist darauf hin, dass Geldsorgen und die Angst vor Arbeitslosigkeit den Spiegel des Neurotransmitters Dopamin im Gehirn ansteigen lassen. Dopamin allerdings soll wesentlich zum Entstehen romantischer Gefühle beitragen.

Als Beleg verweist Fisher auf eine Untersuchung, die in zahllosen Sachbüchern über Psychologie und Partnerschaft fast zu Tode zitiert wurde. Dabei mussten die männlichen Versuchspersonen entweder über eine stabile Brücke oder über eine abenteuerlich schwankende Hängebrücke gehen, an deren Ende jeweils eine attraktive Forscherin mit einigen Fragen auf die Probanden wartete. Jene Männer, die über die wacklige Brücke gehen mussten, versuchten deutlich häufiger, mit der Forscherin irgendwie in privaten Kontakt zu treten – sie hatten sich offensichtlich ein wenig in sie verknallt. Das lag offenbar daran, dass die Männer ihre ängstliche Erregung beim Überqueren der wenig vertrauenerweckenden Hängebrücke in sexuelle Erregung umwandelten, sobald sie der hübschen Wissenschaftlerin begegneten. Dabei waren sie sich dieses Vorgangs selbst nicht bewusst.

Eine ähnlich anfeuernde Auswirkung auf die männliche Sexualität könnte auch die derzeitige Wirtschaftskrise ausüben. Und dafür gibt es auch starke Hinweise: Amerikanische Internet-Partnerbörsen erlebten in den Monaten, als die US-Wirtschaft zusammenzubrechen drohte, einen Anstieg der Zugriffe um bis zu 20 Prozent. *Manhunt,* eine Kontaktbörse für Schwule, erlebte an dem Tag, an dem der Dow-Jones-Index in den Keller raste (dem 29. September 2008) sogar ihren größten Zuwachs an Mitgliedern. Auch Sexshops boomen international: An so unterschiedlichen Orten wie Amsterdam, New York und China vermelden ihre Betreiber Rekordumsätze.

FINGER

Was verraten die Finger eines Mannes über seine Potenz?

Viele glauben, von der Nase eines Mannes ließen sich Rückschlüsse auf die Größe seines Geschlechtsorgans ziehen. Was seine Finger angeht, ist lediglich von Interesse, wie geschickt er damit umgeht. Tatsächlich aber liefert vor allem die Länge des Zeigefingers und des Ringfingers eines Mannes – beziehungsweise das Verhältnis dieser beiden Fingerlängen zueinander – aufschlussreiche Informationen über dessen Sexualverhalten.

Wegweisend auf diesem Forschungsgebiet waren vor allem John Manning und sein Forschungsteam an der Universität Liverpool. Sie untersuchten 200 Probanden und stellten dabei fest: Je länger der Ringfinger eines Mannes im Vergleich zu dessen Zeigefinger ist, desto potenter ist der Betreffende – aber auch umso weniger kommunikationsfreudig und sprachbegabt. Besonders kurze Ringfinger hingegen weisen auf ein höheres Risiko für Unfruchtbarkeit hin.

Wurden diese Erkenntnisse von anderen Forschern zunächst als abstrus belächelt, konnten sie nachfolgende Studien immer wieder bestätigen. Ihnen zufolge ist ein Mann mit besonders langem Ringfinger auch sportlicher, körperlich aggressiver und zeugungsfähiger, während eine eher weibliche Hand (Zeigefinger und Ringfinger etwa gleich lang) eher auf den wissenschaftlichen, intellektuellen Typ hinweist. Auch deutsche Wissenschaftler wie Johannes Hönekopp, zum damaligen Zeitpunkt Psychologe an der Universität Chemnitz, widmeten sich der Fingerlängenforschung.

Ebenso skurril wie aufsehenerregend waren beispielsweise Beobachtungen, die solche Forscher an der Universität Cambridge Anfang 2009 als Resultat einer Studie an 44 britischen Aktienhändlern veröffentlichten: Je länger der Ringfinger im Verhältnis zum Zeigefinger war, desto mehr geschäftliche Erfolge konnte der dazugehörige Mann vorweisen. Die Männer mit dem längsten Ringfinger machten sogar elfmal so viel Umsatz wie die Männer, bei denen Ring- und Zeigefinger etwa gleich lang waren.

Wie kommt es zu diesem merkwürdigen Zusammenhang? Das erklärt der Begründer dieses Forschungszweiges, Dr. John Manning: Er weist darauf hin, dass die Länge der menschlichen Gliedmaßen im zweiten und dritten Schwangerschaftsmonat entschieden wird. Im selben Zeitraum wird festgelegt, ob Körper und Gehirn des entstehenden Menschen männlich oder weiblich werden. Ein Fötus, der zum Mann heranreifen wird, erhält dabei eine Dusche der verschiedensten Hormone: Androgene (»Männermacher«) wie das Testosteron sorgen dafür, dass sich Penis und Hoden bilden, während das sogenannte »Anti-Müller-Hormon« die Entwicklung von Gebärmutter und Eileitern unterbindet. Offenbar wird auch das Wachstum der Finger von diesen Hormonen beeinflusst: Je länger der Ringfinger im Vergleich zum Zeigefinger ausfällt, desto mehr »typisch männliche« Eigenschaften erhält der Mann – oder die Frau: So verfügen Frauen mit einem besonders »männlichen« Verhältnis der Fingerlängen über einen besseren Orientierungssinn als die meisten ihrer Geschlechtsgenossinnen.

Allerdings weist der Sexualforscher Marc Breedlove ausdrücklich darauf hin, dass es sich hierbei nur um Durchschnittswerte handele. Die Hormone, denen wir im Mutterleib ausgesetzt waren, bestimmen schließlich nicht unser gesamtes Leben. Über den Einzelnen sagen Fingerlängen deshalb keineswegs zwingend etwas aus, und entsprechende Tests bei Bekannten oder Nachbarn, um herauszufinden, wie »männlich« oder »weiblich« diese sind, kann man sich deshalb schenken.

FRUCHTBARKEIT

Merken Männer, wann Frauen ihre fruchtbaren Tage haben?

Im Kapitel über Eifersucht gab es ja bereits deutliche Hinweise darauf, dass Männer unbewusst zu ahnen scheinen, wann sich ihre Partnerin in ihrer fruchtbaren Phase befindet. Aber gilt das nur für die Partnerin eines Mannes, die vielleicht – ebenfalls unbewusst – bestimmte Verhaltensauffälligkeiten an den Tag legt? Oder haben Männer diese feinen Antennen für alle Frauen?

Um dieser Frage nachzugehen, führte das Forschungsteam um Geoffrey Miller von der Universität New Mexico in Albuquerque eine Untersuchung durch, die später in der Fachzeitschrift *Evolution and Human Behavior* veröffentlicht wurde. Die Wissenschaftler verglichen in Nachtclubs die Verdienste von Striptease-Tänzerinnen, die menstruierten, mit denen, die die Pille nahmen. Das Ergebnis: Während der nicht-fruchtbaren Phase ihres Monatszyklus erhielten beide Gruppen ähnlich viel an Trinkgeld. Aber wenn die Tänzerinnen, deren Menstruation nicht von der Pille beeinflusst wurde, in ihre fruchtbaren Tage kamen, bekamen sie deutlich mehr Trinkgelder als ihre Kolleginnen, die mit der Pille verhüteten. Männer scheinen also tatsächlich zu merken, wann eine Frau fruchtbar ist, und dann auch mehr in sie zu »investieren«.

FÜSSE

Was sagen die Füße eines Mannes über sein Verhalten in der Liebe aus?

An den Füßen und Händen eines Mannes kann man tatsächlich etwas über sein Verhalten in der Liebe ablesen – nämlich wenn diese verschieden groß sind. Dann, behaupten Wissenschaftler, könnte der Betreffende beispielsweise zur Eifersucht neigen. Der Grund dafür ist ähnlich wie bei den Studien über Fingerlängen (und wie bei den Fingerlängen geht es auch hier lediglich um Durchschnittswerte, die nicht zwingend Rückschlüsse auf den Einzelnen zulassen): Wenn bei einem Menschen die Proportionen auffallend asymmetrisch sind, dürfte die Ursache darin liegen, dass er im Mutterleib sehr ungleichmäßigen Hormonausschüttungen ausgesetzt war. Diese könnten später seine Fruchtbarkeit und Gesundheit beeinflussen, und offenbar auch seine Psyche. Zu dieser Folgerung gelangte zumindest das Forscherteam um William Brown an der Universität Dalhousie im kanadischen Halifax, als es bei 50 Versuchspersonen, die in heterosexuellen Partnerschaften lebten, Füße, Hände und Ohren abmaß, um die Probanden dann einem Fragenkatalog zu unterziehen. Dabei zeigte sich den Wissenschaftlern zufolge ein Zusammenhang zwischen asymmetrischen Maßen und einer Neigung zur Eifersucht in romantischen Beziehungen. William Brown erklärte sich diesen Zusammenhang damit, dass asymmetrisch gebaute Menschen gemeinhin als weniger attraktiv gelten: »Und wenn Eifersucht eine Strategie ist, seinen Partner zu behalten, dann wird derjenige mit dem größten Risiko, betrogen zu werden, häufiger eifersüchtig sein.«

GESCHWÄTZIGKEIT

Reden Männer wirklich so viel weniger als Frauen?

Ein Mann – ein Wort, eine Frau – ein Wörterbuch! In diesem Spruch drückt sich eine in der Geschlechterdebatte immer wieder gehörte Behauptung aus: Frauen sprechen demnach durchschnittlich 20 000 Wörter am Tag, Männer nur 7000. Manchmal weichen die Zahlen etwas ab, aber immer handelt es sich um ein auffallend ungleiches Verhältnis. Sogar in höchst populären Sachbüchern (und den sich darauf beziehenden Artikeln) liest man immer wieder davon, so etwa in Louann Brizendines Bestseller »Das weibliche Gehirn«. (Das Buch schaffte es immerhin auf Platz vier der *SPIEGEL*-Bestsellerliste.) Und auch Allan und Barbara Pease verbreiteten diese Behauptung in ihrem Megaseller »Warum Männer nicht zuhören und Frauen schlecht einparken« – garniert mit der Behauptung, Frauen würden deshalb viermal so häufig unter Kieferproblemen leiden wie Männer.

Nun wissen Allan und Barbara Pease am besten, wie man leichtgläubigen Lesern das Geld aus der Tasche zieht – von seriösen Geschlechterforschern wurde ihr Buch hingegen regelrecht zerfetzt. (Eine gelungene Abrechnung mit dem darin enthaltenen Unsinn liefert auch Richard David Precht in seinem Erfolgstitel »Liebe. Ein unordentliches Gefühl«.) Und Louann Brizendine? Die erhielt im Jahr 2006 von einer angesehenen Organisation von Sprachwissenschaftlern den »Becky Award« – und das ist ein Preis, auf den man gerne verzichten würde: Es handelt sich nämlich um eine »Auszeichnung« für Bücher, die wissenschaftliche Erkenntnisse in besonders extremem Maße verfälschen.

Die Preisverleiher wiesen darauf hin, dass mehrere Wissenschaftler Brizendines Buch als »durchsetzt mit wissenschaftlichen Fehlern« bezeichnet hatten. Besonders hervorgehoben wurde dabei die Legende von den 20 000 Wörtern, die eine Frau pro Tag benutzte, im Gegensatz zu den 7000 Wörtern eines Mannes: »Diese Behauptung stimmt so stark mit Geschlechterklischees über geschwätzige Frauen und schweigsame Männer überein, dass viele Leute empört darüber waren, dass für die Entdeckung von etwas so Offensichtlichem überhaupt Geld ausgegeben wurde. Nur dass es nicht stimmt. Es stellte sich heraus, dass Brizendine ihre Zahlen aus dem Buch eines Selbsthilfe-Gurus übernommen hatte, der sie einfach aus der Luft gegriffen hatte. Die tatsächlich vorliegenden Studien zeigen entweder, dass Männer ein klein wenig mehr reden als Frauen oder dass beide Geschlechter auf einer Ebene liegen. Auch Brizendines Behauptung, dass Frauen doppelt so schnell wie Männer sprechen würden, ist zwar ein weiteres in Ehren gehaltenes Geschlechtermärchen, aber keinerlei Forschung weist auf etwas Derartiges hin. Das Einzige, was sich in der Richtung konkret nachweisen lässt, ist, dass Männer im Schnitt etwas schneller sprechen als Frauen. Es gibt auch keine wissenschaftliche Grundlage für die Behauptung, dass Männer alle 53 Sekunden an Sex denken und Frauen nur einmal am Tag oder dass Frauen emotional aufmerksamer sind, weil ihr sensibleres Gehör sie dazu befähigt, feinere Nuancen und Untertöne in der Sprache wahrzunehmen, die Männern entgehen. Kurz: zu sagen, Brizendines Behauptungen seien nicht wirklich wissenschaftlich, ist noch sehr zurückhaltend ausgedrückt. Trotzdem haben die Medien dieses Buch unkritisch besprochen, ohne seine Behauptungen von Wissenschaftlern überprüfen zu lassen.«

In Deutschland war das nicht anders. Unter der herablassenden Überschrift »Wir müssen Geduld mit den Männern aufbringen« landeten Brizendines fragwürdige Weisheiten sogar im Wissenschaftsteil der *Welt*, Rubrik Hirnforschung: »Frauen haben einen achtspurigen Highway, um ihre Gefühle auszudrücken, Männer nur eine Landstraße«, konnte man dort nachlesen sowie »Das weibliche Gehirn besitzt mehr Kommunikationszellen als das männliche, was wiederum Einfluss nimmt auf den Wortschatz.« Die Journalistin behauptet weiter, Frauen seien emotional intelligenter, Männer aggressiver. Dass Brizendine sich selbst als »bekennende Feministin« bezeichnet, verwunderte hier nicht.

Und wie viel sprechen Männer nun wirklich im Vergleich zu Frauen? Ein aussagekräftiges Experiment dazu gab es erst im Jahr 2007 – einige Zeit nach der Debatte um Brizendines Machwerk. Bei diesem Versuch stattete das Forscherteam um Matthias Mehl von der Universität Arizona 210 weibliche und 186 männliche Studenten für zwei bis zehn Tage mit einem speziellen Aufnahmegerät aus: einem sogenannten Elektronisch Aktivierten Rekorder (EAR). Diesen Apparat führten die Probanden während ihrer gesamten täglichen Wachdauer von etwa 17 Stunden mit sich. Alle zwölfeinhalb Minuten schaltete sich das Gerät für jeweils 30 Sekunden ein und zeichnete auf, was seine Träger so von sich gaben, während sie ihren Alltagsgeschäften nachgingen. Die Versuchspersonen merkten nicht, wenn sich ihr Gerät ein- oder ausschaltete.

Diese Experimente wurden über mehrere Jahre hinweg durchgeführt. Bei der Auswertung der Aufzeichnungen gelangten die Forscher zu dem Ergebnis, dass eine Frau im Durchschnitt 16 215 Wörter pro Tag sprach, ein Mann hingegen 15 669. Der Unterschied betrug also lediglich einige wenige Prozent.

Insgesamt unterschieden sich die abgehörten Männer extrem voneinander. Während die einen dem Klischee des schweigsamen Typs passgenau entsprachen, erwiesen sich andere als extreme Plaudertaschen. Der Mann, der am wenigsten redete, beschränkte sich auf 500 Wörter pro Tag, der redseligste brachte es locker auf 47 000.

Aber woher kommt unser Eindruck, dass Frauen so viel geschwätziger sind als Männer? »Ich glaube, es liegt an den unterschiedlichen Verhaltensweisen, die Frauen und Männer in Konflikten zeigen«, befindet James Pennebaker von der Universität Texas in Austin, der an den von Matthias

Mehl geleiteten Untersuchungen beteiligt war. »Bei einem Streit reden Frauen mehr, und wir rechnen unsere besonders starken Erinnerungen an dieses Verhalten auf den Rest des Lebens hoch.«

GLATZE

Sind Männer mit Glatze potenter?

Gut möglich, antwortet der Allgemeinmediziner Jürgen Brater in seinem »Lexikon der rätselhaften Körpervorgänge«. Schließlich sei die Ursache für Haarausfall meist eine übermäßige Produktion von Testosteron, und Testosteron mache potent. »Diese Denkweise ist naiv und falsch«, wendet jedoch der Biologe Thomas Lazar ein. »Man findet sie allerdings sogar in manchen populärwissenschaftlichen Büchern.« Und wegen des Zusammenhangs zwischen kahlem Kopf und Testosteron werde dies auch häufig geglaubt. So einfach sei die Sache aber nicht.

Für den Haarausfall, so Lazar, ist nämlich nicht direkt das Testosteron verantwortlich, sondern dessen Folgeprodukt, das Hormon DHT. Dieses Hormon, das die Haarwurzeln killt, wird erst am Ort des Geschehens gebildet: nämlich in der Kopfhaut. Es wirkt auch nur dort und hat keinen Einfluss auf den restlichen Körper. Dazu kommt, dass Kahlköpfigkeit nicht zwangsläufig ein Beweis für viel DHT (also viel Testosteron) im männlichen Körper ist. Auch mit einer normalen Menge an Testosteron kann ein Mann viel DHT bilden. Und nicht zuletzt wird das Sexualverhalten ohnehin vom Gehirn und seinen ganz eigenen Enzymen bestimmt.

Wer sich also einen Mann mit extrem hoher Stirn allein in der Hoffnung angelt, damit einen Hengst im Bett zu haben, kann durchaus enttäuscht werden.

G-PUNKT

Haben Männer auch einen G-Punkt?

Bei Frauen bezeichnet man als G-Punkt eine Stelle an der Vorderwand der Vagina, die als besonders erogene Zone gilt. Viele Frauen sind durch Berührungen dort höchst erregbar, andere jedoch weniger oder gar nicht. Deshalb ist immer noch stark umstritten, ob es diese Stelle wirklich gibt.

Trotzdem wird in der Sexualforschung mittlerweile auch von einem »G-Punkt des Mannes« gesprochen: Gemeint ist die Prostata – manche bezeichnen sie auch als »P-Punkt«. Und deren Existenz *ist* gesichert: Dabei handelt es sich um eine walnussgroße Drüse, die sich an der vorderen Darmwand befindet und von hochfeinen Erektionsnerven umgeben ist. Das Problematische daran: Man kann nur über den Hintern eines Mannes Zugang zu ihr bekommen. Urologen tun das häufig, um zu überprüfen, ob die Prostata sich nicht vielleicht krankhaft vergrößert hat. Mit etwas Geschick kann man sie allerdings auch ins Liebesspiel einbauen. Wenn man sie nämlich mit Zeige- oder Mittelfinger sanft nach unten gerichtet massiert, kann das zu ganz außerordentlichen Orgasmen führen.

Manche Männer kommen sogar allein durch erotische Reizung der Prostata zum Höhepunkt – ohne dass ihr Penis auch nur berührt wurde. Die Ejakulation findet dann allerdings in einem leichten Strom statt in mehreren Stößen statt.

HAARE

Warum stehen Männer bei Frauen auf langes Haar?

Ich persönlich stehe ja entschieden mehr auf den Kurzhaar-Typ, aber insgesamt sollte man die Begeisterung von uns Männern für Frauen mit langem Haar nicht unterschätzen. Einer Untersuchung zufolge, die männliche Vorlieben über 37 Kulturen hinweg miteinander verglich, ziehen Männer bei Frauen langes Haar dem kurzen durchgehend vor. Und dementsprechend viele Frauen lassen sich das Haar lang wachsen. Aber woher kommt das?

Einmal mehr treten die Evolutionspsychologen mit einem Erklärungsangebot auf den Plan. Sie argumentieren folgendermaßen: Männer betrachten kränkliche Frauen nicht als die idealen Mütter für ihren Nachwuchs. Also wollen sie überwiegend gesunde Frauen zur Partnerin wählen. Aber woran erkennt man die Gesundheit einer Frau? Sicher auch an der Haut und der Figur – aber noch aussagekräftiger ist das Haar. Gesunde Menschen verfügen über volles, glänzendes Haar. Bei einer Erkrankung hingegen benötigt der Körper sämtliche verfügbaren Nährstoffe (beispielsweise Eisen und Proteine), um die Krankheit zu bekämpfen.

Da Haar – im Gegensatz etwa zu Knochenmark – nicht lebenswichtig ist, bedient sich der Körper dort zuerst. Dazu kommt, dass Haar nur langsam wächst. Infolgedessen trägt eine Frau mit schulterlangem Haar ein Gesundheitszeugnis für die letzten vier Jahre auf ihrem Kopf. Aus eben diesem Grund tragen ältere Frauen ihr Haar lieber kurz. Ein Mann, der auf Brautschau nach einer wirklich gesunden Partnerin und geeigneten Mutter ist, wird sich also an ihrem vollen, schimmernden Haar orientieren. Abweichende Vorlieben – wie meine – gibt es natürlich auch immer.

HÄUFIGKEIT VON SEX

Welche Männer haben besonders oft Sex?

Generell ist die Häufigkeit sämtlicher sexueller Begegnungen unter allen Männern nicht einmal annähernd gleich verteilt. So sind 15 Prozent von ihnen für die Hälfte aller sexuellen Aktivitäten und 40 Prozent der Männer für 85 Prozent allen Herumgevögels verantwortlich. 20 Prozent aller Männer hingegen geben an, im vergangenen Jahr überhaupt keinen Sex gehabt zu haben. Man kann nur hoffen, dass sie dafür ein paar schöne Alternativen gefunden haben, sich die Zeit zu vertreiben.

Überdurchschnittlich häufig Sex haben amerikanischen Untersuchungen zufolge

- Männer mit linksliberalen Einstellungen,
- Jazz-Fans,
- Waffenbesitzer,
- Männer mit einem größeren Interesse an Pornographie.

Außerdem haben Männer mit einer höheren Ausbildung seltener Sex als ungebildete Männer und Katholiken mehr als Protestanten, aber weniger als Juden und Agnostiker.

»Okay, mal schauen ... ich bin zwar linksliberal, habe aber offenbar eine zu hohe Ausbildung und die falsche Religion ... und brauche außerdem dringend ein par Norah-Jones-CDs und eine Knarre!«

HERZINFARKT

Wie groß ist die Gefahr für einen Mann, einen Herzinfarkt beim Sex zu bekommen?

Ein Herzinfarkt beim Sex, *la morte dolce* – für manchen alten Herrn ist das von den verschiedenen Möglichkeiten des Abschieds noch die erfreulichste. Und in mancher schwarzhumorigen Kriminalerzählung bringt eine junge, heiße Dame ihren wesentlich älteren Ehemann auf diese Weise raffiniert um die Ecke. In der Realität dürfte allerdings die Sorge vorherrschen, was man sich selbst bzw. seinem Partner im Bett zumuten kann. Sollte man ab einem gewissen Alter sicherheitshalber lieber auf Sex verzichten? Vor allem, wenn der Betreffende bereits herzkrank ist?

Sagen wir es mal so: Bei einem gesunden 50-Jährigen verdoppelt sexuelle Aktivität das Risiko, an einem Herzinfarkt zu sterben – von eins zu einer Million auf zwei zu einer Million. Das Risiko eines herzkranken Mannes, beim Sex zu sterben, liegt bei 20 zu einer Million. Es herrscht also nicht wirklich Alarmstufe Rot.

Solange Sie mit Ihrer Partnerin nicht gerade akrobatischen Hochleistungs-Sex betreiben, liegt die körperliche Belastung beim Vögeln nicht höher als beim Radfahren oder Treppensteigen. Um das genauer zu analysieren, wertete der Kardiologe Morris Kotler vom Albert Einstein Medical Center in Philadelphia zehn Studien aus, die die Belastung durch Sex bei Gesunden und bei Herzpatienten untersuchten. Dabei zeigte sich praktisch kein Unterschied. Zwar kann der Puls beim Orgasmus 140 Schläge pro Minute erreichen, und auch der Blutdruck schnellt entsprechend in die Höhe, aber in den meisten Fällen normalisieren sich die Werte bereits innerhalb von zwei Minuten nach dem Orgasmus wieder. Eine derart kurzzeitige Belastung gilt als medizinisch unbedenklich.

Wie wenig Energie Sex kostet, kann man auch anhand eines Kalorienvergleichs ersehen: Männer verbrauchen beim Sex mit einem vertrauten Partner durchschnittlich fünf Kalorien pro Minute. Wie wenig das ist, erkennt man, wenn man weiß, dass man schon allein im Schlaf vier Kalorien verbraucht. Fünf Kalorien pro Minute – diesen Wert erreicht man auch beim Pingpong-Spielen, Laubzusammenrechen, gemütlichen Spazierengehen oder Tanzen.

Andere Forscher erkundeten, welche Stellung Herzpatienten möglichst wenig belastet. Ist es beispielsweise wirklich besonders kreislaufschonend, wenn der Mann unten liegt? Acht Versuchspaare probierten für dieses Experiment voll verkabelt die unterschiedlichen Stellungen durch. Das Ergebnis: Die maximale Herzrate bei der Stellung »Mann oben« liegt bei 114 Schlägen, bei »Mann unten« bei 117. Auch hier zeigt sich somit praktisch kein Unterschied.

Spannender wird erst eine japanische Untersuchung aus dem Jahr 1963. Ihr zufolge starben nur sieben von 34 Männern, die der Tod beim Sex erwischte, in den Armen der eigenen Partnerin. 1976 bestätigte eine deutsche Studie dieses Missverhältnis: Von 30 Männern, die beim Geschlechtsverkehr starben, erwischte nur drei der Tod im Ehebett. Offenbar wurde der Herzinfarkt hier durch zusätzlichen Stress herbeigeführt – und als starke Stressoren erwiesen sich insbesondere emotional belastende Erlebnisse wie beispielsweise Fremdgehen.

So verbreitete sich dann auch im Herbst 2001 die Nachricht, dass ein Liebesabenteuer im Bordell für herzkranke Männer ein erhöhtes Sterberisiko bedeute. Der Hintergrund dieser Meldung fand sich in einer Fallstudie des Instituts für Rechtsmedizin an der Universität Hamburg, veröffentlicht in der Facharzt-Zeitschrift *Rechtsmedizin*. Auch sie wies darauf hin, dass der leidenschaftliche Austausch von Zärtlichkeiten nicht anstrengender als Treppensteigen oder Radeln im gemächlichen Tempo sei. Eben deshalb wurde insbesondere Herzkranken, die sich auf dem Weg der Besserung befanden, der Genuss von sexuellen Handlungen eher noch empfohlen. Allerdings scheint es Ausnahmen zu geben. Die meisten Todesfälle beim Geschlechtsverkehr trugen sich nämlich in Bordells oder Motels zu.

Spricht das für ungeahnte Fertigkeiten von Prostituierten? Eher für andere Gründe, meint der Hamburger Rechtsmediziner Sven Anders: »Die aufregende Situation bei einem Bordellbesuch, der Hauch des Wilden und Verbotenen und eine unbekannte Partnerin sorgen bei Männern für großen emotionalen und physischen Stress. Dieser Stress kann bei Herzkranken zum plötzlichen Tod führen.« Und zwar bereits, wenn es noch gar nicht zum eigentlichen Spiel zwischen den Laken gekommen ist. So diente als Aufhänger für diese Studie der Tod eines Mannes, dem von seinen Freunden zu seinem einundzwanzigsten (!) Geburtstag ein Bordellbesuch geschenkt worden war, der aber röchelnd zusammenbrach, als er noch dabei war, sich auszuziehen. Wiederbelebungsversuche scheiterten; er starb noch im selben Zimmer. Offenbar war er von einer bislang unerkannten Herzkrankheit betroffen gewesen.

Ein anderer in dieser Studie aufgeführter Fall berichtete von einem 57-jährigen herzkranken Gynäkologen, der im Stall seines Hofgrundstückes tot neben einem Stutenfohlen gefunden worden war – mit entblößtem Unterleib und schmutzigen Genitalien. Auch er schien sich etwas übernommen zu haben.

»75 Prozent der plötzlichen Todesfälle beim Sex geschehen bei außerehelichem Geschlechtsverkehr«, verkündete der Londoner Professor Graham Jackson im Dezember 2002 auf einem Hamburger Kongress für Sexual- und Impotenzforschung. Zusammengenommen ereigneten sich jedoch weniger als ein Prozent aller Todesfälle bei der körperlichen Liebe. Hier wendet Sven Anders allerdings ein, dass man es vermutlich mit einer gewissen Dunkelziffer zu tun habe: »Es gibt viele Verwandte, die solch einen Liebestod aus Scham verbergen. Und es gibt Hausärzte, die aus Mitgefühl lediglich auf plötzlichen Herztod erkennen.«

Allerdings besteht unter den Forschern weitgehend Einigkeit, dass sich auch Herzkranke den Spaß am Sex keinesfalls vermiesen lassen sollten. Allenfalls sollten ältere Männer, die mit jungen Frauen ins Bett gehen, etwas vorsichtiger sein. Auch sei es sinnvoll, auf reichliches Essen oder Alkoholgenuss vor dem Verkehr zu verzichten. Keineswegs aber sollte man vergessen, dass ein hoher Grad an sexueller Aktivität durchaus auch zu Gesundheit und einem langen Leben beitragen kann.

HEUSCHNUPFEN

Hilft Männern Selbstbefriedigung gegen Heuschnupfen?

Wir alle kennen diese Situation: Es ist Frühling, und die Männer gucken Pornos und wedeln sich scharenweise einen von der Palme. Spricht man sie irritiert darauf an, heißt es: Schatz, *mir* macht es ja auch keinen Spaß, aber es hilft gegen Heuschnupfen, und besser als dieser ständige Niesreiz ist es allemal!

Eine billige, durchschaubare Ausrede? Mitnichten! Die Nase und die Genitalien sind durch ein und denselben Teil des Nervensystems miteinander verbunden, erklärt der Neurologe Sina Zarrintan von der Medizinischen Universität Tabriz in Teheran: das sogenannte »sympathische Nervensystem«. Das Hauptproblem bei Heuschnupfen ist eine verstopfte Nase mit geschwollenen und entzündeten Blutgefäßen, gereizt durch eine Infektion oder Blütenpollen in der Luft. Während einer Ejakulation allerdings zieht das sympathische Nervensystem Blutgefäße im gesamten Körper zusammen. Das sollte die angeschwollenen Blutgefäße in der Nase positiv beeinflussen, so dass der Betroffene wieder besser Luft bekommen kann.

Die von ihm vorgeschlagene Methode, führt Zarrintan aus, habe gegenüber Medikamenten viele Vorteile: Die üblicherweise gegen Heuschnupfen eingesetzten Arzneimittel könnten nämlich zu Bluthochdruck führen, und nach mehr als zwei bis drei Tagen Einnahme die Verstopfung der Nase sogar noch verschlimmern. Der Gesundheit wesentlich förderlicher sei es, eine weitere Ejakulation herbeizuführen, sobald die Symptome allzu unerträglich würden.

Zarrintans Darlegungen blieben indes in der Forschungswelt nicht ohne Widerspruch. So erklärte Mohammad Amin Abolghassemi Fakhree, der an derselben Universität tätig ist wie Zarrintan, dass die Nachteile der vorgeschlagenen Methode gegenüber ihren Vorteilen überwiegen würden: So sei außerhalb der eigenen vier Wände eine schnelle Ejakulation nicht mal so eben herbeizuführen, das gelte erst recht für Männer, die über keine Sex-Partnerin verfügten. Letzeres allerdings ist genau der Grund, warum Zarrintan Selbstbefriedigung statt Partner-Sex als medizinische Erste-Hilfe-Maßnahme vorschlägt.

HODEN

Warum ist der Hodensack nicht immer gleich groß?

Der Hodensack ein und desselben Mannes kann je nach Situation klein und straff wie ein Golfball erscheinen oder groß und schlaff wie ein Beutel. Woran liegt das? Das Geheimnis liegt in einem cleveren männlichen Körperreflex, der als Temperaturregler dient: Ist die Umgebung kalt, in der die Hoden gerade herumschwingen, werden sie näher an den warmen Körper gezogen, und der Hodensack erscheint klein. Ist es draußen allerdings warm, sollte die Hautoberfläche, die durch Verdunsten von Schweiß die Hoden kühlen könnte, möglichst groß werden: Der Hodensack lässt sich hängen. Selbst die Hoden eines Mannes sind eben schlauer, als mancher denkt.

Warum haben die männlichen Hoden gerade diese Größe?

Anders als die Größe des sie umgebenden Sackes bleibt die Größe der Hoden beim gesunden Mann unverändert. Aber warum haben sie gerade diese Größe? Diese Frage mag zunächst sonderbar klingen, aber sie ist berechtigt, wenn man sich die Arten in der Tierwelt anschaut, die mit dem Menschen am nahesten verwandt sind. So sind die Hoden des Gorillamännchens deutlich kleiner, die Hoden des Schimpansen hingegen im Verhältnis zu seiner Körpergroße enorm. Noch deutlicher wird das im direkten Vergleich: Obwohl ein Gorilla etwa viermal so schwer ist wie ein Schimpanse, hat ein Schimpanse viermal so große Hoden wie ein Gorilla. Die menschlichen Hoden liegen zwischen diesen beiden Extremen. Der Zoologe Desmond Morris hat hierzu eine aufschlussreiche Erklärung entwickelt. Er weist darauf hin, dass Gorillas sehr monogam sind, das heißt, bei ein und demselben festen Partner bleiben, wohingegen Schimpansinnen sich sogar mehrmals hintereinander mit verschiedenen Männchen paaren. Das bedeutet: Für ein Schimpansenmännchen ist der Druck viel größer, sein Erbgut gegen das seiner Konkurrenten durchzusetzen und entsprechend viel Samen zu produzieren. Dazu benötigt er große Hoden. Gorillas brauchen sich diesen Stress nicht zu machen. Und wir Menschen? Unsere Weibchen sind zwar nicht sonderlich monogam, treiben es aber in der Regel auch nicht mit mehreren Männchen nacheinander. Deshalb kommt der männliche Hoden mit einer mittleren Größe aus.

Warum tut ein Tritt in die Hoden so weh?

Ein Tritt, Schlag oder Stoß gegen die Hoden ist häufig der zum Brüllen komische Höhepunkt zahlloser Clips Marke

»Die lustigsten Videos« und soll in Werbespots (»Dress for the moment! New Yorker«) ebenso einen Lacher erzeugen wie in so manchem Kinofilm. Von dem extremen Schmerz abgesehen, werden Verletzungen der Hoden, wie sie durch solche Brutalität entstehen können, allerdings auch für 17 Prozent aller Fälle von Unfruchtbarkeit verantwortlich gemacht.

Aber warum reagieren die Hoden überhaupt so überraschend sensibel? Das liegt daran, dass sie von einem Teil des Bauchfells umgeben sind. Dabei handelt es sich um eine dünne, von einem dichten Nervengeflecht durchzogene Haut, die extrem schmerzempfindlich ist. Entsprechend vorsichtig sollte man die »Kronjuwelen« eines Mannes auch bei sexuellen Aktivitäten behandeln.

Warum liegen die Hoden außen, wenn sie doch so empfindlich sind?

An diesem Punkt drängt sich die Frage auf: Wenn der männliche Körper angeblich ein derart ausgeklügeltes Wunderwerk ist, warum befinden sich die Hoden dann überhaupt außen? Wären sie nicht viel besser geschützt, wenn sie sich – wie die weiblichen Eierstöcke – im Körperinneren befänden?

Ein Hauptgrund ist, dass die Aufgabe der Hoden ja darin besteht, befruchtungsfähige Samenzellen zu erzeugen. Dazu brauchen sie eine Temperatur knapp unterhalb der normalen Körperwärme. Wie weiter oben erklärt, ist der Hodensack hier durch ein Netz feiner Muskelfasern zur Temperaturregelung geradezu ideal geeignet: Wird es zu kalt, ziehen diese Muskelfasern die Hoden an den Unterleib heran. Wird es zu warm, lassen sie locker, um auszunutzen, dass die Hoden jener Teil des Körpers sind, der gemessen an der Gesamtfläche der Haut über die meisten Schweißdrüsen verfügt. Und Schweiß dient, wie oben erklärt, der Kühlung durch Verdunstung.

Aber das ist noch nicht alles: Auch die Blutgefäße, die sich um die Hoden herum befinden, funktionieren ein wenig anders als die Adern in anderen Körperteilen. In der Nähe der Hoden nämlich sind sie gewunden und umschlingen einander spiralförmig. Das führt zu dem bemerkenswerten Effekt, dass kühleres venöses Blut aus den Hoden das aus den Arterien herabströmende, wärmere Blut herunterkühlt. Auch durch diesen Mechanismus werden die männlichen Spermien bei optimaler Temperatur für eine mögliche Zeugung gehalten.

Aber die Temperaturregelung kann nicht der einzige Grund für die exponierte Lage sein, denn bei manchen anderen Säugetieren liegen die Hoden innen. Das ist aber auffälligerweise nur bei jenen Tieren der Fall, die sich gemächlich fortbewegen. Bei Tieren, die zum Beispiel galoppieren oder auf Bäumen herumturnen können, befinden sie sich in aller Regel außen. Offenbar ist es gerade von Vorteil für ein Wesen, das sich stark bewegen möchte, die Hoden nach außen zu verlagern. Und in der Tat merkt jeder, der direkt nach dem Essen ein wenig herumrennt, wie sehr die Eingeweide bei jedem Aufsetzen der Füße auf dem Boden gegen das Becken drücken. Ein sehr lockeres Unterbringen der Hoden an der Außenseite ist also durchaus sinnvoll, auch wenn sie dort in mancher Hinsicht schutzloser sind. Offenbar überwiegen die Vorteile hier gegenüber den Nachteilen – andernfalls hätte sich eine Art, die die Hoden außen trägt, in der Evolution nicht durchgesetzt.

JUNGE PARTNERINNEN

Warum suchen Männer überwiegend nach einer Partnerin, die jünger ist als sie selbst?

»Ein Mann im Alter von 40 Jahren wünscht sich häufig eine Partnerin, die mehr als zehn Jahre jünger ist«, erklärt der amerikanische Psychologe Nigel Barber in seinem Standardwerk »The Science of Romance«. Besonders ausgebuffte Kerle wie Franz Müntefering und Silvio Berlusconi überbieten diese Spanne locker. Müntefering, inzwischen 70, bandelte kürzlich mit einer fast 40 Jahre jüngeren SPD-Mitarbeiterin an, Berlusconis 20 Jahre jüngere Ehefrau zeigte sich wenig glücklich, als dieser seine Fühler nach einer 18jährigen aus Neapel ausstreckte.

Je älter ein Mann ist, desto jünger wird im Vergleich zu ihm die Wunschpartnerin. Männer zwischen 30 und 40 bevorzugen Frauen, die fünf Jahre jünger sind, Männer in den Fünfzigern aber bereits Frauen, die zehn bis zwanzig Jahre jünger sind. Für viele gilt die Faustregel, dass das Alter einer Frau die Hälfte des Alters ihres Partners plus sieben Jahre betragen darf, um noch als sozial akzeptabel durchzugehen. Grundsätzlich scheint es sich dabei um ein einfaches Tauschgeschäft zu handeln: Ein Mann bekommt dabei eine junge, hübsche und fruchtbare Partnerin, eine Frau einen Mann mit höherem Status und besseren Versorgerqualitäten, als wenn sie sich einen Partner ihres Alters aussuchen würde. Aber tatsächlich scheint diese Vorliebe der Männer einer wesentlich tieferen, wenn auch unbewussten Weisheit zu entspringen: Eine jüngere Partnerin bedeutet für sie nämlich ein längeres Leben.

Zu diesem Ergebnis gelangte eine Studie des Max-Planck-

Instituts für demographische Forschung in Rostock. Hierfür analysierten die Wissenschaftler Daten über alle Einwohner Dänemarks im Zeitraum 1990 bis 2005. Das Ergebnis war deutlich: Verglichen mit Männern mit gleichaltrigen Partnerinnen, wiesen jene mit sieben bis neun Jahre jüngeren Partnerinnen ein elf Prozent niedrigeres Sterberisiko auf. Bei solchen mit fünf bis sieben Jahre älteren Partnerinnen war das Risiko dagegen um rund 15 Prozent erhöht. Damit bestätigten sich Erkenntnisse, die man bereits in früheren Studien gewonnen hatte.

Warum das so ist, ist noch nicht vollständig geklärt. Es gibt allerdings mehrere naheliegende Theorien. So könnten jüngere Partner besser in der Lage sein, einen älteren Partner zu pflegen. Dass sie körperlich und geistig aktiver sind, könnte sich auf die Gesundheit und Fitness des Älteren belebend auswirken. Und schließlich ist es gut vorstellbar, dass ein Mensch von vornherein gesünder oder wohlhabender sein muss, um überhaupt für einen jüngeren Partner attraktiv zu sein.

Umso erstaunlicher ist, dass dasselbe umgekehrt für Frauen nicht gilt. Im Gegenteil: Der neue Trend der *Cougars* – Frauen wie Madonna, Nena und Demi Moore, die eine Beziehung mit einem jüngeren Mann führen – ist eher fatal. Für Frauen gehen sowohl Verbindungen mit einem deutlich jüngeren als auch mit einem deutlich älteren Partner mit einem Sinken der Lebenserwartung einher. Das Gleiche gilt für Männer, die mit einer älteren Frau verbandelt sind. Als eine mögliche Erklärung gilt die damit verbundene Abweichung von der sozialen Norm: Wer ausgegrenzt wird, steht unter psychischem Druck, wird schneller krank und stirbt früher, lautet die dahinterstehende Spekulation.

Schon einige Jahre länger bekannt ist, dass Männer, die

schon in jungen Jahren sexuelle Beziehungen zu einer älteren Frau haben, darunter häufig leiden. So weisen sie später dreimal so häufig psychische Störungen auf und verstümmeln sich viermal so oft selbst wie ihre Geschlechtsgenossen. Das fand der Londoner Psychiater Michael King von der Royal Free and Medical School heraus, indem er die sexuellen Erfahrungen von 2500 Männern auswertete. Als Ursache vermutete er einen verzehrenden Selbsthass, der als Reaktion darauf erfolgte, dass diese jungen Männer aufgrund ihres Mangels an Erfahrung die sexuellen Ansprüche ihrer reiferen Partnerin nicht erfüllen konnten. Für jemanden wie mich, der sich intensiv unter anderem mit dem sexuellen Missbrauch von Jungen beschäftigt hat, legen die geschilderten Symptome allerdings eher den Verdacht nahe, die Formulierung »schon in jungen Jahren sexuelle Beziehungen zu einer älteren Frau haben« könnte eine beschönigende Formulierung für eine Missbrauchsbeziehung darstellen. In unserer Gesellschaft wird es häufig als besonders »geil« oder erfüllend fantasiert, wenn beispielsweise ein 15-jähriger Schüler von einer »attraktiven Lehrerin in die Liebe eingeführt wird«, während bei umgekehrter Geschlechterverteilung niemand so denken würde. Die seelischen Folgen sind für die betroffene Person aber häufig die gleichen.

JUNGFRAUEN

Was weiß man über Männer, die im fortgeschrittenen Alter noch Jungfrau sind?

In Filmen und TV-Sendungen werden sie gerne als Witzfiguren hingestellt, aber tatsächlich stehen Männer, die das Alter von 30 oder 40 Jahren erreichen, ohne je Sexualität und Partnerschaft erlebt zu haben, häufig unter einem starken Leidensdruck. Da ich diesen sogenannten »Menschen ohne Beziehungserfahrung« im Jahr 2006 ein komplettes Buch gewidmet habe, will ich hier nur kurz das Wesentliche zusammenfassen und ergänzen, was inzwischen an neueren Erkenntnissen hinzugekommen ist.

Grundsätzlich führen Männer, die bis zu ihrem vierten Lebensjahrzehnt noch mit keiner Frau im Bett waren, statistisch ein Schattendasein, da sie bei Umfragen schwer zu erfassen sind. Sexualforscher geben dies umstandslos zu. So beruhen typische Erfassungen über das Sexualleben etwa von Studenten auf Fragebögen, die von den Wissenschaftlern verteilt und von den Befragten ausgefüllt und zurückgeschickt werden. Die Rücksendequote kann aber gut und gerne gerade mal 40 Prozent betragen. Logischerweise sind es vor allem die Studenten mit sehr wenig oder gar keiner sexuellen Erfahrung, die den Bogen einbehalten – einfach weil sie nicht wissen, was sie auf Fragen wie »Wie oft?« und »Wann?« antworten sollen.

Allerdings wandte sich schon Bernie Zilbergeld in seinen beiden Standardwerken über die Sexualität des Mannes ausdrücklich gegen den weit verbreiteten Mythos der männlichen Erfahrenheit und betonte, dass Jungfräulichkeit in jeglicher Altersstufe bis hinauf zu den Fünfzigjährigen zu vermelden ist. Hierzu zitierte er eine Erhebung der Zeitschrift *Psychology Today*, die auf der Grundlage eines breiten Altersspektrums 22 Prozent an männlichen Jungfrauen ermittelte. Der Leipziger Sexualforscher Kurt Starke kam in einer Studie zu dem Ergebnis, dass rund zehn Prozent aller männlichen Hochschulabsolventen aus dem Westen bis zu ihrem 29. Lebensjahr noch keinen Geschlechtsverkehr hatten. Hier könnte eine sicher nicht unbeträchtliche Dunkelziffer die Zahl eher noch nach unten verfälscht haben. Zu einer vergleichbaren Rate, was die Bevölkerung insgesamt angeht, gelangte das Institut infratest.dimap bei einer Erhebung für das Magazin *ZEIT Wissen*.

Es gibt im Internet einige Selbsthilfe- und Diskussionsforen der Betroffenen, in denen sich weit überwiegend Männer äußern. Vom amerikanischen Psychologen Brian Gimartin, der international das erste Buch über dieses Thema veröffentlichte, bis zu seinen Fachkolleginnen, die das Thema erst später entdeckten, herrscht Einigkeit darüber, dass Männer dieses Problem zumindest stärker als Frauen belastet. So erklärt die Sexualforscherin Eva Margolies, dass eine Frau, die bis jenseits der zwanzig unberührt bleibt, nur das entsprechende Stichwort zu geben brauche, um einen Lehrmeister zu finden, von Männern in unserer Gesellschaft wie selbstverständlich erwartet werde, dass sie auf erotischem Parkett aktiv und erfahren sind. Häufig werde es noch immer den Männern aufgebürdet, auf eine Frau zuzugehen und einen Kontakt herzustellen, wobei sie auf einem schmalen Grat zwischen zu passiv (»Waschlappen«, »Lachnummer«) und zu forsch (»Triebtäter«, »übergriffig«) zu wandeln haben. Männer, denen sexuelle Erfahrung fehlt, schämen sich deswegen und sind zudem von diesem Drahtseilakt überfordert, weshalb sie Frauen in sexueller

Hinsicht ausweichen. Da sie mit ihren praktischen Kenntnissen weit zurückliegen, wirken sie erstens unsicher und dadurch nicht besonders anziehend auf Frauen und müssen zweitens damit rechnen, zurückgewiesen zu werden, sobald sie sich ihnen offenbaren. Schließlich wird heutzutage der selbstbewusste und erfahrene Verführer erwartet und nicht ein Amateur, »dem frau erst noch alles beibringen muss«.

Die Psychologin Beate Küpper fand in einer Charakteranalyse heraus, dass sich die Frauen unter den unfreiwilligen Singles für attraktiv hielten und hohe Ansprüche an den Partner stellten, während es sich bei den Männern umgekehrt verhielt. Auch zeigten die betreffenden Männer sehr niedrige Werte auf einer Skala der Maskulinität und entsprachen damit wohl eher einem »feministisch korrekten« Rollenmodell. »Das Problem mit mir ist, wenn Mädchen sagen, ich soll aufhören, höre ich auf«, erklärt dazu Holden Caulfield, die männliche Jungfrau in Salingers Roman »Der Fänger im Roggen«, mit der sich eine ganze Generation identifizieren konnte. Auch eine Karikatur im US-Magazin *New Yorker* verdeutlicht dieses Problem. Dort verabschiedet sich eine Frau von ihrem Rendezvouspartner mit den Worten: »Danke für den wundervollen Abend, Fred. Du warst der einfühlsamste, rücksichtsvollste, offenste, sensibelste, besorgteste und verletzlichste Mann, dem ich je begegnet bin. Zu schade, dass du so ein Waschlappen bist.«

Bernie Zilbergeld nennt »Schüchternheit, Angst vor Frauen, Sex oder Nähe, kein Bedürfnis nach einer intimen Beziehung oder nach Sex« oder ausschließliche Fixierung auf den Beruf ebenso als mögliche Ursachen für späte Jungfräulichkeit bei Männern wie die Angst davor, in einer engen Bindung die eigene Autonomie und sämtliche persönlichen Freiräume zu verlieren. Eva Margolies schildert anschaulich, welche Probleme Spätzünder bekommen können, sobald sie schließlich doch mit einer Frau im Bett landen. Dazu gehören neben fehlender Raffinesse oftmals auch eine verminderte Empfindungsfähigkeit beim Geschlechtsverkehr, weil der Betreffende an viel stärkere Reibung bei der Selbstbefriedigung gewöhnt ist, eine Abneigung gegen die als hässlich empfundene Vagina sowie das Unvermögen, sexuell erregt zu bleiben, ohne nicht irgendwann in eine Fantasiewelt abzutauchen und dadurch auf die Partnerin etwas weggetreten zu wirken.

Mein Versuch, dieses Thema mit meinem Buch »Unberührt« in die Medien zu bringen und damit auch die Sexualforschung und Psychologie zu einer näheren Beschäftigung damit zu bewegen, scheiterte komplett. Zwar war die Nachfrage der Medien enorm, aber sämtliche Journalisten suchten nach Betroffenen, während diese nicht bereit waren, vor die Kamera zu treten: aufgrund von Scham, sozialer Phobie oder durchaus berechtigtem Misstrauen gegenüber einer Medienlandschaft, die sich gegenwärtig weit eher durch Zynismus und Inkompetenz als durch kundige, einfühlsame Berichterstattung auszeichnet. Da insbesondere Männer in unseren Medien seit Jahren als eine Mischung aus Monstern und Versagern aggressiv niedergemacht werden, besteht hier inzwischen verständlicherweise wenig Bereitschaft, sich Journalisten gegenüber mit einem Männerproblem zu outen.

In den USA wurde im Jahr 2009 zumindest eine Studie veröffentlicht, die den Typus »erwachsene männliche Jungfrau« ein klein wenig besser beleuchtet – für Amerikaner zumindest. Es darf allerdings bezweifelt werden, ob diese Untersuchungsergebnisse auf Deutschland übertragbar sind, die der Urologe Michael Eisenberg von der University of California in San Francisco ermittelte, nachdem er über 7000 Personen zwischen 25 und 45 Jahren befragt hatte. Zugegeben, die Rate an erwachsenen Menschen, die noch nie Sex hatten, entspricht in etwa den deutschen Zahlen: Bei 13,9 Prozent der Männer und 8,9 Prozent der Frauen in den USA ist dies Eisenbergs Untersuchungen zufolge der Fall. Wenn es aber darum geht festzustellen, welche anderen Eigenschaften sich am ehesten bei den Angehörigen dieser Gruppe finden, spielen vermutlich auch kulturelle Eigenheiten in den USA mit hinein:

- Männer und Frauen, die mindestens einmal pro Woche in die Kirche gingen, waren fünfmal bzw. 3,9-mal häufiger unberührt als Menschen, die dies seltener taten.
- Männer, die Zeit beim Militär oder im Gefängnis verbracht hatten, waren im Alter von 40 Jahren seltener noch Jungfrau als jene, die auf diese Erfahrung verzichten durften. Hierzu erklärt Eisenbergs Team, dass man eine Zeit als Soldat oder im Knast als Anzeichen für aggressives Verhalten bewertete. Ein weniger aggressiver Mann fände demnach schwerer eine Frau (was keine umwerfend neue Erkenntnis ist).
- Schwule waren elfmal häufiger auch in mittlerem Erwachsenenalter noch unerfahren als Heteros (Lesben nur sechsmal häufiger). Und bei Afro-Amerikanern war die Rate später Jungfräulichkeit ebenfalls geringer.

Fast noch bemerkenswerter war jedoch, welche Faktoren keine Rolle dabei spielten, sich als späte Jungfrau wiederzufinden: nämlich Gewicht, Einkommen und Gesundheitszustand.

Ergänzend zu diesem Thema bietet sich eine Umfrage an, über die im Juni 2009 Jennifer Leigh im Magazin *Psychology*

Today berichtete: »Unsere Kultur fördert den Mythos, dass alle Jungen ihre Jungfräulichkeit an das erste willige Mädchen verlieren möchten und dass jungfräuliche Teenagerjungen irgendwie lächerlich sind, es verdienen, dass man sie verspottet oder sich über sie lustig macht. Filme wie ›American Pie – Heißer Apfelkuchen‹ verstärken den Eindruck, männliche Teenager, die noch keinen Sex hatten, seien sozial unbeholfen.«

Hunderte von Jungen zwischen 14 und 21 Jahren, die zu diesem Thema befragt worden waren, lieferten jedoch ein gänzlich anderes Bild: »28 Prozent berichteten, deprimiert gewesen zu sein, nachdem sie ihre Jungfräulichkeit einem Mädchen geopfert hatten, dem nichts an ihnen lag. Die Mädchen wollten nur Sex oder damit angeben, eine Jungfrau in der Kiste gehabt zu haben. Ein Junge berichtete, sich ein Jahr lang selbst verstümmelt zu haben, um mit seinem Gefühl des Bedauerns fertigzuwerden. Einige Jungen erzählten, sie hatten ihre Jungfräulichkeit in betrunkenem Zustand an Mädchen verloren, die ihre rein körperliche Erregung als Einverständnis missverstanden. Danach wurden die Jungen von negativen Gefühlen geplagt.«

»Mädchen und die Gesellschaft im Allgemeinen verstehen männliche Jungfräulichkeit nicht«, erklärte ein junger Mann aus Australien. »Wenn du mit 21 immer noch Jungfrau bist, hält man dich für einen komischen Kauz.« Und ein amerikanischer Junge befand, männliche Jungfräulichkeit sei das am stärksten tabuisierte Thema überhaupt.

»Für Eltern ist es wichtig, den kulturellen Wandel zu verstehen«, beendet Jennifer Leigh ihren Artikel. »Mädchen werden sexuell aggressiver. Viele Väter glauben, dass es das für ihre Söhne einfacher macht. Das sehen die befragten Jungen anders. Die meisten von ihnen berichten, von der

Übersättigung durch Sex in unserer Gesellschaft verwirrt zu sein, und sehnen sich nach einer Rückkehr der Romantik. Die Mehrheit wünscht sich, dass die Mädchen wieder mehr *ladylike* werden, so dass sich die Jungen wieder mehr wie ein Gentleman verhalten können.«

KÖRPERGERUCH

Wie reagieren Männer auf den Intimgeruch von Frauen?

Vor einigen Wochen sollte ich für die *Cosmopolitan* aus männlicher Perspektive die Zuschrift einer Leserin beantworten, die sich fragte, ob ihr Partner wohl ihren Intimgeruch mochte. Offenbar ist das eine der Fragen, die viele Frauen umtreibt. In den meisten Fällen dürfte diese Sorge aber unbegründet sein. Im Allgemeinen mögen wir Männer den Intimgeruch von Frauen – und an manchen Tagen im Monat mögen wir ihn sogar sehr.

Unter der Überschrift »Fruchtbare Frauen riechen erotischer« wies *SPIEGEL-Online* auf einen Test mit Nachtwäsche hin, der eine verblüffende Fähigkeit von uns Männern enthüllte: Wir können nämlich schon an einem getragenen T-Shirt erschnüffeln, ob eine Frau gerade empfängnisbereit ist.

Zu dieser verblüffenden Feststellung gelangte ein Forscherteam um den Psychologen Devendra Singh (von *SPIEGEL-Online* fälschlich zur »Psychologin« gemacht), der an der Universität von Texas in Austin tätig ist. Bei diesem Experiment bekamen 17 Frauen jeweils zwei T-Shirts als

Nachtwäsche zugeteilt. Eines trugen sie in drei aufeinanderfolgenden Nächten während der fruchtbaren Phase ihres Zyklus, das zweite während des am wenigsten fruchtbaren Zeitraums. Damit sich ihr Körpergeruch nicht verfälschte, wurden die Frauen außerdem angehalten, sich nur mit parfümfreier Seife zu waschen, und sie mussten auf Sex und auf scharfes Essen verzichten. Zwei Frauen scheiterten an ihrem Verlangen nach Pizza und Zigaretten, sie wurden daraufhin aus der Untersuchung ausgeschlossen.

Daraufhin überreichten die Forscher die getragenen T-Shirts 52 Männern, die angeben sollten, wie intensiv, angenehm und erotisch sie den Duft dieser Kleidungsstücke empfanden. Klares Ergebnis: Die Hemden, die die Frauen während ihrer fruchtbaren Phase getragen hatten, wirkten weitaus betörender.

Ein paar Jahre zuvor konnte eine österreichische Wissenschaftlerin, Astrid Jütte vom Ludwig-Boltzmann-Institut für Stadtethologie in Wien, mit einem eigenen Experiment bereits vergleichbare Ergebnisse vorweisen. Hier bekamen die männlichen Versuchspersonen allerdings keine T-Shirts, sondern vier Duftproben zum beschnuppern. Drei davon enthielten Kopuline: Fettsäuren, die sich in den Scheidensekreten der Frau finden und ihren Fruchtbarkeitsstatus verraten. Am meisten Kopuline produzieren Frauen nämlich, wenn sie am fruchtbarsten sind und kurz vor dem Eisprung stehen. Eine dermaßen gesättigte Duftprobe war eine der vier, welche die Männer zu beschnüffeln hatten. Eine andere stammte von der Menstruation, eine dritte von einer anderen Phase aus dem Zyklus, und bei der vierten handelte es sich um reinen Wasserdampf.

Während die Männer schnupperten, maß Astrid Jütte deren Testosteronspiegel. Dieser schnellte prompt dann um

50 Prozent in die Höhe, wenn den Männern die mit Kopulinen angefüllten Sekrete unter die Nase gehalten wurden. Rochen die Männer lediglich an dem Wasserdampf, ging ihr Testosteronspiegel ebenso stark in den Keller.

Aufgrund solcher Experimente geht die Sexualforschung inzwischen davon aus, dass eine Frau vor ihrem Eisprung am besten riecht – und schmeckt. Vermutlich sind Kopuline der Hauptgrund dafür, dass Männer Frauen gerne lecken. Der evolutionsgeschichtliche Zweck der Sache ist offenbar, dass Männer dann mehr Sex mit Frauen haben, wenn die Chancen für eine Empfängnis am höchsten ist. Heutzutage kann der Geruch von Kopulinen allerdings leicht überdeckt oder verändert werden – nicht nur durch Nahrungsmittel und Zigaretten, sondern beispielsweise auch durch Parfüm, die Umweltverschmutzung und Verhütungsmittel wie die Pille.

Warum wirkt der Körpergeruch mancher Männer auf Frauen besonders anziehend?

Während Männer ihre Nase vor allem einsetzen, um herauszufinden, *wann* sie mit einer Frau am besten Sex haben sollten, legen Frauen ihre Wahrnehmung vor allem darauf, *welcher* Mann der passende für sie ist. Beide Prozesse laufen in der Regel unbewusst ab, aber wenn man beide Geschlechter danach befragt, für wen es wichtig ist, einen möglichen Partner auch »gut riechen« zu können, dürften sich bei weitem mehr Frauen melden als Männer.

Die folgenden Erkenntnisse sind allerdings nichts für Romantiker: Wenn eine Frau Hals über Kopf in einen Mann verknallt ist, könnte das mehr damit zu tun haben, dass seine Gene sich mit den ihren gut ergänzen, als wir uns normalerweise bewusstmachen.

Dabei geht es vor allem um eine bestimmte Gruppe von Genen, für deren Benennung ich um ein wissenschaftliches Fachwort nicht herumkomme: Man bezeichnet sie als »Major Histocompatibility Complex« (Haupthistokompatibilitätskomplex) oder kurz MHC. Es ist der MHC, der die Reaktionen des menschlichen Immunsystems wesentlich beeinflusst und der deshalb zum Beispiel bei Organtransplantationen beachtet werden muss, um vorhersagen zu können, ob ein Empfänger das Organ eines Spenders vermutlich abstoßen wird. Da jeder Mensch seinen ganz individuellen MHC besitzt, ermöglicht dieser den Zellen zu erkennen, ob andere Zellen sozusagen Einheimische sind, die man in Ruhe lassen kann, oder Eindringlinge, die bekämpft werden müssen. (Sobald Ihr MHC auch Zellen bekämpft, die in Ihrem Körper einheimisch sind, haben Sie eine Autoimmunerkrankung und damit ein ernsthaftes Problem.)

Nun gibt es eine generelle Faustregel (die allerdings im Verlauf dieses Kapitels noch ein wenig eingeschränkt werden wird): Je mehr sich Ihr MHC von dem eines anderen Menschen unterscheidet, desto anziehender wird dieser Mensch auf Sie wirken. Das evolutionsbiologische Prinzip dahinter ist, dass es von Vorteil für uns Menschen ist, wenn die Mitglieder einer Bevölkerungsgruppe sehr unterschiedlich sind. Ist das nicht der Fall, liegt eine Form von Inzucht vor: Diese kann im Idealfall dazu führen, dass die Menschen dieser Bevölkerungsgruppe immer bessere Eigenschaften an ihre Nachkommen vererben, woraufhin diese zum Beispiel immer intelligenter, stärker und schöner werden. Leider führt Inzucht aber in zahlreichen Fällen zum genauen Gegenteil: Die Nachkommen der betroffenen Gruppe sammeln so viele Krankheiten und andere Nachteile an, dass diese Gruppe schließlich ausstirbt. Als kurzsichtiger, buckliger Halbidiot hat man es schließlich schwer, noch jemanden zur Paarung zu finden.

Aber woher weiß ich, ob ein bestimmter Mensch mir genetisch sehr ähnlich ist (was für Intimkontakt eher schlecht wäre) oder sich stark von mir unterscheidet (das wäre eher gut). Offenbar spielt hier vor allem der Geruchssinn eine Rolle. Statt von einer Liebe auf den ersten Blick sollte man vielleicht eher von einer Liebe auf das erste Schnuppern sprechen.

Auch Männern wurden in verschiedenen Experimenten T-Shirts zum Tragen gegeben, die man später Frauen unter die Nase halten würde. Natürlich mussten auch die Herren auf Deos und Duftwässerchen verzichten, in einigen Studien sollten sie sogar den Kontakt zu anderen Menschen vermeiden. Daraufhin reichten die Forscher ihren weiblichen Versuchspersonen einmal Hemden von Männern mit MHC-Genen, die der jeweiligen Frau ähnelten, dann wieder Hemden von Männern, deren MHC-Gene stark von denen der betreffenden Frau abwichen. Die Frauen wurden gebeten, jeden Geruch danach zu bewerten, wie vertraut, intensiv, angenehm und würzig sie ihn empfand. Außerdem sollten sie jenen Geruch auswählen, für den sie sich entscheiden würden, wenn sie ihn ständig riechen müssten.

»Dabei stellte sich ein klar erkennbares Muster heraus«, berichtete die Genetikerin Carole Ober, die an der Universität von Chicago solche Studien durchführte. »Die Frauen entschieden sich nicht für die Düfte von Männern, die ihnen genetisch sehr ähnlich waren, aber auch nicht für solche, die sich auffallend stark von ihnen unterschieden. Ihre Wahl fiel auf Männer in einem mittleren Bereich.«

Der Grund? Partner, die einander genetisch zu ähnlich sind, werden ausgesiebt, damit es nicht versehentlich zur

Inzucht kommt. Denn durch Inzucht würde das Immunsystem der Nachkommen schwächer, während es durch eine größere Bandbreite an MHC-Genen stärker wird. Aber offenbar ist es auch nicht gesund, wenn sich Gene miteinander vereinen, die sich zu sehr voneinander unterscheiden. »Das Beste liegt im mittleren Bereich, und vor unseren Studien wusste man das nicht«, erklärt dazu die Psychologieprofessorin Martha McClintock, die mit Carole Ober bei diesen Untersuchungen zusammenarbeitete. »Jeder sagt immer, verschieden ist besser, aber ab einem bestimmten Punkt gilt diese Regel nicht mehr.«

Einige andere interessante Erkenntnisse, die im Laufe der letzten Jahre in diesem Forschungsbereich gewonnen wurden:

- Frauen, die die Pille nahmen, entschieden sich eher für Männer, die ihnen genetisch ähnlich waren. Eine denkbare Erklärung dafür wäre, dass die Pille dem Körper eine Schwangerschaft vortäuscht und Frauen sich in diesem Zustand eher zu Gerüchen hingezogen fühlen, die sie an ihr Zuhause, Geborgenheit und Verwandte erinnern.
- Sogar die Verwendung von Parfüms scheint dazu zu dienen, die eigenen MHC-Gene bei der Partnersuche besonders gut kenntlich zu machen. Frauen mit verwandten MHC-Typen bevorzugen ähnliche Duftnoten bei der Parfümwahl.
- Wenn sich Frauen in einer Partnerschaft mit einem Mann befinden, der ähnliche MHC-Gene aufweist, fühlen sie sich insbesondere in ihrer fruchtbaren Phase von ihrem Partner eher abgestoßen, beginnen öfter, von anderen Männern zu fantasieren, und gehen auch häufiger fremd. All das tun sie natürlich nur einem besseren Immunsystem ihrer Kinder zuliebe.

KÜSSEN

Worauf stehen Männer beim Küssen?

»Küssen zwischen sexuellen und/oder romantischen Partnern findet man in über 90 Prozent aller Kulturen der Menschheit«, heißt es in der wohl umfassendsten Studie zu diesem Thema, die im Jahr 2007 das Forscherteam um die Evolutionspsychologin Susan Hughes an der Universität von Albany im US-Bundesstaat New York ausarbeitete. »Selbst in Kulturen, wo es das Küssen nicht gibt oder es verdammt wird, blasen sich Sexpartner gegenseitig ins Gesicht, lecken oder saugen daran oder reiben es kurz vor dem Geschlechtsverkehr.« In unserer Kultur ist der erste Kuss zugleich die erste Prüfung, ob eine romantische Zuneigung in eine Partnerschaft münden könnte. In der Untersuchung berichteten die befragten College-Studenten häufig von folgender Situation: Sie hatten sich von einem Mitglied des anderen Geschlechts sehr angezogen gefühlt, aber nach dem ersten Kuss schlagartig jegliches Interesse verloren.

Besonders interessant waren die vielfältigen Einsichten, die sich aus Hughes' Untersuchung über das unterschiedliche Kussverhalten der beiden Geschlechter ergaben:

- Frauen küssen häufiger, um abzuchecken, ob ein bestimmter Mann für sie als Partner infrage kommt. Tatsächlich werden beim Küssen mehr Informationen vermittelt, als man zunächst glauben sollte: Abgesehen von genetischen Faktoren (siehe voriges Kapitel) erfährt man automatisch und zu einem großen Teil unbewusst auch sehr viel über Schüchternheit bzw. Selbstbewusstsein des anderen, über seine Körpersprache, seinen Atem und seine Mundhygiene – was alles weitergehende Rückschlüsse zulässt. Männer sind viel eher bereit als Frauen, auch mit jemandem, der schlecht küsst, in die Kiste zu steigen. Jeder zweite Mann könnte auf das Küssen vor dem Sex sogar komplett verzichten – aber nur zehn Prozent aller Frauen. Die allermeisten Frauen legen darüber hinaus auch während des Geschlechtsverkehrs auf das Küssen viel mehr Wert.

- Männer küssen eher, um weitergehende sexuelle Handlungen einzuleiten oder sich mit jemandem zu versöhnen, Frauen hingegen, um den Status der Beziehung zu etablieren und gelegentlich die Hingabe ihres Partners zu überprüfen. Generell wird für Männer das Küssen im Lauf einer Beziehung immer weniger wichtig; bei Frauen ist es umgekehrt.
- Männer gehen eher als Frauen dazu über, mit offenem Mund und Zungenkontakt zu küssen. Während beide Geschlechter Zungenküsse mit einem Langzeitpartner genießen, ziehen nur Männer diese Technik bereits bei einer Kurzzeitpartnerin vor. Der Grund dafür besteht vermutlich darin, dass Männer weniger gut als Frauen wichtige Informationen über den Partner durch die Wahrnehmung von dessen Speichel erhalten können, so dass sie mehr davon benötigen, bevor sie eine Entscheidung fällen. Dazu kommt, dass sich zum Beispiel der Atem einer Frau im Zusammenhang mit ihrem Monatszyklus verändert.
- Männer werden vor allem durch ein hübsches Gesicht angeregt, jemanden zu küssen (Frauen eher durch gute Zähne).

Etwa zur gleichen Zeit wie Hughes führte das Team um die amerikanische Neurologin Wendy Hill eine weitere Untersuchung durch, die Rückschlüsse auf Geschlechterunterschiede beim Küssen zuließ. Die Forscher hatten fünfzehn Studentenpärchen in den Sanitätsräumen des Universitätsgebäudes zunächst Blut abgenommen und diese danach gebeten, ihren Partner eine Viertelstunde lang intensiv zu küssen. Darauf folgte eine zweite Blutprobe. In beiden Proben waren die Hormone Cortisol und Oxytocin zu finden. Cortisol wird bei Stress ausgeschüttet, Oxytocin spielt eine wichtige Rolle beim Entstehen zwischenmenschlicher Verbundenheit. Der Spiegel des Stresshormons Cortisol war bei beiden Geschlechtern nach dem viertelstündigen Rumgeknutsche gesunken, der Spiegel des Bindungshormons Oxytocin allerdings war nur bei den Männern gestiegen, bei den Frauen hatte sich dessen Menge sogar verringert.

Letzeres war für die Wissenschaftlergruppe überaus verblüffend. Bald allerdings gelangten die Wissenschaftler zu der Vermutung, die sterile Kühle der medizinischen Räumlichkeiten könnte die Frauen massiv abgetörnt haben. Also wiederholten sie den Versuch mit einer weiteren Gruppe – jetzt in einem Raum, der mit Blumen geschmückt war und in dem romantische Musik lief. Diesmal sank nicht nur bei sämtlichen Versuchspersonen der Pegel des Stresshormons, auch bei den Frauen wurde jetzt das Bindungshormon Oxytocin verstärkt ausgeschüttet. Womit man etwas medizinisch bewiesen hatte, was vielen ohnehin schon klar war: Für Frauen spielt beim Küssen die Atmosphäre eine große Rolle; Männern ist sie eher schnuppe

LAKRITZE

Stimmt es, dass Lakritze impotent machen kann?

Eigentlich wird diese Süßigkeit von manchen sogar zu den Aphrodisiaka gerechnet: »Lakritz macht spitz« sagt auch der naschende Volksmund. Tatsächlich aber scheint ein bestimmter Wirkstoff, der in Lakritze enthalten ist, ein Enzym in unserem Körper zu beeinträchtigen, das an der Testosteronproduktion beteiligt ist. Bei diesem Wirkstoff handelt es sich um Glycyrrhizin, einen natürlichen Bestandteil des Süßholzsaftes, der für den typischen Geschmack von Lakritze verantwortlich ist.

Männer, die zu viel Lakritze essen, können dem Team um den iranischen Forscher Mahmoud Mosaddegh von der Shaheed-Beheshti-Universität der Medizinwissenschaft zufolge damit ihrem Sexualleben schaden. Das ergab sich aus Tests an 20 gesunden Männern, die an zehn aufeinanderfolgenden Tagen jeweils einen Extrakt aus 400 Milligramm Glycyrrhizin zu sich nahmen. Auch die Europäische Kommission rät, pro Tag nicht mehr als 100 Milligramm Glycyrrhizin zu konsumieren – wobei es ihr allerdings wohl mehr um Medikamente mit diesem Wirkstoff als um Süßigkeiten geht. Trotzdem sollten zumindest Männer, deren Testosteronspiegel ohnehin schon niedrig ist, vielleicht doch besser auf diese Süßigkeit verzichten.

»Lutscht ein Mann eine Woche lang jeden Tag sieben Gramm Lakritzpastillen«, berichtet der Biologe Thomas Lazar, »sackt sein Testosteronspiegel um ein volles Drittel ab. Innerhalb von vier Tagen nach Absetzen der Lutschbonbons normalisiert sich die Hormonmenge aber wieder.« Regelmäßiger Lakritzgenuss kann demnach die sexuelle Performance schwächen, aber das gibt sich, sobald man stattdessen beispielsweise auf Gummibärchen umsteigt. Wie italienische Wissenschaftler herausfanden, ist die hormonsenkende Wirkung von Glycyrrhizin nämlich nicht dauerhaft. Selbst wer sein Leben lang Lakritz gefuttert hat, braucht sich nach einer Nahrungsumstellung keine Sorgen mehr zu machen.

LEBENSERWARTUNG

Inwiefern ist Sex für Männer lebenswichtig?

Dass Männer ständig nur Sex im Kopf hätten, ist ein Klischee. Aber wenn diese Behauptung stimmen würde, wäre damit eine andere vermeintliche Binsenweisheit widerlegt: dass Männer sich nicht ausreichend um ihre Gesundheit kümmerten. Wir Männer *tun* nämlich nicht nur so, als ob Sex für uns lebenswichtig wäre – er ist es in der Tat.

Entsprechende Hinweise liefert inzwischen eine Untersuchung nach der anderen: so etwa eine Studie der Duke University, für die 252 Probanden 25 Jahre lang begleitet wurden. Damit wollten die Forscher herausfinden, welche Faktoren der Lebensführung besonders wichtig für die Länge des Lebens waren. Für Männer stellte sich die Häufigkeit sexueller Begegnungen als entscheidender Faktor heraus – nicht jedoch für Frauen.

Auch eine schwedische Studie gelangte zu dem Ergebnis, dass das Risiko eines frühen Todes für jene Männer stieg, die den Geschlechtsverkehr schon in jungen Jahren aufgegeben hatten. Hier befragten die Wissenschaftler 400 Männer und Frauen im Alter von 70 Jahren über ihre sexuelle Vergangenheit. Fünf Jahre später waren die Todesraten bei jenen Männern signifikant höher, die schon in jungen Jahren auf Sexualität verzichtet hatten.

Fast tausend Männer im Alter zwischen 45 und 95 Jahren untersuchte schließlich eine Forschungsgruppe der Queen's University in Belfast. Dabei notierten die Wissenschaftler auch die Häufigkeit des sexuellen Verkehrs pro Woche. Dann teilten sie die Männer in drei Gruppen auf: In die erste kamen Männer mit einer hohen Orgasmusfrequenz (pro Woche zweimal oder häufiger Sex), in die zweite Gruppe, Männer, die im Mittelfeld lagen, und in die dritte Gruppe jene mit einer niedrigen Orgasmusfrequenz (seltener als einmal im Monat Sex).

Zehn Jahre später führten die Forscher eine erneute Untersuchung durch. Jetzt zeigte sich: Die Rate der Todesfälle war für die sexuell am wenigsten aktiven Männer zweimal so hoch wie die der sexuell rührigsten Männer. Und die Todesrate in der mittleren Gruppe war 1,6-mal so hoch wie in der aktivsten Gruppe. Je mehr Sex die Männer hatten, desto länger konnten sie also – auf welche noch ungeklärte Weise auch immer – ihr Ableben hinausschieben.

Wie die Wissenschaftler herausfanden, blieb dieses Verhältnis auch dann bestehen, wenn man so viele andere Faktoren herausrechnete wie möglich – etwa das Alter, die soziale Stellung, den Blutdruck, Rauchen oder bereits bestehende Herzbeschwerden. »Man sollte sich Gedanken über Interventionsprogramme machen«, hieß es in einer Stellungnahme der Wissenschaftler, »vielleicht analog zu dem Slogan ›Mindestens fünfmal pro Tag!‹, wenn es darum geht, mehr Obst und Gemüse zu essen. Wobei die geforderte Häufigkeit entsprechend angepasst werden sollte.«

Diese Erkenntnisse decken sich mit jenen, die der Epidemiologe George Davey Smith von der britischen Universität Bristol in einer Langzeitstudie zusammenstellte, die er im *British Medical Journal* veröffentlichte. Smith hatte zwischen 1979 und 1983 an rund 2500 Männern zwischen 45 und 59 Jahren sämtliche Todesfälle und deren Ursachen gründlich untersucht. Dabei stellte sich heraus: 150 Teilnehmer hatten zum Ende der Untersuchungsdauer das Zeitliche gesegnet – von jenen, die viele Orgasmen hatten, allerdings nur halb so viele wie von denjenigen, die nur einmal im Monat den Gipfel der Lust erklommen.

Ähnliches ist auch von Gottes Bodenpersonal bekannt: Katholische Priester (die ja zölibatär leben) haben im Vergleich zu ihren protestantischen Kollegen ein erhöhtes Risiko, früh zu sterben. Teils leiden sie häufiger an Depressionen und haben dementsprechend Selbstmordimpulse, teils sterben sie auch häufiger aufgrund einer Verkalkung ihrer Blutgefäße.

Davon abgesehen ist bislang nur wenig darüber bekannt, *warum* Männer, die viel Sex haben, länger leben. Was wir wissen ist beispielsweise, dass der Orgasmus eine schmerzlindernde Wirkung hat: Rheumatologen zufolge spüren Arthritispatienten bis zu sechs Stunden nach einem Orgasmus ein Nachlassen des Schmerzes. Und wir wissen seit ein paar Jahren auch, dass häufige Ejakulationen, auch durch Selbstbefriedigung, vor Prostatakrebs schützen. Aber solche punktuellen Einwirkungen erklären noch nicht die offenbar generell lebensverlängernde Wirkung von Sex.

Wenn ich vor ein solches Rätsel gestellt werde, dann frage ich mich allerdings unweigerlich, ob man die Sache nicht umgekehrt angehen könnte: Vermutlich haben jene Männer besonders viel Sex, die als besonders gesund, kräftig, kompetent und intelligent wahrgenommen werden. Der viele

Sex würde demnach nicht zu einem langen Leben führen, sondern beide Faktoren (viel Sex und Langlebigkeit) basieren auf denselben Ursachen.

Aber auch wenn das logisch klingt, ist es nur eine Vermutung. Vielleicht ist der regelmäßige Austausch von Zärtlichkeiten ja auch seelisch und hormonell so stimulierend, dass damit etliche Krankheiten abgewehrt werden können. In diesem Fall muss einer Frau bewusst sein, dass sie jedes Mal, wenn sie Sex mit einem Mann ablehnt, dazu beiträgt, sein Leben zu verkürzen.

LIEBE

Sind Männer eher als Frauen in der Lage, zwischen Sex und Liebe zu trennen?

Männer bewahren »Sex« und »Liebe« in zwei getrennten Schubladen auf, während Frauen beides grundsätzlich wild durcheinanderschmeißen. Auf diese Weise formuliert wirkt das Klischee vielleicht etwas überspitzt, aber tatsächlich gehen beide Geschlechter davon aus, dass Frauen Sex weit eher mit Liebe verbinden als Männer. So wurden in einer Studie die Versuchspersonen beiderlei Geschlechts gebeten anzugeben, was die Gründe für sexuelles Begehren bei Männern und bei Frauen seien. Mehr als 40 Prozent der Befragten befanden, dass Liebe in Frauen sexuelles Begehren auslöst, während das nur 10 Prozent von Männern annahmen. Ein Mann erklärte offenherzig, dass seinem Eindruck nach häufig die Worte »Ich liebe dich« bei Frauen sexuelles Verlangen erzeugten …

Nun zeigt sich in verschiedenen Umfragen tatsächlich, dass Männer Liebe für weniger notwendig halten, um eine sexuelle Beziehung einzugehen, als das bei Frauen der Fall ist. So nennen die beiden amerikanischen Sexualforscher Robert Crooks und Karla Baur als eigene Erhebung einen Anteil von 36 Prozent der Frauen, für die Liebe wichtig ist, um sich mit jemand anderem in den Laken zu wälzen, denen nur 12 Prozent bei den Männern gegenüberstehen, denen es ähnlich geht. Andere Untersuchungen kommen zu vergleichbaren Ergebnissen.

Allerdings lautete das entscheidende Wort in der zitierten Fragestellung »notwendig« und nicht »gewünscht«. So möchten nämlich auch die meisten Männer ihre sexuellen Erfahrungen lieber innerhalb einer liebevollen Beziehung machen. Und das gelingt ihnen in der Regel auch: Für 81 Prozent der Männer (gegenüber 91 Prozent der Frauen) fand einer weiteren Studie zufolge ihre erste sexuelle Erfahrung in einer gefühlsbesetzten Partnerschaft statt.

Andere Erhebungen bestätigen diese Zahlen. So ergab im Jahr 1984 eine Umfrage des US-Magazins *Parade* unter 1100 nach dem Zufallsprinzip ausgewählten Männern und Frauen, dass 59 Prozent der Männer (und 86 Prozent der Frauen) es als schwierig empfanden, Sex ohne Liebe zu haben. Zehn Jahre später zeigte eine weitere Umfrage desselben Magazins unter 1049 Männern und Frauen, dass sich die Geschlechter einander angenähert hatten: Während die Zahl der Frauen mit 86 Prozent gleich geblieben war, erklärten jetzt 71 Prozent der Männer, sie empfänden Sex ohne Liebe als schwierig.

Trotz dieser Zahl bringen Männer Sex seltener mit Liebe, Verpflichtung und Intimität in Verbindung als Frauen. Das wurde beispielsweise deutlich, als die Sozialpsychologen Ira Robinson, James Balkwell und Dawn Ward Studenten baten, die ersten fünf Worte aufzuschreiben, die ihnen im Zusammenhang mit dem Begriff »Sex« durch den Kopf gingen. Nur 42 Prozent der Männer gegenüber 71 Prozent der Frauen reagierten mit Wörtern aus dem Themenfeld »Liebe«. Ebenso verhielt es sich mit Begriffen aus dem Bereich »Ehe« oder »feste Partnerschaft« (16 Prozent der Männer gegenüber 43 Prozent der Frauen). Was sich hier zeigte, unterstrich auch eine spätere Studie des Forscherteams um die amerikanische Psychologin Susan Hendrick. Hier fanden Männer häufiger als Frauen, dass eine sexuelle Beziehung keine Verpflichtung gegenüber dem Partner bedeute.

Was das konkret bedeutet, lässt sich noch genauer ergründen. Im Jahr 1993 fragten die Soziologen John Roche und Thomas Ramsbey Studenten, wie angemessen sie es fänden, in einer der folgenden fünf Phasen einer Beziehung Sex miteinander zu haben:

1. Dating ohne besondere Zuneigung zueinander
2. Dating mit Zuneigung, aber ohne Liebe
3. Dating mit Verliebtsein
4. regelmäßiges Treffen mit einer einzigen Person, in die man verliebt ist
5. verlobt oder zumindest in einer festen Partnerschaft sein

Annähernd so viele Männer (76 %) wie Frauen (67 %) fanden in Phase 5 Sex auf jeden Fall angemessen, und ähnlich wenige Männer (3 %) wie Frauen (0 %) waren dieser Meinung, was Phase 1 anging. Hinsichtlich der anderen Stadien einer Beziehung zeigten sich allerdings große Unterschiede zwischen den Geschlechtern. Zum Beispiel fanden 17 Prozent der Männer, aber nur 1 Prozent der Frauen Sex in Phase 2 in Ordnung, und was Phase 3 betraf, waren 44 Prozent der Männer, aber nur 15 Prozent der Frauen dieser Ansicht.

Man sollte sich hier jedoch vor dem Trugschluss hüten, dass das sexuelle Verlangen bei Frauen eben generell schwächer ausgeprägt ist als bei Männern. So stellten die Sexualforscher Marita McCabe und John Collins Männer und Frauen ganz ähnliche Fragen danach, wie viel Sex sie in einer von drei Phasen ihrer Beziehung gerne hätten: nach dem ersten Date, nach mehreren Dates, in einer festen Beziehung. Wie zu erwarten war, äußerten die Männer auch hier ein stärkeres Begehren schon in einer frühen Phase der Beziehung. Jedoch gab es *keinen* Unterschied zwischen den Geschlechtern, was die gewünschte Häufigkeit von Sex in einer festen Beziehung betraf. Hier standen die Frauen den Männern in nichts nach.

Generell zeigen Studien unter Heranwachsenden und jungen Erwachsenen, dass beide Geschlechter häufig an Sex denken und entsprechendes Begehren spüren. Über 80 Prozent der Oberschülerinnen fühlen sich von ihren Dating-Partnern auch sexuell erregt – ob sie das nun in entsprechende Aktivitäten umsetzen oder nicht. Allerdings hätten Frauen vor solchen Aktivitäten gerne eine stärkere emotionale Verpflichtung, während dieser Aspekt Männern weniger wichtig ist.

Abschließend kann man zu diesem Thema eine repräsentative Befragung heranziehen, die die Forschungsstelle für Sexualwissenschaft und Sexualpädagogik an der Universität Landau unter mehr als 2400 Männern und Frauen zwischen 14 und 92 Jahren durchführte. Dabei erklärten zwar 48 Prozent der Männer (gegenüber nur 26 Prozent der Frauen), beim Sex stehe für sie der Geschlechtsverkehr selbst an erster Stelle. Aber noch mehr Männer, nämlich 49 Prozent, gaben an, wichtiger seien ihnen intime Zärtlichkeiten. Wenn man nach dieser Befragung geht, ist die Männerwelt also ziemlich gespalten: Die eine Hälfte will vor allem vögeln, die andere Hälfte gibt Küssen und Schmusen den Vorrang.

MÄNNERFILME

Warum lieben Männer Action-Filme?

Was ist der größte Unterschied zwischen Männern und Frauen? Das, was sie meinen, wenn sie sagen: »Ich habe bei diesem Film ein ganzes Päckchen Taschentücher verbraucht.« Frauen, so lautet zumindest das Klischee, begeistern sich eben eher für emotional aufwühlende Streifen, Männer eher für Pornos. Um Pornos soll es allerdings erst in einem späteren Kapitel gehen – hier möchte ich mich gerne mit der Frage beschäftigen: Warum sehen Männer so gerne Action-Reißer?

Auch diese Vorliebe scheint hormonell beeinflusst zu werden, fand das Forscherteam um Oliver Schultheiss von der University of Michigan in Ann Arbour heraus. Die Wissenschaftler ließen drei aus Männern und Frauen bestehende Gruppen jeweils 30 Minuten Szenen aus unterschiedlichen Filmen ansehen: Ausgewählt waren der Schmachtfetzen »Die Brücken am Fluss«, das Mafiadrama »Der Pate II« und einen Dokumentarfilm über den Regenwald am Amazonas. Bei der letztgenannten Gruppe blieb der Hormonspiegel vor und nach der Vorstellung fast völlig gleich. Turbulenter sah es schon im Körper der Zuschauer aus, die sich die anderen Filme zu Gemüte führten.

Während des Liebesfilms wurde bei beiden Geschlechtern das weibliche Geschlechtshormon Progesteron vermehrt ausgeschüttet, woraufhin das Bedürfnis nach Anlehnung und Zärtlichkeit stieg. Zugleich sank bei den Männern der Testosteronspiegel und damit ihr Gefühl von Selbstbewusstsein und Dominanz. (Die Wirkung von Testosteron werde ich noch genauer in einem eigenen Kapitel erklären.) Der Actionfilm erzeugte die gegenteilige Wirkung: Sogar bei Männern, deren Testosteronwerte schon vor dem Film recht hoch gewesen waren, stiegen diese noch einmal um bis zu 30 Prozent. Die Versuchspersonen fühlten sich in ihrem dominanten Verhalten bestätigt, während ihr Bedürfnis nach Zärtlichkeit sank. Bei Frauen hingegen sanken die Testosteronwerte während der Vorführung. Zuschauer, die von Natur aus eher zurückhaltend waren, fühlten sich nach der Sequenz insgesamt unbehaglich.

Für Oliver Schultheiss stellen diese Ergebnisse einen klaren Beleg dafür dar, wie sehr die Hormone eines Menschen seinen Filmgenuss prägen: »Menschen mit einem starken Anlehnungsbedürfnis mögen romantische Filme. Sehr energische Menschen bevorzugen dagegen Filme mit mehr Action und Gewalt.« Was mich daran erinnert, dass ich mir heute Abend noch eine Folge von »24« anschauen wollte …

MÄNNLICHKEIT

Welche Eigenschaften empfinden Männer selbst als besonders männlich?

»Wann ist ein Mann ein Mann?«, fragte 1984 Herbert Grönemeyer in seinem damaligen Hit »Männer«. Ein Vierteljahrhundert später ist diese Frage immer noch ungeklärt – obwohl die verschiedensten Modelle vom Macho bis zum Softi durchprobiert wurden. Sie alle wurden früher oder später verworfen und vom nächsten Modell abgelöst.

Was betrachten Männer selbst als klare Zeichen für Männlichkeit? Dieser Frage ging jüngst der Urologe Ian Eardley aus dem Kinsey-Institut im US-Bundesstaat Indiana gemeinsam mit seinen Kollegen nach und befragte dazu 27 000 Männer zwischen 20 und 75 Jahren aus acht Ländern (USA, Deutschland, Großbritannien, Frankreich, Italien, Spanien, Mexiko und Brasilien). Die Antworten widerlegten die verbreiteten Klischees, denen zufolge Männer ihre maskuline Identität vor allem aus sexueller Potenz beziehen. Stattdessen erklärten 44 Prozent der deutschen Männer, das wichtigste Kennzeichen ihrer Männlichkeit sei »Kontrolle über ihr eigenes Leben zu haben«. Die britischen und italienischen Geschlechtsgenossen sahen das ähnlich, in den anderen Ländern galt es als noch wichtiger, als »Mann der Ehre« angesehen zu werden. Auf Platz zwei und drei legten die deutschen Männer »einen guten Arbeitsplatz zu haben« und »von Freunden respektiert zu werden«. Ein aktives Sexualleben zu haben und bei Frauen erfolgreich zu sein, betrachteten länderübergreifend höchstens drei Prozent als das Wichtigste. Von einer Fixierung auf sexuelle Aspekte, folgerten die Forscher, könne insofern keine Rede sein. Ein weiteres Kennzeichen dafür sahen sie darin, dass Männer mit Erektionsproblemen die sexuellen und nichtsexuellen Aspekte ihrer Männlichkeit genauso einstuften wie Männer, die solche Probleme nicht kannten. Entgegen dem beliebten Klischee stelle Impotenz somit keine Bedrohung für die zentralen Aspekte der Männlichkeit dar, sondern sei lediglich ein Problem, wenn sie die Beziehung zur Partnerin beeinträchtige. Vom Vorurteil des tumben, schwanzfixierten Rammlers bleibt im hellen Licht der Wissenschaft somit nichts mehr übrig.

Gleiches gilt für das kaum weniger beliebte Vorurteil, Männer seien Gesundheitsmuffel. Allenfalls haben Männer, weil sie häufiger als Frauen eine Vollzeittätigkeit ausüben, weniger Zeit, auch bei kleineren Wehwehchen schon zum Arzt zu gehen. Fragt man sie danach, was für sie das wichtigste Kriterium ihrer Lebensqualität sei, nennen 33 Prozent der deutschen Männer eine gute Gesundheit. Auf Platz 2 steht ein harmonisches Familienleben, gefolgt von einer guten Beziehung zur Partnerin auf Platz 3. Offenbar gehen Deutschlands Männer zu Recht davon aus, dass ein harmonisches Familienleben eine gute Beziehung zur Partnerin automatisch einschließt. Nur fünf Prozent der Männer war es besonders wichtig, das Leben in vollen Zügen zu genießen, und nur zwei Prozent legten höchsten Wert darauf, ein befriedigendes Sexleben zu haben.

MILCH

Können auch Männer Milch geben?

Es klingt zunächst unglaublich, aber es ist wahr: Unter bestimmten Bedingungen kann auch die männliche Brust Milch produzieren. So wurden einigen Prostatakrebs-Patienten bei ihrer Behandlung weibliche Sexualhormone gespritzt, um das Ausbreiten des Krebses zu verhindern. Daraufhin waren sie in der Lage, über ihre Brustwarzen Milch zu geben. Auch Transsexuelle, die man mit hohen Dosen von Östrogen behandelt, reagieren auf die Stimulation ihrer Nippel mit Milchfluss.

Ebenso geht es Männern, die am Verhungern sind. Offenbar sondert bei ihnen der Vorderlappen der Hirnanhangdrüse das Hormon Prolaktin ab, das normalerweise bei Frauen für die Milchsekretion während der Stillzeit zuständig ist, aber in Extremsituationen auch die männlichen Brustdrüsen zum Milchgeben aktiviert. Die medizinische Erforschung dieses Phänomens gestaltet sich allerdings schwer: Selbst Männer kann man nicht einfach fast verhungern lassen, nur um zu sehen, ab wann sie anfangen, Milch zu geben. Eine naheliegende Spekulation ist allerdings, dass dieser Mechanismus es Männern im Fall einer extremen Hungersnot ermöglichen soll, ihre Babys zu stillen.

Immerhin war es Forschern aber möglich, die von einem Mann abgegebene Milch chemisch zu analysieren. Dabei fanden sie Milchzucker, Proteine und Elektrolyte in ähnlicher Zusammensetzung, wie sie in der Muttermilch vorkommt.

Auch ein bis zwei Wochen nach der Geburt sondern Jungen (und Mädchen) aus ihren Brüsten häufig Milch ab. Das liegt vermutlich daran, dass ihre Körper noch immer von den Hormonen ihrer Mutter durchflutet sind. Trotzdem ist das vielen Menschen unheimlich, weshalb der Volksmund hier von »Hexenmilch« spricht.

MUSKELN

Warum ist es Männern so wichtig, starke Muskeln zu haben?

Nachdem sich unsere Welt immer weiter von der industriellen zur Dienstleistungsgesellschaft gewandelt hat, ist es eigentlich verblüffend, dass Männer immer noch Fitnessstudios aufsuchen, um ordentlich Muckis aufzubauen: Muskeln, die sie im Alltag kaum noch brauchen und die auch kein Statussymbol darstellen, da ein Mann damit allenfalls demonstriert, zur körperlich arbeitenden statt zur denkenden und organisierenden Schicht zu gehören.

Um diese Frage zu klären, untersuchten David Frederick und Martie Haselton von der University of California Los Angeles (UCLA) 99 Studenten, deren Muskulatur unterschiedlich stark ausgeprägt war. Zunächst fotografierten sie die Probanden und bewerteten sie auf einer Skala von eins (schmächtig) bis neun (Bodybuilder). Außerdem befragten die Wissenschaftler die Versuchspersonen nach ihrer sexuellen Vergangenheit. Dabei zeigte sich: Doppelt so viele muskulöse Teilnehmer konnten gegenüber den weniger muskulösen mehr als drei Geschlechtspartner aufweisen. Außerdem, so ergründeten die Wissenschaftler in weiteren

Untersuchungen, neigten überdurchschnittlich muskulöse Männer zu einem promiskuitiven Lebensstil mit kurzen Affären.

Offenbar kommt ein mit Muskeln bepackter Mann auch heute noch beim weiblichen Geschlecht an – zumindest bis zu einem gewissen Grad. Die von den Forschern befragten Frauen betrachteten muskulöse Männer eher als sexy und dominant, aber auch als weniger treu im Vergleich zu den nicht muskulösen Männern. Deshalb ziehen die Damen die Muskelmänner vor allem für eine kurze Affäre vor. Insgesamt am attraktivsten und vertrauenswürdigsten finden sie jedoch Männer, die auf der Skala einen mittleren Wert einnehmen.

Das wiederum ist vielen Männern nicht ganz klar. So wie etliche Frauen glauben, für Männer sei eine Frau umso attraktiver, je schlanker sie ist, überschätzen Männer auch das gewünschte Maß an einem muskulösen Körperbau. Und ähnlich wie Zeitschriften, die auf weibliche Leser ausgerichtet sind, einen schlankeren Frauentyp bewerben als Herrenmagazine, unterscheidet sich der Körper, der in Männermagazinen als Ideal dargestellt wird, von dem, was in Frauenzeitschriften als wünschenswert gilt. Zu diesem Ergebnis gelangten die Wissenschaftler bei einer Auswertung von Magazinen wie *Men's Health* und *Cosmopolitan*. Frauen und Männern werden hier also komplett unterschiedliche Vorstellungen verkauft, wie ein idealer männlicher Körper aussehen sollte. Der Glaubenssatz: »Wenn Muskeln gut sind, sind mehr Muskeln umso besser« stellt sich als Trugschluss heraus.

NASE

Sagt die Nase eines Mannes tatsächlich etwas über die Größe seines Penis aus?

»Wie die Nase des Mannes, so sein Johannes« – so sagt man. Aber stimmt das auch? Die koreanischen Wissenschaftler Jong Cheol Woo und Nam Cheol Park wollten es ganz genau wissen und untersuchten bei 655 erwachsenen Männern mögliche Zusammenhänge zwischen der Größe des Penis und der Größe … nein, nicht nur der Nase, sondern einer ganzen Reihe von anderen Körperteilen. Kann eine Frau beispielsweise erkennen, wie gut ein Kerl bestückt ist, wenn sie die Länge seiner verschiedenen Finger, der Zehen, Ohren, Nase, seine Körpergröße und sein Gewicht in Betracht zieht?

Leider nicht: Es zeigten sich zwar geringe Zusammenhänge zwischen der Penislänge und der Körpergröße sowie zwischen dem Ausmaß des Penis und der Länge des ersten bzw. des dritten Zehs. Ähnlich sieht es mit dem Verhältnis der Länge von Ring- und Zeigefinger aus, wie ich bereits im Kapitel »Finger« erklärt habe. Allerdings waren diese Zusammenhänge viel zu schwach ausgeprägt, um dadurch verlässliche Rückschlüsse auf den einzelnen Mann ziehen zu können.

Zu demselben Ergebnis gelangte die bislang umfangreichste Sammlung entsprechender Daten, die für die Website »The Definitive Penis Size Survey« erhoben wurde. In dieser Umfrage gaben über 3000 Männer aus aller Welt die Länge ihres Penis ebenso an wie ihre Nasenlänge und ihre Schuhgröße. Auch hierbei zeigten sich keine direkten Zusammenhänge zwischen den verschiedenen Angaben, so dass man die eine aus der anderen hätte ableiten können.

Muss eine Frau also wirklich erst umständlich mit einem Mann ins Bett gehen, um herauszufinden, wie gut er ausgestattet ist? Nicht unbedingt, denn es gibt noch einen Geheimtipp, den Wissenschaftler der Universität Boston ermittelten. Ihnen zufolge entspricht der Abstand von der Daumenlinie in der Handfläche eines Mannes und der Spitze seines Zeigefingers in etwa der Länge seines ansonsten unberechenbaren Anhängsels. Jetzt müssen Sie den Mann, für den Sie sich interessieren, also nur noch dazu bringen, dass er sich von Ihnen seine Zukunft aus der Hand lesen lässt …

ORGASMUS

Was spielt sich beim Orgasmus im Körper eines Mannes ab? Und wie unterscheidet sich sein Orgasmus von dem einer Frau?

Wie beim weiblichen gibt es auch beim männlichen Orgasmus vier Phasen: die Erregungs-, die Plateau-, die Orgasmus- und die Rückbildungsphase. Seine sexuelle Erregungskurve kann sehr steil ansteigen (Verführung durch eine 19-jährige, sehr verspielte Französin), aber auch ziemlich gemächlich (Nacht nach der goldenen Hochzeit). In beiden Fällen allerdings werden optische und Berührungsreize durch die Sinnesnerven des Mannes zu seinem unteren Rückenmark weitergeleitet. Infolgedessen füllt sich der Penis mit Blut – es kommt zu einer Erektion.

Nachdem sich die Beteiligten von diesem Ehrfurcht gebietenden Anblick gelöst haben, geht die Action, begleitet von zunehmender Erregung, weiter: Die Muskelspannung des Mannes steigt, sein Puls und seine Atemfrequenz sind jetzt erhöht, seine Brustwarzen hart und empfindlich. Seine Hoden wandern näher in Richtung Unterleib.

Wir erreichen nun die Plateauphase: Hier ist die Aufmerksamkeit gänzlich auf Sex gerichtet. Puls und Blutdruck steigen weiter, auch die Atmung geht schneller. Die Hoden schwellen fast auf die doppelte Größe an, werden noch dichter an den Körper gezogen. Bald bilden sich an der äußeren Mündung der Harnröhre die sogenannten »Lusttröpfchen«, die aus den bei der Prostata gelegenen Cowper-Drüsen stammen. Schon diese winzigen Tropfen können bereits Spermien erhalten. Sogar Körperteile wie die Ohrläppchen und die Nase nehmen während dieser Phase an Größe zu.

Zwei bis drei Sekunden lang währt nun das Gefühl der Unvermeidbarkeit: das Wissen, dass, selbst wenn man jetzt sofort alle sexuellen Handlungen abbrechen würde, der Orgasmus nicht mehr zu verhindern wäre.

Und dann kommt er: wenige Sekunden lang in krampfartigen Zuckungen, meistens begleitet von dem Gefühl völliger Entspannung – und einem Samenerguss. Durch ein Zusammenziehen der Muskeln an den Geschlechtsorganen wird das Sperma kraftvoll herausgeschleudert. Auch die Schließmuskel von Hintern und Harnröhre ziehen sich zusammen, während Atemfrequenz, Puls und Blutdruck weiter steigen. Erst in der Rückbildungsphase sinken sämtliche Werte wieder auf den Normalzustand.

Und was geschieht nun im Gehirn eines Mannes, während er auf den Gipfel der Lüste emporsaust? Um dies herauszufinden, legte der Neurowissenschaftler Gert Holstege an der niederländischen Universität Groningen elf Männer in einen Positronen-Emissions-Tomographen (PET), mit dem er die Erregung in ihrem Kopf mitverfolgen konnte, während sich die Versuchspersonen von ihren Partnerinnen per Hand befriedigen ließen. Dazu bedurfte es einiger Geschicklichkeit, denn während die Männer sich bitte kein bisschen bewegen sollten, hatten sie innerhalb von 50 Sekunden zum Höhepunkt zu gelangen.

Dabei zeigte sich ein weit verteiltes Muster feuernder Neuronen, wobei insbesondere jener Teil aufleuchtete, der auch bei romantischer Liebe und Drogengenuss aktiv ist: das Belohnungssystem des Gehirns. Dieses Erlebnis wollen wir Menschen immer wieder genießen – vermutlich hat es die Natur so eingerichtet, um damit die Anstrengungen zur Fortpflanzung der Mühe wert zu machen.

Im nächsten Schritt legte Holstege 12 Frauen in seinen PET-Scanner und ließ deren Partner ihre Klitoris stimulieren. Wie würde sich der männliche vom weiblichen Orgasmus unterscheiden? Das wichtigste Ergebnis: Es gab kaum einen Unterschied. Insgesamt lag die Übereinstimmung bei 95 Prozent. Allerdings gab es auch interessante Abweichungen. So zeigte sich eine Gehirnregion, die für das Abstimmen von Schmerzreizen zuständig ist, nur bei Frauen aktiv. Dafür zeigten beim Orgasmus größere Teile des weiblichen Gehirns fast einen Totalausfall, so dass nur das Kleinhirn aktiv blieb. Tot waren vor allem der Bereich, der für Triebkontrolle und Selbstbeherrschung zuständig ist, sowie die Region, in der sich Moralempfinden und soziales Urteilen abspielen. Dem unbenommen blieb jedoch die subjektive Wahrnehmung des Erlebnisses gleich. So förderte eine Analyse von Fragebögen über die Wahrnehmung des Orgasmus keine geschlechtsspezifischen Unterschiede zutage. Schon 1976 ließen die Psychologen Ellen Vance und Nathaniel Wagner von der Universität Washington in Seattle 70 Experten (Gynäkologen, Sexualwissenschaftler und Mediziner) Texte studieren, mit denen 48 Frauen und Männer ihren Höhepunkt beschrieben. Dabei sollten die Fachleute, die nicht wussten, von welchem Geschlecht welche Schilderung stammte, nach Unterschieden suchen. Sie scheiterten allesamt.

Im Durchschnitt dauert der Orgasmus eines Mannes 9 bis 13 Sekunden, was sich auf einen noch exakteren Durchschnitt von 12,2 Sekunden präzisieren lässt. Aus dieser Dauer errechnete Psychiater Michael McGuire: Jeder heterosexuelle Mann verbringt im Schnitt 9,3 Stunden seines Lebens auf dem Gipfel der Lust – zumindest wenn es um partnerschaftlichen Sex geht. Rechnet man Selbstbefriedigung mit, wird diese Zeitspanne entsprechend länger.

Warum kommen Männer oft so schnell?

Selbst gesunde Männer gelangen im Vergleich zu Frauen sehr schnell zum Orgasmus: Während die Lady unter ihnen gerade erst beginnt, so richtig Gefallen an der Sache zu finden, spritzen sie bereits ab. Hätte die Natur das nicht etwas geschickter regeln können? Warum kommen Männer so schnell – ist das nicht reiner Egoismus?

Einmal mehr scheint das Gegenteil der Fall zu sein: Die kurze Strecke zum Orgasmus bietet dem Mann und letztlich auch seiner Partnerin evolutionäre Vorteile. Während des Geschlechtsakts ist die Aufmerksamkeit nun einmal sehr eingeschränkt. Der Steinzeitmann konnte somit leicht zur Beute eines angreifenden Tieres werden. Während seine Partnerin, die ihn ja als Beschützer hatte, sich zurücklegen und genießen konnte, durfte er sich nur so wenig Zeit wie möglich nehmen, um seine Gene weiterzugeben. Aus demselben Grund ist im gesamten Tierreich die Zeit bis zur Ejakulation sehr kurz.

Wie wichtig ist der Orgasmus für die sexuelle Zufriedenheit eines Mannes?

Der eigene Orgasmus ist für einen Mann beim Sex keinesfalls das Wichtigste, stellte der Sexualforscher Edward Laumann in einer Studie fest. Stattdessen ist es für die Zufriedenheit der meisten Männer wichtiger, dass die Partnerin den Höhepunkt erreicht, als sie selbst. »Beide Partner«, erklärte Laumann dazu, »sind gefühlsmäßig eindeutig am zufriedensten, wenn die Frau während des Geschlechtsaktes häufig Orgasmen hat.«

Das klingt sehr edel und fürsorglich. Es kann aber auch zu Problemen führen – etwa wenn Männer die Erfahrung machen, dass sie zu Zuschauern ihrer eigenen Sexualität werden, weil sie sich allein auf die Reaktionen ihrer Partnerin konzentrieren. »Man ist kein Mann, wenn man der Frau keinen ordentlichen Orgasmus verschafft«, umschreibt der dänische Wissenschaftsjournalist Tor Nørretranders diese Einstellung. »Leicht und nonchalant übergeht man seinen eigenen Orgasmus.« Und er veranschaulicht dieses Dilemma anhand einer Witzzeichnung in einer dänischen Tageszeitung, wo ein Mann seine Prioritäten beim Geschlechtsverkehr wiedergibt: »Ich verschaffe ihr natürlich jedes Mal einen Orgasmus. Zuerst ein Vorspiel zum Anheizen. Und wenn sie so richtig geil ist, schlecke ich sie zum Orgasmus, dass sie ganz wild wird und mir die Nägel in den Rücken bohrt. Mein Orgasmus? Ja, davon liefere ich jedes Mal ein Löffelchen voll ab!«

Täuschen auch Männer manchmal einen Orgasmus vor?

Die Vorstellung, dass auch Männer einen Orgasmus vortäuschen können, erzeugt vermutlich bei vielen ein Stirnrunzeln. Kommen Männer nicht fast automatisch? Tatsächlich, so ergab bereits in den neunziger Jahren eine Mammutuntersuchung in den USA, die *National Health and Social Life Survey*, gelangen beim Sex 75 Prozent der Männer, aber nur 29 Prozent der Frauen jedes Mal zum Orgasmus. 80 Prozent der Männer und 60 Prozent der Frauen kommen bei der Selbstbefriedigung immer oder zumindest normalerweise zu ihrem Höhepunkt. Männer haben es in dieser Hinsicht also deutlich leichter. Aber ein gar nicht so kleiner Anteil von ihnen hat hier ebenfalls Probleme. Die Ursachen können körperlicher Natur sein (Krankheiten, Verletzungen, Medikamente) oder seelisch bedingt (eine streng religiöse Erziehung, die Angst, die Partnerin zu schwängern, oder ungewöhnliche Methoden der Selbstbefriedigung, an die man sich so gewöhnt hat, dass man beim Partnersex nicht mehr kommen kann). Häufig gelangen Männer mit Orgasmusstörungen schnell zu einer Erektion, aber danach steigt die Erregung nicht mehr so stark, wie es nötig wäre. Bei der Selbstbefriedigung kommt ein Orgasmus noch zustande, nicht jedoch beim Geschlechtsverkehr.

Aber es muss keineswegs unbedingt eine tiefgreifende Störung vorliegen, damit ein Mann einen Orgasmus vortäuscht. Mancher will es sich einfach nur leichtmachen: Er stellt beim Sex fest, dass er im Gegensatz zu seiner Partnerin nicht so rechte Lust hat, vielleicht weil er zu müde oder zu abgelenkt ist. Schließlich wird er der Sache überdrüssig, will aber erst recht keine anstrengende Diskussion über Fragen wie »Mache ich dich etwa nicht mehr an?« führen.

Möglicherweise scheut er sich auch, bei seiner Partnerin die grundlose Sorge zu erwecken, er sei von ernsthaften Potenzstörungen betroffen. »Wenn du spürst, dass er schlaff wird, dann machst du schnell ein paar Ächz- und Stöhnlaute, stößt ein bisschen fester und ziehst ihn dann raus«, lautete eine typische Erklärung eines solchen Mannes. Wenn die Frau selbst feucht genug sei, falle ihr das fehlende Sperma gar nicht auf. Dasselbe gilt, wenn ihr Partner ein Kondom benutzt, das er ungesehen entsorgt.

Einer repräsentativen Befragung zufolge, die der Doktorarbeit der der Hamburger Psychologin Angelina Borgaes (»Vorgetäuschte Orgasmen von Männern«) zugrunde lag, hat bereits jeder zweite Mann schon mal einen Orgasmus vorgetäuscht. Der Routinierteste gab zu Protokoll: »Ich mache das seit zwanzig Jahren«. In einer Umfrage der Zeitschrift *Freundin* gaben indes nur 26 Prozent aller Männer gefakete Höhepunkte zu – was allerdings auch schon eine überraschend hohe Zahl darstellt.

Von Angelina Borgaes abgesehen ist jedoch der gesamte Themenbereich noch immer ein Stiefkind der Sexualforschung. So stellte auch die Sexualwissenschaftlerin Sabine zur Nieden in ihrer Dissertation fest: »Über Erlebnis- und Orgasmusstörungen bei Männern existiert vergleichsweise wenig Literatur, schaut man sich die unüberschaubare Menge an Literatur über Orgasmusstörungen bei Frauen an.« Insbesondere nach der Erlebnisqualität, also den emotionalen Erfahrungen, die über den rein körperlichen Samenerguss hinausgehen, werde bei Männern zu wenig gefragt. Und der bereits im vorangegangenen Kapitel zitierte dänische Wissenschaftsjournalist Tor Nørretranders stimmt zu: »Man kann feststellen, dass das, was an Wissen über männliches Orgasmuserleben zugänglich ist, keineswegs ausreicht. (…) Die Orgasmen der Frau dagegen sind ausführlich erforscht und diskutiert, sowohl in der Frauenbewegung wie in der Tageszeitung. (…) Der Hite-Report, die Emanzipationsbewegung und die Sexologen haben ihr Augenmerk auf Form und Qualität des weiblichen Orgasmus gerichtet. Was die männlichen Orgasmen angeht, herrscht Schweigen.«

Sind auch Männer zu multiplen Orgasmen in der Lage?

Die Fähigkeit, mehrmals hintereinander zu kommen, ist etwas, worum viele Männer Frauen beneiden. Dabei wird diese Fähigkeit mitunter überschätzt: Es ist ja nicht jede Frau multiorgasmisch – viele Frauen haben, wie bereits erwähnt, Schwierigkeiten, überhaupt zum Orgasmus zu gelangen. Umgekehrt gibt es sehr wohl auch multiple Orgasmen bei Männern. Davon konnte man schon Jahrtausende vor Christi Geburt in chinesischen Schriften lesen. Auch im Taoismus, der Tantra-Lehre, alten arabischen Texten und dem altindischen Kamasutra wird diese Fähigkeit erwähnt.

Die ersten modernen Wissenschaftler, die zu diesem Thema forschten, waren William Hartmann und Marilyn Fithian vom kalifornischen Center of Marital and Sexual Studies. Sie untersuchten die sexuellen Höhepunkte von 282 Männern: 33 dieser Versuchspersonen erwiesen sich als multiorgasmisch. Ein athletischer junger Mann schaffte sogar 16 Orgasmen innerhalb einer Stunde. Das mag ein Extremfall sein, aber auch die amerikanische Sexualforscherin Beverly Whipple berichtet in einer im *Journal of Sex Education and Therapy* veröffentlichten Studie über einen Mann, der ohne Erektionsverlust immerhin sechs Orgasmen in 36 Minuten hatte.

Und auch die Forschergruppe um Manfred Schedlowski

von der Uniklinik Essen stieß bei einer Untersuchung auf einen ganz besonderen Probanden: Er kam innerhalb von zwei Minuten zweimal, ein dritter Orgasmus folgte kurz darauf. Als Grund stellten die Wissenschaftler schnell fest: Der Prolaktinspiegel des Orgasmuskünstlers blieb die ganze Zeit über auf Ausgangsniveau. Es ist aber die Veränderung dieses Spiegels, die bei Männern die sogenannte Refraktärphase einleitet, jene Zeitspanne, wo sie für erotische Reize völlig unempfindlich sind. Der von den Essener Forschern ausfindig gemachte Mann berichtete, er habe seine Refraktärphase durch Üben überwunden: Im Alter von 18 Jahren habe ihn sein früher Orgasmus gestört, so dass er trotz des danach entstehenden Sättigungsgefühls »einfach weitergemacht« habe. Auf diese Weise sei es ihm dauerhaft gelungen, sein Erregungsniveau nach dem Orgasmus zu halten.

Die amerikanischen Sexualforscher Marian Dunn und Jan Trost interviewten 21 Männer zwischen 25 und 69 Jahren, die alle berichteten, dass sie normalerweise, aber nicht immer zu multiplen Orgasmen fähig seien. (Multiple Orgasmen wurden in dieser Studie definiert als »zwei oder mehr Orgasmen mit oder ohne Ejakulation und ohne vollständigen Verlust der Erektion während ein und derselben sexuellen Begegnung«.) Die betreffenden Männer zeigten ihren Berichten zufolge unterschiedliche Muster: Einige ejakulierten bei ihrem ersten Höhepunkt und hatten danach trockene Orgasmen, andere hatten mehrere Höhepunkte ohne Ejakulation, um sich im finalen Höhepunkt schließlich zu ergießen. Wieder andere zeigten eine Mischform dieser beiden Extreme.

Den Sexualtherapeuten Hartmann und Fithian zufolge kann ein Weg, um als Mann zu Mehrfach-Orgasmen zu gelangen, in einer Beherrschung des PC-Muskels bestehen –

das ist jener Muskel, der normalerweise den Urinfluss kontrolliert. Wenn man diesen Muskel durch tägliches Training stärkt, könne man sich auch Kontrolle über die Ejakulation verschaffen, indem man in dem Moment, wo man sich normalerweise ergießen würde, diesen Muskel für etwa 15 Sekunden anspannt. Das Ergebnis wäre ein Orgasmus im Kopf, aber kein Samenerguss. Manche Forscher berichten in diesem Zusammenhang von einer sogenannten »Injakulation«, wobei das Sperma durch Willenskraft zurück in den Körper (in die Blase) gesogen wird.

PARTNERSUCHE

Welche Eigenschaften wünschen sich die meisten Männer heutzutage von einer Partnerin?

Worauf achten Männer heutzutage, wenn sie sich nach einer Frau umsehen, die für sie als Partnerin infrage kommt? Um das zu ergründen, befragten die Soziologinnen Christine Whelan und Christie Boxer von der Universität Iowa im Jahr 2008 über 1100 Studenten und Studentinnen verschiedener Universitäten danach, wie wichtig ihnen bestimmte Eigenschaften beim anderen Geschlecht seien. Diese Untersuchung war allerdings nur Teil einer größeren Studie, die seit 1939 in jedem Jahrzehnt durchgeführt wird. Immer wurden deren Teilnehmer darum gebeten, vorgegebene Eigenschaften auf einer Skala zwischen »unwichtig« bis zu »absolut notwendig« einzuordnen. Auf diese Weise lässt sich nachzeichnen, wie sich die Bedeutung der verschiedenen Kriterien im Lauf der Zeit verschiebt.

Platz eins bei beiden Geschlechtern nahm im Jahr 2008 »gegenseitige Anziehungskraft und Liebe« ein – was wie ein extrem naheliegender Spitzenreiter klingt, es im Jahr 1939 bei Männern wie Frauen allerdings nicht einmal in die Top drei geschafft hatte. »Die Eheschließung war eine zweckmäßige Angelegenheit«, erklärt Christine Whelan. »Aus Liebe oder Anziehungskraft zu heiraten galt als töricht und unter Umständen sogar gefährlich.« Ergänzt wurden die Top drei im Jahr 2008 ebenfalls bei beiden Geschlechtern durch »Verlässlichkeit« sowie »emotionale Stabilität und Reife«.

Auf dem vierten Platz bei den von Männern gewünschten weiblichen Eigenschaften rangiert »Intelligenz«, was ein ziemlicher Sprung von Platz 11 ist, wo man dieses Kriterium noch 1939 fand. Weitere bemerkenswerte Verschiebungen: »Gute finanzielle Perspektiven« bewegte sich von Platz 17 im Jahr 1939 (und dem letzten Platz im Jahr 1967) immerhin auf Platz 12. Und während im Jahr 1939 »Keuschheit« bei Frauen noch mehr geschätzt wurde als Intelligenz, ist diese Eigenschaft in der Gegenwart auf dem letzten Platz gelandet.

»Wir haben es heute mit einer Generation von Männern zu tun«, erklärte Christine Whelan das entstandene Gesamtbild, »die mit gebildeten Müttern, Lehrerinnen, Ärztinnen und Vorbildern aufgewachsen sind. Und in wirtschaftlich harten Zeiten nimmt die Möglichkeit, die finanzielle Last mit einer Partnerin zu teilen, die Bürde von den männlichen Schultern, der einzige Ernährer zu sein.«

Hier nun die komplette Rangordnung der von den Forscherinnen ermittelten Männerwünsche:

– Unentbehrliche Merkmale:

Gegenseitige Anziehung und Liebe, verlässlicher Charakter, emotionale Stabilität

- Wichtige Merkmale:
  Bildung und Intelligenz, gutes Aussehen, Ehrgeiz
- Wünschenswerte Merkmale:
  Gute finanzielle Perspektiven, gute Köchin und Hausfrau
- Unwichtige Merkmale:
  Ähnliche politische Überzeugungen, Keuschheit.

Die in der Untersuchung von Christine Whelan und Christie Boxer ermittelten Partnerwünsche decken sich weitgehend mit den bisherigen Ergebnissen der aktuellen Forschung. Hiernach suchen beide Geschlechter nach einem emotional stabilen Partner, der sich für die Beziehung verpflichtet, nett, aufmerksam, liebenswürdig, ehrlich, interessant und loyal ist. Was Männer in einer Langzeit-Partnerin allerdings nicht wollen, ist leichte sexuelle Verfügbarkeit. Stattdessen suchen sie nach einer Frau, die für sie selbst leicht zu bekommen ist, aber schwierig für andere Männer.

Der Wiener Verhaltensforscher Karl Grammer widmete sich speziell der Frage, wie die Partnerwünsche von Männern mit ihrem Alter und Einkommen zusammenhängen. Dabei gelangte er zu dem Ergebnis, dass sich ältere Männer mit hohem Status noch jüngere Frauen als Männer mit niedrigem Status wünschen. Bei geschiedenen Männern sollte die Wunschpartnerin im Durchschnitt sogar um zehn Jahre jünger sein. »Je höher das Einkommen eines geschiedenen Mannes ist«, kommentierte Grammer, »umso weniger tolerant wird er gegenüber gleichaltrigen oder älteren Frauen.«

Solche Ergebnisse sind natürlich Wasser auf den Mühlen der Evolutionsbiologen, die schon immer der Ansicht waren, dass auf dem Partnermarkt männlicher Status gegen weibliche Jugend gehandelt wird. Interessant ist hier allerdings: Während die meisten Männer teils deutlich jüngere Frauen suchen, haben jugendliche und heranwachsende Männer nichts gegen eine Partnerin einzuwenden, die ein paar Jahre älter ist. Bezeichnenderweise fokussiert sich so das Wunschalter auf eine Frau von 22 Jahren – dem Alter der höchsten Fruchtbarkeit. Es ist diese 22-jährige Idealfrau, die auch die Standards setzt, was Schönheit und körperliche Perfektion angeht.

Warum liegt Männern so viel an der Schönheit von Frauen?

»Warum sollten Frauen lieber schön sein als klug?« – »Weil Männer besser gucken als denken können.« Natürlich sind Sprüche wie dieser Unsinn. Das belegt bereits die Geschlechterverteilung bei Mensa-Mitgliedern, Nobelpreisträgern, Schachgroßmeistern und Jugend-forscht-Gewinnern. Und auch bei der Partnerwahl legen, wie wir eben gesehen haben, immer mehr Männer Wert auf Intelligenz.

Nichtsdestotrotz achten immer noch weit mehr Männer als Frauen auf sichtbare Anzeichen für Jugend und Schönheit, wenn sie sich nach einem Partner umschauen. Auch in Kontaktanzeigen führen Männer dreimal so häufig »Schönheit« als Kriterium auf. Und als die Anthropologin Helen Fisher für eine Studie die Hirntätigkeiten von Verliebten untersuchte, zeigte sich bei den Männern mehr Aktivität in den Hirnregionen, die visuelle Reize verarbeiten – und dabei insbesondere den Anblick von Gesichtern. Wurden Männern Fotos ihrer Geliebten gezeigt, konnte man darüber hinaus mehr Aktivität in einer Hirnregion feststellen, die für die Peniserektion zuständig ist.

Vermutlich bildete die Evolution diese Tendenz heraus, damit sich Männer in eine fruchtbare Frau verlieben. Denn gesunde Eierstöcke sind eine Voraussetzung für die Bildung von Östrogenen. Erkennt also ein Mann, dass eine Frau über einen gesunden Östrogenhaushalt verfügt, kann er auf deren Fruchtbarkeit schließen. Einen hohen Östrogenspiegel wiederum erkennt man an einer glatten, reinen Haut sowie an der Form des Gesichts, die ganz entscheidend von den Östrogenen geprägt wird. So hemmen Östrogene beispielsweise das Knochenwachstum. Dadurch bleiben Kinn und Kiefer schmal, die Augen erscheinen größer: Das Gesicht wirkt insgesamt ein wenig kindlicher. Außerdem führen Östrogene zu Fettablagerungen in den Lippen, die dadurch voller erscheinen.

Aber es gibt auch Signale für Schönheit, die nichts mit den Östrogenen zu tun haben, sondern insgesamt auf Gesundheit hindeuten – beispielsweise schneeweiße Zähne, leuchtende Augen, glänzendes Haar, ein straffer, geschmeidiger Körper, ein federnder, schwungvoller Gang und ein lebhaftes Wesen. All diese »Äußerlichkeiten« machen deutlich: Bei dieser Frau sind die notwendigen Eigenschaften, um Kinder zu bekommen und großzuziehen, vermutlich vorhanden.

Allerdings scheinen sich Männer nicht ausschließlich der Fortpflanzung zuliebe für attraktive Frauen zu interessieren – sondern auch, weil eine solche Schönheit an der Seite den Status eines Mannes gegenüber anderen Männern und potenziellen Partnerinnen erhöht. So wurden in einem Experiment den Testpersonen Fotos gezeigt, die Männer mit unterschiedlich attraktiven Frauen im Arm zeigten. Daraufhin sollten die Testpersonen diesen Männern deren vermutlichen gesellschaftlichen Rang zuordnen. Dabei nahmen unattraktive Männer in Begleitung einer gut aussehenden Partnerin den Spitzenplatz ein. Offenbar scheint bei der Zuordnung, die hier vorgenommen wird, die Annahme zugrunde zu liegen: Das muss schon ein toller Hecht sein, um so eine Frau zu erobern, obwohl er selbst nicht gerade der Attraktivste ist …

Interessieren sich Männer mehr für unnahbar wirkende Frauen?

Männer sind ja von Natur aus Jäger und lieben die Herausforderung. Das sollte die Vermutung nahelegen, dass eine Frau, die eher unnahbar wirkt und sichtliche Hürden aufbaut, bevor man bei ihr landen kann, Männer zu ganz besonderem Eifer anspornt.

Um diese These zu überprüfen, heuerten die Sozialpsychologen Elaine Hatfield und William Walster von der Universität Wisconsin eine Prostituierte an, die ihre nichts ahnenden männlichen Versuchspersonen in einem Hotel in Nevada empfing. Der Hälfte der Männer hielt sie, während sie ihnen einen Begrüßungsdrink mixte, folgenden kleinen Vortrag: »Dass du heute hier sein kannst, bedeutet nicht, dass du meine Telefonnummer haben oder mich in Zukunft noch einmal treffen kannst. Ich gehe demnächst wieder zur Uni, und dann habe ich nicht mehr so viel Zeit und muss mich auf die Leute beschränken, die ich am liebsten mag.« Bei der anderen Hälfte tat sie einfach ihren Job, ohne ihre Freier vorher vollzulabern.

Nun legten die Forscher verschiedene Kriterien an, um die Lust der Männer auf diese Frau zu messen: die Einschätzung der Prostituierten selbst, der von den Männern gezahlte Betrag und wie oft sie zu dieser Dame zurückkehrten. Das Ergebnis der Auswertung war überraschend: Kunden, denen die Frau zuvor die kalte Schulter gezeigt hatte, kehrten weniger häufig zurück. Die Schlussfolgerung »was schwer zu haben ist, muss besonders wertvoll sein« spielte sich demnach keineswegs im Denken der untersuchten Männer ab.

Ob sich diese Erkenntnis auch auf romantische Annäherungen übertragen ließ, überprüften die Wissenschaftler im nächsten Schritt mit der Unterstützung einer Partnervermittlungsagentur. Aber auch hier zeigten sich die Männer eher abgetörnt von Frauen, die sich ständig mit einer Aura der Unnahbarkeit umgaben. Was sie hingegen durchaus zu schätzen wussten, waren Frauen, die sich ihnen gegenüber interessiert und zugewandt zeigten, aber auf *andere* Kerle kühl und abweisend reagierten. Das ist aus nachvollziehbaren Gründen der Typ Frau, den ein Mann am liebsten an seiner Seite hätte.

Woran denken Männer beim ersten Rendezvous?

Wie unterscheiden sich Männer von Frauen, wenn es um das Planen eines Dates geht? Welche »inneren Drehbücher« laufen dabei im Kopf der beiden Geschlechter ab? Um das herauszufinden, befragte der Münchner Psychologe Andreas Heij 136 deutsche Studentinnen und Studenten zwischen 20 und 30 Jahren. Jeder von ihnen sollte mindestens 20 Handlungen aufzählen, die bei einem Rendezvous vorkommen.

Dabei nannten Frauen vorrangig Aktionen, die mit ihrem Aussehen zu tun hatten (»zehn Sachen anprobieren«, »vor dem Spiegel auf und ab gehen«, »zwischendurch auf dem Klo nachchecken, ob Lippenstift nicht verschmiert ist«), mit ihrer Körpersprache (»mit Fingern am Weinglas spielen«, »mit Zunge Lippen umranden«, »mit Kuss verabschieden«) und mit dem Gespräch (»Konversation machen«, »nicht zu laut lachen«, »kein neues Datum zum Treffen ausmachen«).

Die Herren der Schöpfung hingegen wählten überwiegend folgende Reihenfolge: An erster Stelle stand das Gespräch (»vom Beruf erzählen«, »vom Sekt zu Hause erzählen«, »schlechte Busverbindungen aufzeigen«), gefolgt von der Gestaltung der Situation (»Wohnung aufräumen«, »frische Bettwäsche aufziehen«, »Platten auflegen«, »Sektkorken knallen lassen«) und an dritter Stelle das Aussehen (»baden«, »rasieren«, »parfümieren«, »Kleider aussuchen«).

Insgesamt enthielten die männlichen Erwägungen etwa viermal so viele Hinweise auf Sex und scheinen, wie man anhand der zitierten Beispiele erkennt, insgesamt ein wenig zielstrebiger zu sein, was die Ausrichtung des gemeinsamen Abends hin aufs Bett angeht.

PENIS

Was sind die Durchschnittsdaten eines männlichen Penis?

Kleinster je gemessener Penis: 1,6 cm
Größter je gemessener Penis: 45 cm
Durchschnittslänge erigiert: 12,5 bis 19 cm
Durchschnittslänge Deutschland: 14 cm
Durchschnittslänge schlaff: 7,25 bis 11,5 cm
Umfang erigiert: 12 bis 18 cm
Wachstum während Erektion: im Schnitt 7 cm
Anzahl Erektionen pro Tag: 11
Anzahl Erektionen pro Nacht: 9
Dauer einer nächtlichen Erektion: 20 bis 50 Minuten
Maximale Gesamtdauer Nachterektionen: 4 Stunden

Volumenverhältnis Maximum und Minimum eines Penis: 3:1
Volumenverhältnis Blutmenge schlaff/erigiert: 1:8
Durchschnittsgewicht Hoden: je 20 bis 30 Gramm
Durchschnittstemperatur Hoden: 34,7 Grad
32 Prozent aller Männer: zylindrischer Penis (gleichbleibender Umfang)
25 Prozent: Form des Eiffelturms
36 Prozent: Flakonform, also Eichel dicker als Schaft
28 Prozent: neigen nach links oder rechts
24 Prozent: gebogen

Der kanadische Urologe Yosh Taguchi nennt als Durchschnittslänge des schlaffen Penis 7,5 bis 15 Zentimeter, als Durchschnittslänge des erigierten Penis 10 bis 20 Zentimeter und als Durchschnittsdurchmesser am unteren Ende des Schafts 3,75 Zentimeter. Zu einem ähnlichen Ergebnis gelangte die Familienberatung »Pro Familia«, als sie mit der Universitätsklinik Essen zwei Studien durchführte, bei denen die Forscher die Zepter von 111 Männern im Alter zwischen 18 und 19 sowie von 32 Männern im Alter zwischen 40 und 68 Jahren vermaßen. Diesen Messungen zufolge ist der deutsche Durchschnittspenis 14,8 Zentimeter lang, wobei es manche Exemplare auf fast zwanzig Zentimeter bringen, andere aber nicht einmal die Zehn-Zentimeter-Marke schaffen.

So stattliche Penisse, wie sie in vielen Pornos gezeigt werden, sind bei Männern jedenfalls die absolute Ausnahme: 15 Prozent der Männer kommen auf eine Penislänge von 18 Zentimetern, drei Prozent auf 20 Zentimeter, zwei Prozent auf 23 Zentimeter, ein Prozent auf 25 Zentimeter. Weltweit gibt es etwa 5000 Männer, deren erigierter Penis es auf 30 Zentimeter oder mehr bringt.

Allerdings hat der Penis eines Mannes im »ausgefahrenen« Zustand keineswegs immer ein und dieselbe feststehende Länge, die dann nur noch mit einem oder zwei aneinandergelegten Linealen ermittelt zu werden braucht. So entdeckten die Sexualforscher Masters und Johnson, dass es von den Umständen der sexuellen Begegnung abhängt, welche Dimensionen das männliche Liebesinstrument erreicht. Dessen Ausdehnung nimmt beispielsweise weit mehr zu, wenn eine Frau das Organ zärtlich mit den Fingern oder ihren Lippen stimuliert, als wenn der Mann selbst sich daranmacht, »einem Arbeitslosen die Hand zu schütteln«. Eine Reihe von Tipps zum Thema Penisvergrößerung habe ich in meinem Ratgeber »Nummer Sicher« zusammengestellt.

Bei einer Erektion weisen 20 Prozent aller Penisse nach vorne, fünf Prozent nach unten und der Rest nach oben. Dabei kann ein Mann die entsprechende Richtung ein wenig beeinflussen: Der Penis neigt nämlich dazu, im erigierten Zustand in jene Richtung zu weisen, in die er im schlaffen Zustand in der Unterwäsche liegt.

Warum scheint der Penis manchmal zu schrumpfen?

Einige Männer leiden tatsächlich unter der Angst, ihr Penis schrumpfe zusehends; manche glauben sogar, ihr bestes Stück könne früher oder später völlig verschwinden. Diese Störung tritt vor allem in Ländern des Fernen Ostens als Massensymptom auf und hat von dort auch ihren Namen erhalten: Koro-Syndrom, benannt nach einer Schildkröte, die ihren Kopf – »Koro« – unter den Panzer zieht. Im Extremfall glauben Männer, die von dieser Vorstellung geradezu besessen sind, dass sie sterben, sobald sich ihr Penis vollständig in den Körper zurückgezogen hat.

In Deutschland kennt man das Koro-Syndrom kaum. Und

normalerweise gibt es für das tatsächliche oder scheinbare Schrumpfen des Penis eine Zahl überschaubarer Gründe.

Kurzfristig schrumpft ein Penis natürlich bei Kälte. Das ist ein völlig normales Phänomen, wie jeder bestätigen kann, der schon mal ein Bad in eisigem Wasser genommen hat. Das Schrumpfen des Penis stellt hier eine gesunde Abwehrstrategie dar: Der Körper möchte sich davor schützen auszukühlen. Das kann er tun, indem er der Kälte eine geringere Angriffsfläche bietet, wobei er alle Blutgefäße und Muskeln zusammenzieht, so dass er weniger Körperwärme abgeben muss. Beim Penis wird das besonders sichtbar.

Langfristig haben Männer manchmal den Eindruck, ihr Penis schrumpfe, weil sie von Jahr zu Jahr mehr an Übergewicht zulegen. Tatsächlich hat sich in der Schamgegend ein kleines Fettpolster gebildet, das sich über die Peniswurzel legt und manchmal die Sicht auf den Ansatz des Penis nimmt. Wenn fettleibige Männer Sex haben, wobei ihr Unterleibsgewebe unweigerlich zurückgedrückt wird, kann die funktionelle Länge ihres Penis die gemessene Länge durchaus um einige Zentimeter übertreffen.

Allerdings wird der Penis im Alter nicht nur durch zunehmendes Gewicht des Mannes kleiner. So ergab im Jahr 1989 eine europäische Studie, dass junge Männer einen längeren Penis haben als alte. Auch in der Breite, an der Eichel und an der Penisbasis tritt im Alter etwas Schwund auf. Vermutlich ist diese Entwicklung die Folge von zu wenig Gebrauch des guten Stücks. Seltene Erektionen bedeuten ein seltenes Dehnen der elastischen Wände der Schwellkörper – als Folge davon ist der Penis nicht mehr so lang wie früher. Dieser Vorgang lässt sich allerdings durch erneute Erektionen wieder rückgängig machen.

Warum ist der Penis eines Mannes oft so gewaltig?

Ja, ich weiß natürlich, was Sie bei dieser Überschrift denken: »Dass der Hoffmann immer von sich auf andere schließen muss …« Und möglicherweise, werte Leserin, finden Sie den Penis Ihres Partners gar nicht so gigantisch. Wenn dem so ist, sollten Sie vielleicht dennoch froh sein, kein Gorillaweibchen zu sein: Der Penis eines Gorillas ist dünn wie ein Bleistift und fünf Zentimeter lang. (Falls das auch auf den Penis Ihres Partners zutrifft, handelt es sich dabei um ein bedauerliches Einzelschicksal.) Und auch der Sex dauert bei Gorillas nur 15 Sekunden. Im Vergleich dazu haben Sie also keinerlei Grund, sich zu beschweren – das hoffe ich zumindest.

Warum aber ist der Penis eines Menschenmännchens im Vergleich zu dem vieler verwandter Tierarten so groß? Vermutlich liegt das daran, dass der Mann im Gegensatz zu den Menschenaffen und den meisten anderen Säugetieren über keinen Penisknochen verfügt. Der Knochen aber versteift das Organ und macht es so bereit dafür, auch ohne größeren Blutstau den Geschlechtsverkehr vollziehen zu können. Beim knochenlosen Penis des Menschen hingegen ist das erst ab einer bestimmten Minimalgröße möglich.

Was allerdings selbst die meisten Männer nicht wissen: In Wahrheit ist ihr Penis wesentlich größer, als sie glauben. So unterzog der Gynäkologe Willibrord Weijmar Schultz mehrere Männer einer sogenannten Magnetresonanztomographie: einem bildgebenden Verfahren, das die Struktur von Gewebe und Organen im Inneren des menschlichen Körpers darstellen kann. Auf den Bildern wurde deutlich, dass sich ein Großteil des männlichen Penis im Inneren des Unterleibs verbirgt. Die Peniswurzel ist noch einmal fast zwei Drittel so lang wie der Schaft. Wenn Ihr Liebster also eine

Erektion von sagen wir 15 Zentimetern haben sollte, dürfen Sie vor Ihren Freundinnen ungelogen mit 25 Zentimetern Gesamtlänge angeben. Beim Geschlechtsverkehr hat der gesamte Penis übrigens die Form eines Bumerangs, dessen anderes Ende sich in der Nähe des Hinterns befindet.

Ist ein langer Penis beim Sex immer von Vorteil?

»Es kommt nicht auf die Größe an, sondern auf die Technik.« Dieser Spruch wird manchen spöttischen Frauen zufolge vor allem von Männern geäußert, die in dieser Hinsicht zu kurz gekommen sind. Lassen Sie sich im Zweifelsfall nicht irritieren: Wenn sich Frauen über die Penislänge ihres Partners überhaupt ernsthafte Gedanken machen, dann nur, wenn er zu lang, jedoch praktisch nie, wenn er zu kurz ist.

Und dazu haben sie allen Grund, denn die Nachteile eines langen Penis überwiegen seine Vorteile bei weitem. Eine größere Befriedigung verschafft ein Mördergerät schon mal nicht: Das Scheideninnere hat keine »Fühler«, die so ein Prachtexemplar angemessen zu würdigen wüssten. Stattdessen sind die erotisch besonders empfindlichen Stellen der Frau ihre Schamlippen und die Klitoris. Beide sind selbst mit einer Minimalausführung problemlos zu erreichen.

Ein sehr langer Penis hingegen kann das Vergnügen beim Sex sogar mindern. Zunächst einmal ist es möglich, dass er allzu tief in die Vagina eindringt und mit seinen Stößen die Bänder dehnt, mit denen die Gebärmutter aufgehängt ist. Das kann durchaus auch schmerzhaft werden. Dasselbe gilt, wenn ein gewaltiger Penis die Eierstöcke trifft, die ähnlich empfindlich wie die männlichen Hoden sind. Noch dazu sind manche Vaginas recht eng, und man kann einen Straßenkreuzer schlecht in einem Parkplatz unterbringen, der für eine Vespa gedacht ist.

Außerdem ist ein langer Penis öfter auch instabil, kann also nicht immer genügend Druck aufbauen, um tief in die Vagina einzudringen. Kürzere, breitere Penisse sind Untersuchungen zufolge die besten – mit ihnen gelangt man auch am schnellsten zur Erektion.

Der dänische Mediziner Lars Hessel untersuchte hierzu den Geschlechtsakt bei 23 Paaren im Alter von 23 bis 55 Jahren per Ultraschall. Hierbei sollten es die Versuchspersonen in zehn vorgegebenen Stellungen miteinander treiben. Das Ergebnis: Nicht die Länge, sondern die Dicke des Penis ist entscheidend, damit die Frau am meisten Lust empfindet. Der Grund dafür ist die größere Reibeflächenhaftung, die damit verbunden ist. Diese kann man allerdings auch mittels eines übergezogenen Cockrings erreichen – wenn man damit umzugehen weiß und die nötigen Sicherheitshinweise beachtet.

Warum hat der männliche Penis so eine merkwürdige Form?

Der Penis des Mannes ist auffällig anders gebaut als der von verschiedenen Menschenaffen: Seine Eichel hat einen größeren Durchmesser als der Schaft und ist ein wenig geformt wie ein Keil mit einer besonders breiten Unterseite. Wie kommt das? Zu einer denkbaren Erklärung gelangte der Biopsychologe Gordon G. Gallup: Die Form des Penis ermöglicht dem Mann, bei seinem wiederholten Stoßen und Zurückziehen aus der Vagina, die Spermien, die mögliche Konkurrenten zuvor dort hinterlassen haben könnten, hinauszubugsieren, bevor er selbst ejakuliert. Aus diesem Grund nennt Gallup den Penis eine Sperma-Austausch-Vorrichtung. Und er befindet: Wenn die Menschenweibchen sexuell nicht so gut unterwegs wären, dann hätte der männliche Penis nicht diese ungewöhnliche Form.

Behaupten kann man nun alles Mögliche. Gallup indes machte sich daran, seine These zu untersuchen, indem er mit einem künstlichen Penis und einer künstlichen Vagina, die er beide in einem Sex-Shop erstanden hatte, entsprechende Versuche unternahm. Dazu füllte er eine Samenersatzflüssigkeit aus Maisstärke und Wasser in die künstliche Vagina, um dann den Kunstpenis hinein- und herauszubewegen wie beim Geschlechtsverkehr. Und tatsächlich funktionierte der Penis wie eine Schöpfkelle und entfernte beim Herausziehen 90 Prozent des in der künstlichen Vagina befindlichen »Spermas«.

Zu Gallup These meldeten sich allerdings auch Kritiker zu Wort. Diese wandten ein: Wenn Gallup Recht hätte, müssten dann nicht sämtliche Stoßbewegungen eines Mannes nach seiner Ejakulation auch das eigene Sperma wieder aus der Vagina herausbefördern? Darauf allerdings hatte Gallup eine passende Antwort parat: Eben das werde ja durch die Überempfindlichkeit der Eichelkuppe nach dem Erguss sowie das Nachlassen der Erektion und die daraufhin einsetzende Refraktärphase verhindert. Sobald man den männlichen Sexualapparat im Gesamtzusammenhang sieht, wird so sein ausgeklügelter Mechanismus klar.

Sind die meisten Männer stolz auf ihren Penis?

Liest man manche feministischen Texte, platzen die meisten Männer förmlich vor Stolz auf ihren Hosenfürsten, und Wolkenkratzer werden in Städten nicht etwa gebaut, um darin möglichst vielen Menschen Wohnraum zu geben, sondern weil das alles Phallussymbole zur Verherrlichung des

Penis sind. In Wahrheit haben, anders als Freud glaubte, weniger die Frauen als vielmehr die Männer mit Penisneid zu kämpfen. Niemand möchte hier gerne den Kürzeren ziehen, und viele Männer befürchten, ihre Partnerin schon aus anatomischen Gründen nicht befriedigen zu können.

»Machen wir uns nichts vor«, versucht der Männerarzt Thomas Lazar Entwarnung zu geben. »Ein fesches Cabrio in der Garage oder das Komma eine Stelle weiter rechts auf dem Kontoauszug setzen im Kopf einer Frau immer noch mehr Hormone frei als 10 Zentimeter mehr in der Gefechtslänge des Zauberstabs.« Aber viele Männer bleiben verunsichert. Ihnen geht es so wie vielen Frauen mit ihren Brüsten oder ihrer Figur allgemein. So berichtete der *FOCUS* Anfang 2000 mit Bezug auf eine US-Studie, dass 54 Prozent der deutschen Männer an der Perfektion ihres Penis zweifeln. Einer anderen Umfrage zufolge sind nur knapp 30 Prozent aller Männer mit der Größe ihres besten Stücks zufrieden. 54 Prozent drucksen unentschieden herum, 16 Prozent antworten mit einem klaren Nein. Das ist umso erstaunlicher, als 85 Prozent der Frauen sich absolut zufrieden mit dem Penis ihres Partners zeigten.

Einer italienischen Studie aus dem Jahr 2002 zufolge hatte von 67 Männern, die eine chirurgische Penisverlängerung auf sich nehmen wollten, absolut jeder einen normal langen Penis. (Um zu bestimmen, was »normal« ist, hatten die Forscher zuvor 3300 italienische Soldaten vermessen.) Sobald den Männern erklärt wurde, dass sich die Länge ihres Penis auf einer Skala im normalen Rahmen befand, zogen 48 unverrichteter Dinge davon. 19 allerdings bestanden weiterhin auf einer Operation.

PO

Auf welche Poformen stehen Männer?

Der Anblick eines formschönen Frauenhinterns kann einen Mann durchaus ins Träumen darüber versetzen, was er mit diesem Hintern und der dazugehörigen Dame alles anstellen könnte. Aber welche Form löst welches Frauenbild im Kopf von Männern aus? Auch zu dieser für das Zusammenleben der Geschlechter überaus bedeutungsvollen Frage gibt es natürlich eine amerikanische Studie. Dabei wurden den männlichen Versuchspersonen Fotos vorgelegt, die alle verschiedene weibliche Pos zeigten, woraufhin die Männer mit einem Adjektiv beschreiben sollten, wie sie sich die entsprechende Dame vorstellten.

Es zeichnete sich folgendes aufschlussreiches Ergebnis ab: Frauen mit einem dünnen Po wurden überwiegend für neurotisch gehalten, solche mit einem großen, dicken Hintern der Trunksucht und Faulheit geziehen. Ein kleiner Po wies den Männern zufolge auf eine entschlossene, aktive und intelligente Dame hin. Verfügte selbige aber über einen besonders runden Hintern, galt sie als aufgeschlossen und extrovertiert.

PORNOGRAPHIE

Inwiefern reagieren Männer anders als Frauen auf Pornos – und warum?

Sharon Moalem bringt die unterschiedliche Reaktion von Männern und Frauen auf pornographische Filme in seinem Buch »How Sex Works« am besten auf den Punkt. Dort heißt es: »Wenn ich Ihnen erzählen würde, dass eines der beiden Geschlechter viel mehr Zeit damit verbringt, sich die Gesichter statt der Genitalien anzuschauen, während das andere von einer viel größeren Bandbreite sexueller Bilder erregt wird, einschließlich Affen, die es miteinander treiben, dann würden Sie vermutlich annehmen, dass es sich bei dem erstgenannten Geschlecht um Frauen und bei dem zweiten um Männer handelt. Und damit lägen Sie falsch.«

Insbesondere als Folge der feministischen Ideologie gibt es kaum ein Thema, über das dermaßen viele männerfeindliche Vorurteile bestehen wie über Pornographie. Man muss hier erst einmal einen gewaltigen Berg an populären Irrtümern beiseiteräumen. Gut, an Klopper wie »Pornos sind die Theorie, Vergewaltigung ist die Praxis« glauben mittlerweile wohl nur noch die radikalsten Hardlinerinnen. Andere Klischees allerdings haben sich erstaunlich hartnäckig gehalten.

Die erste Tatsache, die in vielen Diskussionen auffällig häufig unerwähnt bleibt, ist die, dass Frauen von Pornos ebenso stark erregt werden wie Männer. Das ergaben Experimente immer wieder, zuletzt im Jahr 2007 in einer Studie an der McGill-Universität im kanadischen Montreal. Hier durften sich weibliche wie männliche Probanden erotische Filme anschauen, während Wärmebilder ihrer Genitalien aufgenommen wurden, mit denen man eine stärkere Durchblutung sichtbar machen konnte. Das Ergebnis: Frauen wie Männer erreichten den Höhepunkt der Erregung nach zehn Minuten, und es zeigte sich kein statistisch signifikanter Unterschied zwischen den Geschlechtern.

Ebenfalls im Jahr 2007 arbeiteten Kim Wallen und Heather Rupp vom Kinsey-Institut für Sexualforschung an einer weiteren Untersuchung, bei der gleichzeitig die Hirnaktivität von Pornoschauern und die Bewegungen ihrer Augen gemessen wurden. Auf diese Weise wollte man zum einen feststellen, welche Elemente der pornographischen Bilder die Versuchspersonen am längsten betrachteten, und zum anderen herausfinden, welcher Anblick welche Hirnaktivität auslöste.

Hierbei zeigte sich: Die Männer betrachteten die Gesichter viel länger als die weiblichen Zuschauer und beide schauten etwa gleich lang auf die Genitalien. Das klingt verblüffend, sollte aber keine so große Überraschung sein. Denn auch in alltäglichen Begegnungen blicken Männer einer unbekannten Frau entgegen aller Vorurteile zuerst ins Gesicht – um genau zu sein: in die Augen – und keinesfalls auf die Brüste. Der Busen tritt erst an zweite Stelle, und nur etwa sieben Prozent der Männer interessieren sich vorrangig für Po und Beine.

Wenn Frauen sich pornographische Filme anschauen, das ergaben die erwähnten Untersuchungen zweifelsfrei, dann schauen sie als Erstes auf die Genitalien. Auch betrachteten sie Aufnahmen vom Sexakt zwischen Mann und Frau länger. Vermutlich gibt es nicht zuletzt deshalb so viele Klischees über lüsterne Männerblicke, weil viele Frauen eigene Verhaltensweisen, die sie sich nicht eingestehen wollen, stattdessen auf die Vertreter des anderen Geschlechts projizieren.

Zwar hatte man in früheren Untersuchungen herausgefunden, dass das Gehirn von Männern aktiver ist als das von Frauen, wenn die Betreffenden sich pornographische Filme ansehen. Allerdings spielt sich sehr viel von dieser verstärkten Aktivität im sogenannten Mandelkern ab – jenem Teil des Gehirns, der für die Verarbeitung von Gefühlen zuständig ist. Die stärkere Hirnaktivität bei Männern dürfte also eine Folge davon sein, dass diese sich länger den Gesichtern der Akteure widmen, als es die Frauen tun.

Dass Männer bei Pornos wählerischer sind als Frauen, ergab eine Reihe von Studien, die die Professorin Meredith Chivers am Zentrum für Sucht und geistige Gesundheit im kanadischen Toronto durchführte. Auch hier wurde die verstärkte Blutzufuhr in den Genitalien gemessen. Dabei zeigten sich die Frauen sofort erregt, sobald sie sexuelle Szenen sahen – egal ob Mann oder Frau, schwul oder hetero. Männer hingegen reagierten nur auf spezifische Reize – jene, die ihrer eigenen erotischen Ausrichtung entsprachen. So wurden Heteromänner beispielsweise nicht von den Aktivitäten schwuler Männer erregt. Und als man in einer Folgestudie Aufnahmen miteinander kopulierender Bonobo-Affen vorführte, reagierten wieder nur die weiblichen Teilnehmer – allerdings nicht ganz so stark wie bei Filmen, die Menschen beim Sex zeigten.

Ein wenig wurden diese Ergebnisse bereits von einer Umfrage vorweggenommen, die der US-amerikanische Autor David Loftus unter 150 Männer durchgeführt hatte, um deren Eindrücke beim Anschauen von Pornographie herauszufinden. Dabei gelangte er zu folgenden Ergebnissen:

- Männer würden gerne mehr Handlung und mehr romantische Liebe in Porno-Filmen sehen.
- Sie mögen Nahaufnahmen von Genitalien nicht besonders.

- Sie finden sowohl Gewalt gegen Frauen wie auch ihre Unterwerfung nicht sexy, sondern ihre Lust lässt bei derartigen Szenen eher nach – wenn sie denn überhaupt jemals solche Szenen gesehen haben.
- Obwohl sie mögen, wenn Frauen mit anderen Frauen Sex haben, glauben sie nicht, dass diese Frauen tatsächlich Lesbierinnen sind.
- Sie haben nicht aktiv nach wilderer oder aggressiverer Pornographie gesucht, sondern sind entweder bei dem geblieben, was sie gerne mochten, oder aber sie suchten schon nach wilderen Dingen, kamen aber dann auf die Inhalte zurück, die sie schon zuvor an der Pornographie interessierten. Manche haben das Interesse an Pornographie ganz verloren.
- Sie mögen die Art, wie Männer in Pornos gezeigt werden, nicht besonders.

Jemand, der sich bisher vor allem mit feministischen Theorien über Pornographie beschäftigt hätte, würde über diese Eigenaussagen der befragten Männer vermutlich nur spöttisch grinsen. Tatsächlich aber werden sie, wie sich in den genannten Experimenten gezeigt hat, wissenschaftlich bestätigt.

Das einzige Vorurteil aus dieser Sparte, das sich wissenschaftlich bestätigen lässt, ist, dass Männer viel eher als Frauen dazu neigen, das im Porno Gesehene selbst nachahmen zu wollen. Auch hierfür scheinen bestimmte Hirnregionen wie der Mandelkern, aber auch Nervenzellen wie beispielsweise die sogenannten Spiegelneuronen verantwortlich zu sein. Dass Pornographie zu Frauenhass oder gar Gewalthandlungen führen könnte, wie es beispielsweise Alice Schwarzer seit Jahrzehnten unverdrossen behauptet, lässt sich wissenschaftlich in keiner Weise halten. Stattdessen erklärte hierzu die Soziobiologin und Sexualforscherin Linda Mealey klipp und klar: »Die Analysen von Forschungen, die sowohl im Labor als auch in Alltagssituationen vorgenommen wurden, zeigen, dass feindselige Gefühle oder Handlungen gegenüber Frauen durch Pornographie *nicht* begünstigt werden. Im Gegenteil, Pornographie kann diese Tendenzen abschwächen.«

PUPILLEN

Warum stehen Männer auf große Pupillen?

Früher träufelten sich Frauen Belladonna in die Augen, um attraktiver zu wirken, und nahmen dafür sogar Sehstörungen in Kauf. Heute vergrößern viele Fotografen bei ihren Aufnahmen von Models die Pupillen per Bildbearbeitung, damit die abgelichtete Schöne noch begehrenswerter erscheint. Aber warum funktioniert dieser Mechanismus bei Männern so gut?

Das liegt zum einen daran, dass sich mehreren Studien und Experimenten zufolge die Pupillen einer Frau vergrößern, sobald in ihr sexuelles Interesse aufflackert. Auch bei Frauen, die bei der Selbstbefriedigung kurz vor dem Orgasmus stehen, werden die Pupillen erkennbar größer. (Diese Wissenschaftler messen wirklich *alles!*) Da Frauen sich dieser Veränderung noch nicht einmal bewusst sind, können sie sie auch nicht verbergen. Für Männer aber dient sie – ebenfalls unbewusst – als deutliches Signal, dass sich hier eine womöglich lohnende Gelegenheit bietet.

Auch haben Kinder größere Pupillen als Erwachsene. Es kann also gut sein, dass »große Pupillen« bei uns automatisch als stellvertretend für »Jugend« abgespeichert sind, und eine junge Frau gilt gegenüber einer alten als begehrenswerter.

Und auf welche Pupillengröße stehen Frauen bei Männern? Die Wissenschaftler, die das untersuchten, sagten voraus, es würden Pupillen mittlerer Größe sein. Ein sexuell allzu interessierter Mann kann ja aus weiblicher Sicht auch als Bedrohung erscheinen. Tatsächlich zeigten die untersuchten Damen entweder für mittlere oder für große Pupillen eine Vorliebe. Die Frauen, die auf größere Pupillen standen, gestanden allerdings auch ein Interesse an den sprichwörtlichen »bösen Jungs« als Dating-Partner ein.

RASSEN

Haben Männer unterschiedlicher Rassen einen unterschiedlich großen Penis?

Der Begriff »Rasse« ist zwar nicht nur politisch, sondern auch wissenschaftlich ziemlich ins Zwielicht geraten; stattdessen behilft man sich heute eher mit Ausdrücken wie »Ethnie«. Aber wie man es auch formulieren mag: Anthropologischen Studien zufolge haben Männer afrikanischer Herkunft tatsächlich einen größeren Penis als Europäer. Dafür haben Männer aus dem fernen Osten (China, Japan, Korea) einen kleineren. Natürlich ist hier immer die Rede vom Durchschnitt, so dass ein gut gebauter Koreaner einem zu kurz gekommenen Senegalesen durchaus eine Penislänge voraus sein kann.

Dennoch sind die Ergebnisse einer Studie der Weltgesundheitsorganisation aus dem Jahr 1998 deutlich:

- Penisse, die im versteiften Zustand 10 bis 12,5 Zentimeter messen, haben 0 % der Afrikaner, 3 % der Weißen und 27 % der Asiaten;
- Penisse, die im versteiften Zustand 12,6 bis 15 Zentimeter messen, haben 15 % der Afrikaner, 27 % der Weißen und 51 % der Asiaten;
- Penisse, die im versteiften Zustand 15,1 bis 17, 5 Zentimeter messen, haben 59 % der Afrikaner, 53 % der Weißen und 17 % der Asiaten

und

- Penisse, die im versteiften Zustand 17,6 bis 20 Zentimeter messen, haben 21 % der Afrikaner, 15 % der Weißen und 2 % der Asiaten.

RAUCHER

Was darf man von männlichen Rauchern im Bett erwarten?

Früher galt ein Mann, der lässig an seinem Glimmstängel zog, für viele noch als ein Inbegriff von Erotik. Heute weiß man: Wenn der Betreffende seit langen Jahren schon so vor sich hin qualmt, dürfte er alles andere als ein potenter Lover sein. Die Zigarette im Mundwinkel des Kerls ist eines der seltenen deutlichen Alarmsignale für eine Frau, dass sich dieser Mann als eine Pfeife im Bett entpuppen dürfte.

Tatsächlich haben Männer, die paffen, ein doppelt so hohes Risiko, impotent zu werden, wie Nichtraucher. Wer als Jugendlicher geraucht hat, ist besonders gefährdet, schon mit 30 oder 40 Jahren Erektionsprobleme zu bekommen. Und in einer Studie der Universität von Pretoria in Südafrika wurde festgestellt, dass von 116 Männern mit erektiler Dysfunktion (Impotenz) 90 Prozent Raucher waren.

Das liegt daran, dass sich der Giftstoff Nikotin vor allem schädlich auf die Gefäße auswirkt – also auch auf die recht engen Blutgefäße des Penis. Das zeigten auch Experimente, die an einem Institut in San Francisco Experimente mit Affen durchgeführt wurden. Die Forscher stimulierten die Tiere, während sie den Druck ihrer Schwellkörper maßen. Immer wenn die Affen währenddessen eine Zigarette rauchten (nicht aus Langeweile und Coolness, sondern als Teil des Versuchs), sank der Druck erheblich. Wie sich dieser Prozess auswirkt, kann auch jeder selbst testen, indem er nach längerer Abstinenz wieder eine Zigarette raucht. Das Schwindelgefühl, das sich dabei einstellt, wird vom Zusammenziehen der Blutgefäße im Gehirn ausgelöst. Da das Gleiche im Penis passiert, ist die Erektion weniger stark und hält nicht so lange an.

Auf die Dauer greift der Zigarettenkonsum darüber hinaus eines der Bestandteile des Bindegewebes an, das Elastin, und bringt es zum Schrumpfen. Dadurch entwickelt sich das Glied dieser Männer zu einem etwas kürzeren Stummelschwänzchen – es kommt zum »Raucherpenis«. In den USA veranschaulicht dies ein satirisches »Werbeplakat«: Es zeigt einen Cowboy, der wie der Marlboro-Mann gekleidet ist, aber eine schlaffe Zigarette im Mundwinkel hängen hat. Darunter steht in großen Lettern das Wort IMPOTENZ.

Kann die Manneskraft wiederhergestellt werden, indem der Betreffende einfach aufhört, sich mit Zigaretten zu vergiften? Glücklicherweise existieren dafür deutliche Anzeichen. So gibt es mittlerweile Untersuchungen, in denen festgestellt wurde, dass beim sogenannten Schlaferektionstest die Versteifung des Penis nach einem Rauchverzicht von sechs Wochen wieder das normale Ausmaß annahm.

REFRAKTÄRPHASE

Warum bekommen Männer nach dem Orgasmus nicht gleich wieder einen hoch?

Den Zeitraum, in dem der Mann nach seinem Orgasmus für erotische Reize erst einmal vollkommen unempfänglich ist, bezeichnet man als Refraktärphase. Falls sich in diesem Moment nicht ohnehin anderweitige Beschäftigungen anbieten und man auch nicht einfach wegschlummern kann, sondern eine hübsche Frau erwartungsvoll neben sich liegen hat, ist das wohl die Zeitspanne, in der ein Mann sich am nutzlosesten fühlt.

Die Länge dieser Phase ist von Mann zu Mann verschieden. Sie hängt beispielsweise auch von der Partnerin, dem Grad der Ermüdung und anderen Einflüssen ab. Ausschlaggebend ist hier vor allem das Alter: Bei einem 20-Jährigen dauert die Refraktärphase vielleicht nur fünf Minuten, mit 40 eine Stunde und mit 60 manchmal einen ganzen Tag. Ein Mann, der länger keinen Sex hatte, erholt sich schneller als einer, der sich in dieser Hinsicht in jüngster Vergangenheit etwas verausgabt hat. Dem Sexualwissenschaftler Roy J. Levine von der britischen Universität Sheffield zufolge teilt sich dieser Zeitraum übrigens in zwei Unterphasen auf: In der »absoluten Refraktärphase« ist ein Mann nicht einmal für die ausgefallensten sinnlichen Reize empfänglich. Darauf folgt jedoch eine »relative Refraktärphase« – jetzt können neue oder besonders raffinierte erotische Verlockungen den schlappen Kerl wieder aufrichten.

Was ist hier im männlichen Körper passiert? Noch sind Wissenschaftler dabei, das genau zu erforschen. Aber die ersten Puzzlesteine fügen sich bereits zusammen: Beispielsweise schießt nach dem Orgasmus der Spiegel des Hormons Prolaktin auf die doppelte Höhe und verharrt bis zu einer Stunde auf diesem Level. Wissenschaftler vermuten, dass dieses Hormon ein Gefühl der sexuellen Sättigung erzeugt und so alle entsprechenden Systeme herunterfährt. Das wäre vergleichbar mit dem Sättigungsgefühl nach einer Mahlzeit: Dem Gehirn wird mitgeteilt, dass es jetzt erst mal reicht. So verhindert das Prolaktin auch, dass die Gefäßmuskulatur am Eingang der Schwellkörper erschlafft – und die Aufgabe dieser Muskulatur ist es, den Blutfluss aufzuhalten, der sonst zur Erektion führen würde.

Eine wichtige Rolle bei der Refraktärphase scheinen darüber hinaus chemische Bahnen zwischen dem Mittelhirn und dem Hypothalamus zu spielen. Dieselben Bahnen sind auch beim Regulieren des Schlafs von Bedeutung. Um diese Vermutung zu überprüfen, zerstörten die Forscher bei Ratten einen Hirnbereich entlang dieser Bahnen. Als man das Verhalten der Laborratten danach beobachtete, zeigte sich, dass ihre Refraktärphase halbiert worden war.

Nun wird wohl kaum ein Mann Teile seines Gehirns zerstören lassen, nur um diese verflixte Refraktärphase zu verkürzen. Einigen wenigen sexuell sehr aktiven Kerlen gelingt es ja auch, wie ich im Kapitel über multiple Orgasmen erläutert habe, die geschilderten Vorgänge durch reine Willenskraft zu unterdrücken. Was ist mit den anderen – dürfen sie vielleicht auf Hilfe durch Medikamente hoffen? Was ist mit Viagra?

Tatsächlich kann diese kleine blaue Pille bei gesunden 30-jährigen Männern die Refraktärphase von zirka 10,8 Minuten auf durchschnittlich 2,8 Minuten senken. Und die Forschergruppe um Manfred Schedlowski von der Uniklinik Essen überlegte: Könnte man nicht eine Droge entwickeln, die den Prolaktinspiegel senkt, so dass Männer problemlos öfter hintereinander kommen könnten? Um dies herauszufinden, ließen die Wissenschaftler mehrere Versuchspersonen onanieren, während sie an Messgeräte und eine Kanüle für Blutproben angeschlossen waren. Vorher bekamen sie die Substanz Cabergolin verabreicht, die die Ausschüttung von Prolaktin hemmt. Das Ergebnis dieses Experiments: Cabergolin steigerte das sexuelle Begehren, verkürzte die Zeit bis zum ersten Samenerguss, es kam häufig zu einem zweiten Orgasmus gleich danach, und die Probanden berichteten von einem qualitativ besseren Orgasmus. Bis auf diese doofe Sache mit der (noch) früheren Ejakulation klingt das so, als ob man auf dem richtigen Weg wäre.

Oder doch nicht? Wenn unser Körper extra umständlich so etwas einrichtet, könnte man ja auch vermuten, dass sich dahinter ein tieferer Sinn verbirgt. Wozu also ist die Refraktärphase gut? Anscheinend gibt es sie deshalb, weil Männer ihre wertvolle Energie nicht verschwenden sollten, wenn sie über keinen Samen mehr verfügen, um sich damit fortzupflanzen.

»Wenn kein einsatzfähiges Sperma geliefert werden kann«, kommentiert hierzu der Biologe Thomas Lazar,

»macht es auch keinen Sinn, den ganzen sexuellen Apparat in Alarmbereitschaft zu halten.« Zwar bilden sich neue Spermien in wirklich rasantem Tempo, dennoch dauert es ein wenig, bis wieder ausreichend befruchtungsfähige Samenfäden vorliegen. Solange deren Vorrat zu gering ist, scheinen die Samenbläschen über eine Art Rückkoppelungssystem dem Gehirn mitzuteilen, dass es sich noch gar nicht lohne, auf sexuelle Annäherungen zu reagieren. Erst wenn der Samenvorrat aufgefüllt ist, wird die Produktion verringert, und es ergeht ein neurologisches Signal ans Gehirn: »Ich bin wieder spitz – auf zur nächsten Runde!«

Darüber hinaus hat die Refraktärphase aber auch einen gesundheitlichen Nutzen. Denn auch ein normalerweise stahlharter Penis benötigt zwischendurch ein wenig Schonung. »Der Penis ist wunderbar strapazierfähig«, erklärt dazu Francois Eid, ein Urologe an der Universität Cornell. »Aber wenn man seinem Gewebe zu viel zumutet, kann sogar bleibender Schaden entstehen.« Hier liegt in Medikamenten wie Viagra ein gewisses Risiko des Missbrauchs. Eid zufolge ist eine Periode der Schlaffheit als Ruhepause durchaus sinnvoll, damit das Blut im Penis wieder mit Sauerstoff angereichert werden kann. Während einer Erektion und erst recht bei den Stoßbewegungen während des Geschlechtsverkehrs findet nämlich nur ein geringer bis gar kein Blutaustausch statt. Die Folge: Das Muskelgewebe erleidet einen Sauerstoffmangel, was im Extremfall zu einem äußerst schmerzhaften Dauerständer führen kann, der ohne ärztlichen Eingriff gar nicht mehr runtergeht. Während dieser Zeit degenerieren die Zellen, die Blutversorgung geht immer weiter zurück, und Muskeln sterben ab. Da ist es schon vernünftiger, zwischendurch mal ein kleines Päuschen einzulegen.

SAMENSTAU

Kann ein »Samenstau« Männer besonders triebig machen?

Männer, die mit ihrer Freundin nur knutschen, aber nicht zum Schuss kommen dürfen, sprechen manchmal davon, sie würden von einem Samenstau oder dicken bzw. blauen Eiern geplagt. »Es eitert, es muss raus!«, brachte einmal ein guter Kumpel von mir dieses Problem poetisch auf den Punkt. Noch zurückhaltender umschrieb man dieses Gefühl vor Jahrzehnten mit dem hübschen Ausdruck »Kavaliersschmerzen«. Was hat es damit auf sich? Gibt es das wirklich, oder ist das nur mal wieder einer dieser doofen Tricks, mit denen triebgesteuerte Kerle eine zögernde Frau zum Sex drängen wollen?

Die Behauptung, es gebe einen »Samenstau«, wenn ein Mann über Wochen und Monate sexuell nicht zum Zuge kommt, ist zunächst einmal Unsinn. Nicht benötigte Spermien lösen sich nach einigen Wochen auf, so dass die Menge der Samenzellen in etwa gleich bleibt – ob ein Mann jetzt regelmäßig ejakuliert oder nicht.

Aber es passiert tatsächlich etwas Unangenehmes, wenn ein Mann bei einem Date längere Zeit auf einem hohen Level sexueller Erregung gehalten wird, ohne sich durch einen Orgasmus entladen zu können. Im Kapitel »Was spielt sich beim Sex und Orgasmus im Körper eines Mannes ab?« habe ich ja erklärt, dass in der sogenannten Plateauphase die Hoden eines Mannes fast auf die doppelte Größe anschwellen. Durch die erweiterten Gefäße hat sich zudem Blut nicht nur in den Hoden, sondern auch im Penis angesammelt. Die Haut des Hodensackes verfärbt sich bläulich. Allmählich verkrampfen sich auch die Muskeln im Bereich der Samenwege. Und schließlich, das glaubt zumindest Harry Fisch, Professor für Urologie an der New Yorker Columbia-Universität, bewegt sich während der Erregungsphase der Samen hin zur Prostata, um dann beim Orgasmus ejakuliert zu werden. Wenn die Ejakulation aber nicht stattfindet, staut sich immer mehr Samen in der Nähe des Skrotums, was ebenfalls Druck auf die Hoden ausüben kann. All diese Faktoren zusammengenommen erzeugen durchaus ein unangenehmes Gefühl, das bisweilen sogar als schmerzhaft empfunden werden kann. Da viele Männer den Mechanismus nicht kennen, der dieses Gefühl ausgelöst hat, kann es noch dazu sehr beunruhigend sein. Die beliebte Unterstellung, allzu triebige Kerle würden hier nur etwas simulieren, ist also mal wieder männerfeindlicher Quatsch.

Die einfachste Methode, dieses quälende Gefühl loszuwerden, ist ein Samenerguss. Danach verkleinern sich Penis und Hoden ziemlich schnell. Natürlich kann eine Ejakulation auch durch Selbstbefriedigung herbeigeführt werden. Harrt der Betreffende aber ohne Erleichterung aus, kann es beispielsweise nach einem unbefriedigenden Date bis zu zwei Stunden dauern, bis seine Geschlechtsorgane wieder den alten, unbeschwerten Zustand erreicht haben. Der einzige Trost ist dann, dass dieser Vorgang wenigstens keine bleibenden Schäden zurücklässt.

SCHLAF

Haben manche Männer Sex im Schlaf?

Vom Schlafwandeln hat man schon gehört, aber Schlafsex? Das ist jetzt aber wirklich eine durchschaubare Schutzbehauptung rolliger Männer, oder? Manche Frau könnte auch spotten: Nein, Männer haben keinen Sex im Schlaf, sie machen dabei nur manchmal den Eindruck.

Es handelt sich aber offenbar tatsächlich um ein medizinisches Phänomen. Der amerikanische Neurologe David Saul Rosenfeld, Arzt in einer Schlafklinik in Los Angeles, berichtet von mehreren Patienten, deren Liebesakte im Schlaf stattfanden. Am nächsten Morgen können sie sich an nichts davon erinnern. Die Partnerin eines dieser Männer merkte erst, was Sache war, als sie – mitten im Vögeln – sein Schnarchen hörte. Wobei das Ganze schon ein wenig so klingt, als sei der Betreffende auch im Wachzustand nicht gerade eine Granate im Bett gewesen …

David Rosenfeld schätzt die Zahl der Betroffenen auf ein Prozent der Bevölkerung. Die Partnerinnen der betroffenen Männer fühlten sich in den geschilderten Fällen regelrecht zum Sex gezwungen: Schließlich konnten sie mit ihren Partnern keinen Kontakt aufnehmen, die Männer wirkten unerreichbar, ihr Blick glasig. Man kann sich vorstellen zu welchen Konflikten dieses Problem führen kann, sobald die Männer wieder aufwachen. Für einige Paare stellt diese Störung allerdings überhaupt kein Problem dar.

Auch weiteren Ärzten ist es gelungen, das Phänomen zu diagnostizieren, das von lautem Stöhnen im Schlaf bis zu körperlichen Übergriffen rangieren kann. Inzwischen wurden Mediziner auch auf einige davon betroffene Frauen aufmerksam; diese scheinen aber deutlich in der Minderheit zu sein. Nur äußerst selten wenden sich die Betroffenen an einen Arzt, weil ihnen die Sache peinlich ist und sie nicht ahnen, dass es für dieses Problem verschiedene Behandlungsmöglichkeiten gibt – nämlich dieselben, die man bei Schlafwandlern einsetzt.

Welcher Prozess sich hier abspielt, ist noch nicht völlig geklärt. Verschiedenen Wissenschaftlern zufolge spielen hier medizinische und genetische Faktoren ebenso eine Rolle wie medizinische. Begünstigend für diese Störung kann starker Stress sein, der dazu führt, dass auch im Schlaf eine gewisse Muskelanspannung aufrechterhalten bleibt. Normalerweise lähmt uns beim Träumen eine Starre, die verhindert, dass wir die Aktionen, die wir in unseren Träumen durchführen, auch körperlich umsetzen. Bei Schlafsex-Patienten scheint dieser Mechanismus auszufallen. Aufzeichnungen ihrer nächtlichen Aktivitäten ergeben, dass ihr Verhalten in sehr flachen Phasen oder kurzen Unterbrechungen ihres normalen Schlafzyklus stattfindet.

SCHLANKHEIT

Warum finden Männer schlanke Frauen besonders attraktiv?

Der Evolutionspsychologe Desmond Morris kann eine Frage wie diese aus dem Stegreif beantworten: Auch Schlankheit symbolisiert Jugend. Nach der ersten Schwangerschaft nämlich wird eine Frauentaille, selbst wenn der restliche Körper wieder abnimmt, kaum mehr so schlank wie früher.

Die Geburt mehrerer Kinder führt gar dazu, dass der Taillenumfang um zirka 15 bis 20 Zentimeter zunimmt. Wenn ein Mann eine schlanke Frau sieht, weiß er also mit einiger Gewissheit, dass sie nicht bereits die Mutter der Kinder eines anderen Mannes ist. Damit erscheint diese Frage schnell und überzeugend beantwortet.

Tatsächlich aber täuscht dieser Eindruck. Die Frage, um die es hier geht, gehört sogar zu jenen, die die gesamte Lehre der Evolutionsbiologie und Evolutionspsychologie einer immer stärkeren Kritik ausgesetzt hat. Zwar kann man wunderbar Bücher mit der Behauptung verkaufen, dass wir Menschen uns heute deshalb auf eine bestimmte Weise verhalten, weil wir bzw. unsere Vorfahren das schon in der Steinzeit so gelernt haben. Nur gelten eben *nicht* in allen Kulturen und zu allen Zeiten schlanke Frauen als besonders attraktiv. In manchen Kulturen und zu manchen Epochen war die füllige Frau sogar besonders begehrt. Eine unterschiedliche Umwelt führt offenbar zu unterschiedlichen Verhaltensweisen und damit einer gänzlich anderen »menschlichen Natur«. Deshalb wird die Evolutionsbiologie immer mehr von einem neuen Ansatz abgelöst, den man als Verhaltensökologie (»behavorial ecology«) bezeichnet.

Als besonders attraktiv galt eine mollige Frau beispielsweise zu Zeiten des Malers Peter Paul Rubens, lange Zeit in der Südsee und auch heute noch im arabischen Raum. Häufig werden Äußerlichkeiten als »schön« wahrgenommen, wenn sie ein Kennzeichen für andere Dinge sind, die man als erstrebenswert betrachtet: in diesem Fall Wohlstand. Vermutlich suchen Männer unwillkürlich nach einer Sexpartnerin, die die gesündesten Nachkommen zur Welt bringen kann – wofür in Landstrichen, wo man nur schwer an

Nahrung gelangt, mollige Frauen die besten Voraussetzungen bieten.

In Richtung Schlankheit geht der Trend vor allem, wenn vermehrt Frauen ins Arbeitsleben einsteigen: beispielsweise in den zwanziger Jahren des letzten Jahrhunderts und von den sechziger Jahren an bis heute. Als in den Dreißigern die USA von der großen Depression gebeutelt wurden und immer weniger Essen auf dem Tisch landete, war das ein Grund dafür, dass ein besonders kurviger, vollbusiger Frauentyp als überaus beliebt galt. Sehr schlanke Frauen mit wirklich vollen Brüsten gibt es zwar auch, aber sie sind äußerst selten. Je mehr sich die Industriegesellschaft aber zur Dienstleistungsgesellschaft entwickelte und je mehr Frauen infolgedessen ins Berufsleben strömten, als umso attraktiver erschien der leicht androgyne Frauentyp, der sich außer durch Schlankheit auch durch kurze Haare und eher Hosen als Röcke auszeichnete: Signale für Weiblichkeit wurden immer weiter zurückgedrängt.

Und das geschah nicht ohne Grund: In einem Experiment, das in den achtziger Jahren durchgeführt wurde, sprachen Studenten vollbusigen Frauen fachliche Kompetenz ab und unterstellten ihnen mangelnde sexuelle Zurückhaltung. Auch Frauen bewerten kurvige Frauen als sexy und schlanke als kompetent. Als der Sozialpsychologe Brett Silverstein Fotos von Models in Frauenzeitschriften untersuchte, stellte er fest: Je mehr Frauen zu einem bestimmten Zeitpunkt auf Karriere aus waren, desto flachbrüstiger und schlanker waren die erfolgreichsten Models.

Andere Psychologen konnten diese Ergebnisse bestätigen. War die wirtschaftliche Lage von einer Rezession geprägt, wurden eher ältere, größere und schwerere Frauen zum Playmate des Jahres gewählt. Ging es der Gesellschaft finanziell gut, waren die Favoritinnen jünger, kleiner und leichter.

Bemerkenswert bei solchen Untersuchungen ist aber auch, dass die in Herrenmagazinen wie dem *Playboy* gezeigten Damen nie so superschlank waren wie die Models, die in Frauenzeitschriften erschienen. Die wirklich spindeldürren Ladys schrecken Männer eher ab und finden sich stattdessen in Magazinen, die von Frauen gekauft werden und damit diesen Look unterstützen. Die Rhetorik vom »patriarchalen Schlankheitsterror« ist damit schlicht Unsinn. Als aber der amerikanische Männerforscher Warren Farrell für die US-Frauenzeitschrift *Glamour* herausfand, dass Männer vor allem von leicht übergewichtigen Frauen erotisch angezogen wurden und die Befragten berichteten, gerade die attraktivsten Frauen hätten sich als die schlechtesten Geliebten herausgestellt, wurde der gesamte Artikel auf Weisung der *Glamour*-Redaktion fallengelassen.

Damit kann man aber die Tatsachen nicht einfach beiseitewischen. Experimente von Psychologen zeigen immer wieder, dass die meisten Frauen schlanker sind, als Männer sie haben wollen. Frauen ist das aber in keiner Weise klar. Bezeichnenderweise ergab eine Befragung von mehreren Hundert Jugendlichen, dass die weiblichen Versuchspersonen glaubten, die männlichen würden schlankere Frauen bevorzugen – was aber der tatsächlichen Einstellung der Männer überhaupt nicht entsprach.

In einem anderen Experiment legte das Forscherteam um den Psychologieprofessor Paul Rozin weiblichen und männlichen Versuchsteilnehmern neun Bilder von Frauen vor, die von sehr dünn bis sehr dick rangierten. Nun wurden die weiblichen Versuchsteilnehmer gebeten auszuwählen, welche Figur ihrer eigenen Idealvorstellung entsprach und von welcher sie annahmen, dass sie das männliche Schönheitsideal erfüllte. Für beide Kategorien wählten Frauen eine überdurchschnittlich schlanke Figur aus. Männer hingegen kürten das Bild von der Durchschnittsfigur zu ihrem Ideal.

In einem weiteren in Psychologie-Seminaren gerne verwendeten Versuch sollen die Probanden angeben, welche Frau sie aus drei Reihen gezeichneter Frauen vorziehen würden. Die Frauen sahen alle identisch aus, nur ist die oberste Reihe unter-, die mittlere normal- und die unterste übergewichtig. Männer entschieden sich weit überwiegend für eine Frau aus der zweiten Reihe – Frauen hingegen für die in der obersten Reihe.

Wenn Frauen die männlichen Wünsche hier immer wieder derart falsch einschätzen, liegt das zum Teil aber auch an uns Männern selbst. Darauf deutet zumindest ein weiteres Experiment hin, das die Psychologin Erica Miller von der Universität New Mexico durchführte. Sie legte 138 Männern, die in einer Kontaktanzeige eine »schlanke« oder »sehr schlanke« Partnerin gesucht hatten, Bilder unterschiedlicher Frauen vor – von spindeldürr bis Pottwal – und forderte sie auf, ihre Favoritin zu benennen. Das Resultat: Selbst die Männer, die ausdrücklich nach »sehr schlanken« Frauen gesucht hatten, entschieden sich fast einhellig nicht für die mageren Damen, sondern für etwas kräftigere. Und die Mehrheit der Männer entschied sich für Frauen, die deutlich voller waren: Körper, die die betreffenden Frauen selbst nicht mehr als »schlank« bezeichnet hätten.

Ich muss zugeben: Als ich von dieser Studie gelesen habe, habe ich mich auch selbst wiedererkannt. In einer Kontaktanzeige würde ich auch nach einer schlanken Frau suchen, aber wenn ich es dann mit einer zu tun habe, ermuntere ich sie gerne dazu, etwas zuzunehmen: »Du siehst aus, als hätten wir eine Hungersnot.« (Worauf ich aufmüpfige Antworten erhalte wie: »Und du siehst aus, als wärst du Schuld daran.«) Offenbar ist uns Männern selbst nicht immer klar, was genau wir eigentlich wollen.

Das liegt allerdings vielleicht auch daran, dass unsere Vorlieben weitaus stärkeren Schwankungen unterworfen sind, als man glauben möchte. Ziehen Männer beispielsweise vom Land in die Stadt, entwickeln sie eine größere Präferenz für geringeres Gewicht. Auch unsere ganz individuelle wirtschaftliche Situation spielt eine Rolle: Ein Mann, der sich selbst als vermögend einstuft, bevorzugt eine ranke und schlanke Partnerin – ein Mann, der mit seinen finanziellen Verhältnissen unzufrieden ist, steht eher auf den molligen Typ.

Ja, sogar wie hungrig wir gerade sind, kann für unsere Vorlieben entscheidend sein. In einem wegweisenden Experiment schnappte sich ein Team von Psychologen vor einer Mensa 30 männliche Studenten, die mit knurrendem Magen auf dem Weg dorthin waren, und 31 satte Studenten auf dem Weg nach draußen. Beide Gruppen bekamen 50 Schwarz-Weiß-Fotografien von Frauen vorgelegt, bei denen die Gesichter unkenntlich gemacht worden waren. Da alle Frauen ein eng anliegendes graues Trikot trugen, konnte man gut erkennen, welche geradezu magersüchtig und welche fettleibig waren. Hier zeigte sich: Je größer der Hunger war, den die Studenten zuvor auf einer Skala angegeben hatten, desto höher war das von ihnen bevorzugte Körpergewicht bei den abgebildeten Frauen.

SCHÖNHEIT

Wie wichtig ist Männern Schönheit bei einer Frau?

»Männern zu sagen, sie sollten von Schönheit nicht erregt werden«, befindet der Evolutionspsychologe David Buss, »ist wie ihnen zu sagen, sie sollten Zucker nicht als süß empfinden«. Und tatsächlich zeigen nicht nur etliche Umfragen und Studien, dass die Schönheit einer Frau für Männer das wichtigste Merkmal ist, wenn es um den ersten Eindruck und die Wahl einer kurzen sexuellen Beziehung geht. Aufschlussreich ist auch die Untersuchung von Gehirnscans, die aufgenommen wurden, während Männer schöne Frauen betrachteten. Diese Scans verraten, dass das männliche Gehirn dabei auf einem sehr grundlegenden Level stimuliert wird – vergleichbar mit dem, was ein hungriger Mensch beim Essen empfindet oder ein Drogensüchtiger, wenn er sich einen Schuss setzt. Der gleiche Effekt stellt sich auch beim Betrachten erotischer Fotos ein.

Prinzipiell sagt uns Männern unser Verstand: Das Mädchen da ist ein berufsmäßiges Model mit professionell antrainierten Posen, und vermutlich wurde das Bild sogar noch fototechnisch nachbearbeitet. Trotzdem machen uns solche Aufnahmen extrem an. Wissenschaftler sprechen hier auch von einem sogenannten Halo-Effekt: Die Schönheit einer Frau strahlt in unserer Wahrnehmung so hell, dass wir der Lady auch andere positive Eigenschaften unterstellen.

Dieser Effekt hat auch Auswirkungen auf unser Verhalten. Das zeigte sich beispielsweise in einem Experiment, bei dem männliche Versuchspersonen am Telefon mit verschiedenen Frauen sprechen sollten, von denen einige als hübsch und andere als weniger attraktiv beschrieben wurden. Wann immer ein Mann mit einer Frau sprach, die er für attraktiv hielt, verhielt er sich kontaktfreudiger und aufgeschlossener – und zwar unabhängig von der Wärme und Sexyness in ihrer Stimme.

Mit verteilten Geschlechterrollen funktioniert das allerdings ebenso gut: Auch die Frauen verhielten sich kontaktfreudiger, wenn sie mit Männern telefonierten, die sie für schön hielten. Ja, bei Frauen scheint dieser Effekt sogar noch stärker ausgeprägt zu sein. Wenn ein Mann einer Frau körperlich gefiel, bewertete sie ihn nicht nur in sexuellen Eigenschaften besser, sondern fand ihn auch freundlicher und zugänglicher und gab an, dass er sich im Gespräch positiver verhielt. »Frauen zeigten ein stärkeres ›was schön ist, ist gut‹-Vorurteil als Männer«, erkannten die Psychologen, die diese Frage untersuchten. »Wenn ein Mann als physisch attraktiv wahrgenommen wurde, wurden ihm auch viele andere positive Qualitäten unterstellt – sexuelle wie nicht-sexuelle.« Männer hingegen beurteilten die körperliche Attraktivität einer Frau unabhängiger von ihren sonstigen Eigenschaften.

Allerdings könnten die Frauen mit diesem Verhalten zum Teil sogar richtig liegen. Denn in Untersuchungen, bei denen man Schönheit und Intelligenz miteinander verglich, zeigte sich, dass Menschen, die als besonders schön gelten, auch über einen höheren IQ verfügen. Offenbar ist auch das eine Folge der Evolution: Die intelligentesten Männer verfügen oft über einen gesellschaftlich hohen Status, was sie als Partner besonders reizvoll macht. So kam es, dass sich die intelligentesten Männer und die schönsten Frauen miteinander paarten und beide Eigenschaften an ihre Nachkommen vererbten. Dazu passt, dass schöne Männer, dem

Biologen Charles Soler zufolge, auch über eine überdurchschnittliche Samenqualität verfügen.

Dabei nimmt die Bedeutung von Schönheit bei der Partnerwahl immer mehr zu. Darauf weist eine amerikanische Studie hin, die von 1939 bis 1989 untersuchte, welche Qualitäten ein Geschlecht beim anderen bevorzugte. In jeder Generation war die Schönheit des Partners für Männer wichtiger als für Frauen, und ihre Bedeutung stieg von Jahr zu Jahr. Dies gilt übergreifend für alle Rassen, Religionen, Gesellschaftssysteme und Kulturen.

Dieser hohe Stellenwert von Schönheit kann aber auch zu sehr hässlichen Entwicklungen führen. So wurden in einem Experiment manchen männlichen Versuchspersonen Bilder von hübschen Frauen und anderen Bilder von älteren und weniger attraktiven Damen gezeigt. Danach wurden die Mitglieder jeder Gruppe gefragt, wie sehr sie sich von ihrer Partnerin angezogen und wie gebunden sie sich an sie fühlten. Diejenigen Männer, denen man zuvor Fotos von besonders schönen Frauen gezeigt hatte, gaben dabei ein niedrigeres Ausmaß an als die Vergleichsgruppe.

Bevor hier aber irgendjemand »Männer sind Schweine!« denkt: Exakt dasselbe Experiment führte zu einem vergleichbaren Ergebnis, als man Frauen Bilder von Herren zeigte, die sichtlich einen besonders hohen gesellschaftlichen Status genossen. Und zur Verteidigung der Männer sollte man vielleicht erwähnen, dass man bei ihnen auch den umgekehrten Effekt feststellte: Diejenigen, die sich in einer festen Partnerschaft befinden, bewerten Foto-Schönheiten als weniger attraktiv, als es männliche Singles tun. Zwar sieht das Gras auf der anderen Seite des Zaunes immer grüner aus als das eigene – aber ein zufriedener Gärtner scheint das kaum zu bemerken.

Warum fühlen sich Männer an bestimmten Tagen von ihrer Partnerin stärker angezogen?

Um die Zeit ihres Eisprungs herum scheint das Gesicht einer Frau schöner zu wirken als während des übrigen Zyklus. Das fanden britische und tschechische Forscher heraus, indem sie verschiedene weibliche Porträtfotos von Probanden beurteilen ließen. Es handelte sich dabei um zwei Aufnahmen von ein und derselben Frau: einmal in der Zeit um den Eisprung, das andere Mal knapp zwei Wochen früher oder später aufgenommen. Sowohl Frauen als auch Männer gaben dabei den Fotos aus der fruchtbaren Phase einen leichten Vorzug. Das liegt vermutlich daran, dass sich die Hautfarbe bei Frauen zur Zeit des Eisprungs etwas aufhellt und Körperteile wie Brüste, Ohren und Finger symmetrischer werden.

Aber auch Veränderungen im Körper eines Mannes können dazu führen, dass er ein und dieselbe Frau plötzlich attraktiver findet: dann nämlich, wenn sein Testosteronspiegel höher ist. Das stellten Wissenschaftler durch Speichelproben bei Männern fest, die danach Fotos von Frauen bewerteten. Je höher die Konzentration des Testosterons war, desto freundlicher wurden die Männer in ihrem Urteil.

Was genau empfinden Männer bei einer Frau als schön?

Bis zu einem gewissen Punkt liegt Schönheit zwar im Auge des Betrachters. Trotzdem gibt es besondere Merkmale, die sehr häufig als attraktiv wahrgenommen werden. Verschiedene Wissenschaftler haben hier regelrechte Listen erstellt, die man gut zusammenfassen kann. Demnach würde eine Frau, die äußerlich der Perfektion sehr nahe kommt, über folgende Merkmale verfügen:

- ovales Gesicht
- kürzerer unterer Teil des Gesichts
- weiche, helle, reine, haarlose Haut
- große blaue Augen
- feine Augenbrauen
- lange Wimpern
- gerade, diamantförmige Nase
- durchschnittlich großer Mund und Ohren
- volle Lippen
- flach anliegende Ohren
- kleines, graziles Kinn
- volle Lippen
- hohe Wangenknochen
- volles Haar
- lebhafter Gesichtsausdruck
- durchschnittliche Größe
- symmetrischer Körperbau
- feste, symmetrische Brüste

Im Jahr 1995 ließ die Zeitschrift *Fit for Fun* eine Studie darüber erstellen, was deutsche Männer als sexy empfanden:
- volles Haar: 49 %
- mandelförmige, orientalische Augen: 51 %
- sinnlicher, erotischer Mund: 83 %
- volle, feste Brüste 80 %
- athletischer Körper 53 %
- schlanke Figur 73 %
- runde Hüften 46 %
- rasierter Schamhügel 67 %
- hübsch gewölbte Vulva 54 %
- weibliche Schenkel 62 %
- lange Beine 77 %

Wie es im Laufe dieses Buches bereits mehrfach angeklungen ist, gilt für Männer eine Frau vor allem dann als schön, wenn sie sichtlich fruchtbar ist. Dieser Zusammenhang erklärt beispielsweise auch, warum es als besonders attraktiv wahrgenommen wird, wenn der untere Teil des weiblichen Gesichts kürzer ist. Im Laufe des Lebens wird das Gesicht einer Frau nämlich immer länger – nicht nur im übertragenen Sinne, sondern wortwörtlich. Man nimmt an, dass dafür ein Anstieg von Testosteron und Wachstumshormonen verantwortlich ist, wie er bei einer Schwangerschaft stattfindet. Insofern lässt ein längeres Gesicht unbewusst auf ein höheres Alter und damit weniger Fruchtbarkeit schließen.

Nicht anders verhält es sich, was den Körperbau einer Frau angeht. Hierzu ließ der US-Psychologe Devendra Singh von seinen Versuchspersonen Zeichnungen von zwölf Frauenfiguren nach folgenden Kriterien bewerten: Gesundheit, jugendliches Aussehen, Attraktivität, sexuelle Ausstrahlung und die Fähigkeit, Kinder zu bekommen. Bei diesen Zeichnungen blieben die Gesichter und die Brüste unverändert, verschieden aber waren das Gewicht und das Verhältnis der Taille zu den Hüften. Dabei zeigte sich: Die in allen genannten Bereichen am besten bewertete Frau war die mit normalem Gewicht, aber niedrigem Taille-Hüft-Verhältnis – also einer im Vergleich zu den Hüften schmalen Taille und im Vergleich zur Taille breiten Hüften. Der Körperumriss einer solchen Frau entspricht in etwa dem einer Sanduhr.

Das Taille-Hüft-Verhältnis sei wesentlich wichtiger als das Gewicht erklärt der Attraktivitätsforscher Martin Gründl von der Universität Regensburg. Dieses Verhältnis sollte im Idealfall 0,7 betragen (Taillenumfang geteilt durch Hüftumfang). »Marilyn Monroe war zwar viel dicker als Kate Moss«, ergänzt Gründl, »aber sie hatte etwa das gleiche Kurvenverhältnis.« Deshalb gälten bis heute beide Frauen als attraktiv.

Der Grund dafür, dass dieses Verhältnis von solcher Bedeutung ist, liegt anscheinend darin, dass wir auch daran unbewusst erkennen, wie fruchtbar die betreffende Dame ist. Frauen, die ein hohes Taille-Hüft-Verhältnis aufweisen, haben nämlich größere Schwierigkeiten, schwanger zu werden, und bekommen ihr erstes Kind im höheren Alter. Darüber hinaus signalisiert ein günstiges Taille-Hüft-Verhältnis auch Gesundheit. Nicht nur eine Schwangerschaft, auch viele Krankheiten (darunter Diabetes, Bluthochdruck, Herzprobleme und Gallenbeschwerden) ruinieren dieses Verhältnis, weil sie die Verteilung des Körperfetts verändern. Und nicht zuletzt weist das beste Taille-Hüft-Verhältnis eine Frau während der Jahre ihrer Fruchtbarkeit auf – also zwischen dem ersten Eisprung und der Menopause.

Dass aber auch die Bedeutung des Taille-Hüft-Verhältnisses ähnlich vom Wandel der Geschlechterrollen beeinflusst wird wie das bevorzugte Gewicht, weiß man erst seit kurzem. Im Dezember 2008 nämlich berichtete die Anthropologin Elizabeth Cashdan von der Universität Utah in der Fachzeitschrift *Current Anthropology*, dass Männer die Sanduhr-Form bei einer Frau nur noch in jenen Ländern bevorzugen, in denen Frauen noch immer wirtschaftlich von Männern abhängig sind (etwa Japan, Griechenland und Portugal). In Ländern wie Großbritannien und Dänemark, in denen Frauen finanziell wesentlich unabhängiger geworden sind, ist auch die männliche Vorliebe für eine schmale Taille und breite Hüften zurückgegangen. Ich vermute stark, dass Deutschland zu letzterer Gruppe gehört.

Warum sind schöne Kerle schlechtere Ehemänner?

Mehreren Studien zufolge haben attraktive Männer häufiger noch eine Gespielin neben der festen Partnerschaft, bieten ihrer Partnerin weniger Rückhalt und leben in unbeständigeren Beziehungen. Der Grund dafür scheint schlicht darin zu liegen, dass hässlichere Männer keine andere Wahl haben, als eine einmal gefundene Partnerin durch charakterliche Qualitäten wie Treue und Ehrlichkeit zu halten. Schönlinge hingegen glauben, sich die eine oder andere Grenzübertretung eher leisten zu können. Auffälligerweise verhält es sich bei Frauen genau umgekehrt: Je schöner sie sind, desto länger währt ihre Partnerschaft.

Hat eine eher durchschnittlich aussehende Frau bei Männern überhaupt eine Chance?

Selbstverständlich – davon können Sie sich schon bei einem kurzen Stadtbummel überzeugen. Allerdings spricht man nicht umsonst von einem »Partnermarkt«: Wer etwas haben möchte, muss dafür etwas bieten, das der andere als mindestens gleichwertig erachtet. Aber nicht immer muss Schönheit gegen Schönheit getauscht werden. Nur insgesamt sollten Angebot und Nachfrage einander entsprechen.

Vermutlich gilt bei Partnerschaften deshalb häufig das Motto: Gleich und gleich gesellt sich gern. Auch was optische Reize angeht, sehen Partner einander oft ähnlich. Das zeigte sich bei einer Studie, bei der Studenten 60 Fotos von echten und zufällig angeordneten Paaren nach ihrer Ähnlichkeit bewerten mussten. Die Menschen, die tatsächlich zueinander gefunden hatten, erhielten bessere Bewertungen. Die Wissenschaftler vermuten, dass es einen »positiven Stimulus« erzeugt, wenn man sich selbst immer wieder im Spiegel erblickt, so dass man unwillkürlich zu Menschen neigt, die einem selbst ein wenig ähnlich sehen.

In dieselbe Richtung weist eine Studie der Universität Maryland, für die 123 Paare einen 35-seitigen Fragebogen ausfüllen mussten. Hier ergab sich, dass sich die Menschen, die einander hinsichtlich ihrer Attraktivität am ähnlichsten waren, in den stabilsten Partnerschaften befanden. Und neun Monate nach dem Kennenlernen war bei unähnlichen Partnern das Risiko am höchsten, dass ihre Partnerschaft zerbrach.

Allerdings gaben attraktive Männer am häufigsten zu, über eine andere Partnerin nachzudenken – und zwar unabhängig davon, wie schön ihre Partnerin war. Und als für eine andere Untersuchung das Forscherteam um den Psychologen James McNulty 83 Paare ein persönliches Problem diskutieren ließen, unterstützten die attraktiveren Ehemänner ihre Frauen in geringerem Maße. Das galt erst recht, wenn diese Frauen weniger attraktiv als ihre Partner waren. Hier bestätigt sich also das, was ich weiter oben schon zu dem Verhalten schöner Männer in der Partnerschaft ausgeführt habe.

Man sollte aber auch nicht überbewerten, welche Rolle Schönheit für Männer dann spielt, wenn es ihnen nicht um spontane Glücksgefühle, sondern die Entscheidung für eine dauerhafte Partnerschaft geht. So führte eine Zusammenstellung von sechs Studien über die Vorlieben bei der Partnerwahl zu einem Ranking von 14 gewünschten Eigenschaften. Auf der so entstandenen Skala von 1 (am wichtigsten) bis 14 (am unwichtigsten) tauchte »gutes Aussehen« bei den Männern auf Rang 12,0 auf (und auf 13,3 bei den Frauen). Zwar mögen Männer unbewusst eine fruchtbar wirkende Frau bevorzugen, hierfür genügt aber ein Mindestmaß durchaus. Und nicht zuletzt ist uns Männern klar, dass eine besonders schöne Frau nicht leicht zu erobern ist, solange wir nicht vergleichbar viel in die Waagschale werfen können (z. B. einen hohen beruflichen oder sozialen Status).

Als die Top-drei-Merkmale, die sie bei einem Freund oder einem Partner suchen, nennen sowohl Männer als auch Frauen erstens Wärme und Freundlichkeit, zweitens eine angenehme Persönlichkeit und drittens eine Zuneigung, die auf Gegenseitigkeit beruht. Bei der Suche nach einer Langzeit-Partnerin stieg für Männer im Lauf der letzten Jahrzehnte Intelligenz im Verhältnis zur Schönheit sogar als gewünschte Eigenschaft an. In dieser Hinsicht wurde die Emanzipation der Frauen von uns Männern gerne mitgemacht: Immer weniger von uns möchten auf Dauer mit einem hübschen Dummchen zusammen sein.

Das gilt erst recht dann, wenn die Betreffende ihre Schönheit in erster Linie dem großzügigen Einsatz von Kosmetika verdankt. In einer Befragung, die unter 1500 Männern an der Forschungsstelle für Sexualwissenschaften an der Universität Landau durchgeführt wurde, erklärten 83 Prozent, für sie sei die Schönheit der Partnerin durchaus von Bedeutung, aber stolze 94 Prozent legten noch größeren Wert auf ein natürliches Äußeres.

SCHWANGERSCHAFT

Kann inzwischen auch ein Mann schwanger werden?

Die Vorstellung, wie es wohl wäre, wenn Männer schwanger werden könnten, hat schon über Jahrhunderte hinweg in allen möglichen fantastischen Geschichten die Vorstellungswelt der Menschen beflügelt. Auch das Kino nahm sich mehr als einmal diesem Thema an. Am bekanntesten dürfte damit wohl Arnold Schwarzenegger 1994 als werdender Vater in der Komödie »Junior« geworden sein. In Deutschland setzte der Komiker Mike Krüger diese Idee für den Film »Seitenstechen« um.

Inzwischen scheint das, was sich für viele wie Science Fiction oder gleich völlig unmöglich anhört, Wirklichkeit geworden zu sein. Davon kündeten schon im Jahr 1999 eine stattliche Zahl von Nachrichtensites im Internet. Bei manchen merkt man den Verfassern an, dass sie sich etwas unsicher sind, ob sie dieser Geschichte glauben sollten oder nicht. Andere berichten darüber so sachlich und zweifelsfrei wie über den Ausgang der letzten Bundestagswahl. Und schließlich haben sie auch optimale Belege anzubieten. Auf der Website www.malepregnancy.com ist nicht nur ein Foto des hochschwangeren Lee Mingwei zu sehen, es gibt auch ein Interview mit ihm, in dem er über sein Befinden berichtet sowie eine genaue Erklärung der Vorgehensweise, die diese erste Männerschwangerschaft überhaupt erst möglich machte. Außerdem findet ein Besucher dieser Website Videomitschnitte von Mingweis per Webcam aufgezeichnetem Tagesablauf sowie ein Ultraschall-Video plus Live-EKG und den aktuellen medizinischen Daten. In einem Chatroom können Besucher der Website über die gesellschaftlichen Folgen einer jetzt auch für Männer möglichen Schwangerschaft diskutieren. Links verweisen auf die Internet-Präsenz der anerkannten New Yorker Klinik »RYT Hospital, Dwayne Medical Center«, die diesen und andere atemberaubende Eingriffe überhaupt erst ermöglicht hat – zu finden unter http://www.rythospital.com – sowie auf Berichte berühmter US-amerikanischer Presse-Organe wie das *Time Magazine* oder *USA Today*.

»Viele Leute haben dieses Unterfangen als etwas furchtbar Monströses bezeichnet« klagt Lee Mingwei in seinem Interview, »ein erschreckendes Beispiel dafür, inwiefern Wissenschaft und Medizin einfach zu weit gegangen sind. Aus meiner Sicht allerdings bringe ich lediglich ein Kind zur Welt. Es gibt auf dieser Erde nichts Natürlicheres und Schöneres als das.« Warum sollten Männer nicht dieselbe Last tragen wie Frauen – und warum nicht dieselbe Freude und Erregung verspüren dürfen? »Schwanger zu sein ist ein wundervolles Gefühl. Es ist etwas, das alle menschlichen Wesen – Männer wie Frauen – erfahren sollten, bevor sie sterben.«

Wie er das überhaupt angestellt hat? Wie bei einer üblichen Schwangerschaft sei es eigentlich ganz einfach, wenn man weiß, wie's geht: Zuerst, so Mingwei, seien ihm weibliche Hormone verpasst worden, um seinen Körper generell empfänglich zu machen. Daraufhin wurde in seinen Unterleib mit Hilfe von Methoden aus der künstlichen Befruchtung ein Embryo mitsamt dem Mutterkuchen eingesetzt und dann die Hormonzufuhr eingestellt, als sich die Schwangerschaft zu entwickeln begonnen hatte. Die tatsächliche Geburt sollen mehrere erfahrene Chirurgen per Kaiserschnitt durchführen. »Fruchtbarkeitsexperten wissen seit Jahren, dass Männer Kinder austragen können« wird Dr. Elizabeth Preatner von der RYT-Klinik zitiert. Eine Gebärmutter sei nicht zwingend erforderlich, wie man bereits von sogenannten Extrauterinschwangerschaften (wenn sich die befruchtete Eizelle außerhalb der Gebärmutter einnistet) bei Frauen wisse, sondern könne durch eine angemessene biochemische Umgebung ersetzt werden. Wie im Falle Lee Mingweis letztendlich zweifelsfrei erwiesen worden sei.

Auf der Website des Krankenhauses können Besucher ihre Meinungen austauschen. Viele von ihnen verdammten diese Entwicklung, viele andere aber fanden sie unterstützenswert, insbesondere da diese Methode schwulen Paaren ermögliche, ihre eigenen Kinder zur Welt zu bringen, und einen weiteren Schritt zur Gleichheit der Geschlechter darstelle. Dem Hospital lägen inzwischen mehrere Anfragen aus den verschiedensten Ländern bis hin zu Indien und Senegal vor.

So glaubwürdig diese Geschichte auch präsentiert wurde, ändert das doch nichts daran, dass sie ein einziger Schwindel war: Die Schwangerschaft gab es genauso wenig wie das erwähnte New Yorker Hospital, das sie in die Wege geleitet haben soll. Die Artikel darüber in den bekannten US-amerikanischen Zeitschriften sind allesamt gelungene Foto- und Textmontagen. Lee Mingwei gibt es allerdings. Er ist ein aus Taiwan stammender Künstler, und seine gefakete Schwangerschaft betrachtet er als eines seiner größten Kunstwerke.

Es braucht einige Zeit und Mühe beim Studium seiner Website, um die Tricks zu durchschauen, die hier verwendet werden. Beispielsweise zeigt die Webcam immer wieder dieselben Bilder: Lee Mingwei beim Lesen im Bett oder beim Plündern des Kühlschranks. Das Live-EKG sowie das Ultraschall-Video von Mingwei sind nichts weiter als animierte GIF-Bilder. Und schließlich heißt es auf der Seite, dass seine Schwangerschaft von der führenden neuen Gesellschaft für Fortpflanzungstechnologie GenoChoice möglich gemacht worden sei. Ein Link führt zu www.genochoice.com, wo es heißt »erzeugen Sie Ihr eigenes genetisch gesundes Kind online.« GenoChoice wurde von Virgil Wong begründet, einem Künstler, der mit Mingwei zusammenarbeitet und der auch über eben die fragliche Domain www.malepregnancy.com verfügt. »Mich erreichen per Mail täglich ernst gemeinte Bitten von Männern, die gerne schwanger werden möchten«, verriet Wong auf einer weiteren Website (www.paperveins.org).

Tatsächlich stehen einer männlichen Schwangerschaft eine ganze Reihe von Hindernissen entgegen. Zwar kann man grundsätzlich so verfahren, wie es Lees Website schildert: Ein Ei wird im Reagenzglas befruchtet und dann in die Bauchhöhle des hormonbehandelten Mannes eingesetzt. Die Gefahren dabei sind allerdings sehr hoch. Wenn sich bei Frauen ein Embryo außerhalb der Gebärmutter einnistet, was etwa einmal in zehntausend Fällen vorkommt, wird das als so bedrohlich betrachtet (Todesursache Nummer eins im ersten Schwangerschaftsdrittel), dass die Schwangerschaft fast immer direkt nach der Diagnose abgebrochen wird. Bei Männern wäre diese Gefahr noch einmal viel größer, insbesondere da ja der Mutterkuchen nach der »Niederkunft« im Körper verbleiben und dort verfallen müsste, da eine Entfernung einen zu großen Blutverlust bedeuten würde. Andererseits gibt es Frauen, die solche sogenannten Bauchhöhlenschwangerschaften gut überstehen – und seit dem Jahr 2000 gibt es die Möglichkeit, eine Gebärmutter von einer Frau zur anderen zu transplantieren. Wenn dies auch einmal für einen männlichen Empfänger möglich ist, wäre die Schwangerschaft eines Mannes ein gutes Stück realistischer geworden.

Im Jahr 2008 sorgte der Transsexuelle Thomas Beatie mit seiner Schwangerschaft weltweit für Aufsehen, und mehrere Medien (zum Beispiel die *Washington Post* und die Nachrichtenagentur afp) bezeichneten die Geburt seiner Tochter Susan Juliette als erste Niederkunft durch einen Mann. Der Hauptgrund für diese Würdigung war, dass der US-Bundesstaat Oregon, wo Beatie lebte, ihn legal als Mann anerkannte – einen Rechtsstatus, den ein anderer Transsexueller, der bereits im Jahr 1999 ein Kind zur Welt brachte, noch nicht erlangt hatte: Damals handelte es sich um Matt Rice, den Lebenspartner des transsexuellen Autors Patrick Califia-Rice.

Da Thomas Beaties Frau Nancy nach einer schweren Operation keine Kinder mehr zur Welt bringen konnte, beschloss das Paar, dass dann eben er diese Aufgabe übernehmen würde. Thomas' Geschlechtsumwandlung zum Mann lag zu diesem Zeitpunkt zehn Jahre zurück. Dabei wurde er mit Hormonen behandelt, und die Brüste wurden ihm entfernt, er verfügte aber noch über eine intakte Gebärmutter und Eierstöcke. Die Schwangerschaft wurde durch eine künstliche Befruchtung mit Spendersamen und einer eigenen Eizelle eingeleitet. Ein Jahr später bekam Beatie bereits sein zweites Kind: einen Sohn.

Aber es gibt noch ein weiteres ungewöhnliches Phänomen, das in diesem Zusammenhang erwähnt werden sollte. So absurd es sich anhört: Auch völlig normale Männer können »ein bisschen schwanger« sein. Damit ist gemeint, dass sich der Hormonspiegel von Männern, deren Frau ein Baby erwartet, ebenfalls deutlich verändert. So nimmt beispielsweise die Menge des Testosterons bei ihnen deutlich ab und bleibt noch bis drei Monate nach der Geburt stark reduziert. Dafür steigt im selben Zeitraum das Hormon Östradiol, das bei Frauen mütterliche Gefühle bestimmt, und der Ausstoß des Stresshormons Cortisol sinkt. In extremen Fällen entwickeln auch werdende Väter typische Schwangerschaftsbeschwerden wie Übelkeit, Gewichtszunahme, Verstopfung,

Kopf- und Rückenschmerzen sowie starke Gefühlsschwankungen. Anscheinend will die Natur auf diese Weise dafür sorgen, dass auch Väter ruhiger und fürsorglicher werden. Psychosomatische Faktoren mögen mit hineinspielen.

Vermutlich hängen diese hormonellen Umstellungen mit einem Phänomen zusammen, das unter Naturvölkern besonders häufig ist und als »Couvade« bezeichnet wird. Dabei wird der Vater von der Dorfbevölkerung so behandelt, als ob er schwanger wäre, er wird bettlägerig und klagt über die Schmerzen der Geburt. Als Erklärungen werden verschiedene psychologische und kulturelle Hintergründe vermutet: Der Vater möchte eine besondere Verbundenheit zu Mutter und Kind aufnehmen, er will während der Schwangerschaft etwas anderes zu tun haben als nur nervös abzuwarten, die Aufmerksamkeit böser Geister soll von dem tatsächlich geborenen Kind abgelenkt werden. Formen von Couvade findet man in so weit voneinander entfernten Kulturen wie China und Papua-Neuguinea, bei den amerikanischen Ureinwohnern und den Basken.

Es gibt übrigens eine Gattung im Tierreich, bei der die Männchen den Nachwuchs austragen: das Seepferdchen.

SEITENSPRUNG

Warum gehen Männer fremd?

Insbesondere für Frauen, die irgendwann herausgefunden haben, dass ihr Partner ein außereheliches Verhältnis hat, ist dies oft eine quälende Frage: Was bringt Männer dazu, sich mit einer anderen Frau in den Laken zu wälzen?

Die Informationen, die man hierzu findet, sind etwas widersprüchlich. So befragte »Theratalk«, ein Projekt am Institut für Psychologie an der Universität Göttingen, 219 untreue Männer und Frauen nach den Gründen für ihr Fremdgehen. Daraufhin nannten 76 Prozent der Männer und 84 Prozent der Frauen sexuelle Defizite in der Partnerschaft als Hauptgrund – wobei 37 Prozent der Männer gerne *mehr* Sex haben wollten.

Dem stehen die Erkenntnisse der amerikanischen Psychologin Shirley Glass fast exakt gegenüber. Glass gelangte bei ihren Untersuchungen nämlich zu dem Fazit, dass es Männern bei Affären zunehmend weniger um »Sex first« gehe. Stattdessen folgten sie einem bis dahin eher weiblichen Verhaltensmuster: Die emotionale Bindung kam für sie zuerst, Sex erst später. In einem von Glass angelegten klinischen Sample beschrieben 83 Prozent der Frauen und 61 Prozent der Männer ihre außereheliche Beziehung dann auch eher als emotional denn als sexuell. Das machte diese Affären für die Ehefrauen dieser Männer allerdings nur umso bedrohlicher. Das Risiko, den eigenen Partner an eine fremde Frau verlieren zu können, erschien größer, wenn es hier tatsächlich um tiefe Gefühle statt lediglich um eine flotte Nummer ging.

Eine Studie aus dem Jahr 2007, für die 3000 Herren im reiferen Alter befragt wurden, förderte indes noch einen weiteren Grund zutage: Die Männer hatten offenbar Angst vor dem Alter und wollten noch so viel an Jugend erhaschen, wie es ihnen möglich war. Sie suchten Bestätigung und das Gefühl, selbst wieder jung sein zu können – vermittelt durch eine junge Partnerin. Oft bedeutete dieser Versuch allerdings doppelten Stress: Einerseits wollten sie mit der jüngeren Frau mithalten, andererseits drohte ihnen, gerade im Alter die Geborgenheit ihrer langjährigen Ehe zu verlieren. Aus diesem Dilemma erwachsen mitunter Tragödien.

Wie wahrscheinlich ist es, dass ein Mann seine Ehefrau für seine Geliebte verlässt?

Die Aussichten der Geliebten eines Mannes, zu seiner Ehefrau zu werden, sind alles andere als rosig. Darauf deuten mehrere Untersuchungen. So befragte die amerikanische Psychologin Dr. Jan Halper 4126 erfolgreiche Geschäftsführer und Manager. Dabei stellte sie fest, dass 88 Prozent von ihnen mindestens eine Affäre hatten – aber nur drei Prozent verließen für die betreffende Dame tatsächlich ihre Ehefrau. Der Paarberaterin Dr. Lana Staheli zufolge lassen sich nur zehn Prozent aller Menschen scheiden, um ihren Seitensprung zu heiraten – und falls doch, enden 70 Prozent dieser neuen Ehen ebenfalls mit einer Scheidung.

Eine noch pessimistischere Rate an gescheiterten Zweitehen nennt der Pychiater Frank Pittman, nachdem er 100 Paare, in denen es eine Affäre gegeben hatte, danach befragte. Als Gründe dafür führt er an: Der eheliche Alltag ist nicht so aufregend wie eine geheime Affäre in Hotelzimmern, es gibt zu viele Schuldgefühle, und einem Menschen, der schon einmal fremdgegangen ist, wird nicht so leicht vertraut, dass er es nicht noch einmal tut.

SEXUALSTÖRUNGEN

Welche Sexualstörungen treten bei Männern am häufigsten auf?

In einer typischen westlichen Gesellschaft leiden

- 28 bis 31 Prozent aller Männer unter vorzeitiger Ejakulation
- 13 bis 17 Prozent fehlt es an Lust zum Sex
- 15 Prozent sind sich sehr unsicher, was ihre sexuelle »Leistung« angeht (das bekannte »War-ich-gut?«-Syndrom)
- 7 bis 18 Prozent bringen keine Erektion zustande
- 7 bis 9 Prozent schaffen es nicht bis zum Orgasmus.

Allerdings kann man natürlich darüber streiten, ab wann eine individuelle Eigenschaft tatsächlich eine »Störung« darstellt, unter der man »leidet«. Vielleicht sind viele Männer, denen (zeitweise?) die Lust zum Sex fehlt, davon überhaupt nicht beeinträchtigt. Und auch ein Begriff wie »vorzeitige Ejakulation« ist, wie ich in dem entsprechenden Kapitel erläutert habe, alles andere als klar umrissen. Im Kinsey-Report aus den 50er-Jahren zeigte sich beispielsweise noch, dass volle 75 Prozent der Männer bereits zwei Minuten nach Beginn des Geschlechtsverkehrs kommen.

SEXUALTRIEB

Denken Männer wirklich alle sieben Sekunden an Sex?

Die Zahlenangaben sind unterschiedlich: Mal heißt es, Männer dächten alle sieben Sekunden an Sex, mal ist von »alle zwölf Sekunden« die Rede. Wo Deutschlandradio von »alle 38 Sekunden« spricht, ist bei Jumpradio von »alle sieben Sekunden« die Rede, und manche Websites raunen von »96,5 Prozent der Zeit«. Solche Sätze finden sich in Frauenzeitschriften ebenso wie in Büchern zum Thema Sexualität, Beziehungen und Erotik. Gemeinsam ist diesen Behauptungen, dass ihnen regelmäßig jede Quelle fehlt: »Untersuchungen zufolge« heißt es oder »Wissenschaftler haben herausgefunden, dass …«

Tatsächlich gibt es keinerlei entsprechende Erkenntnisse in der Sexualforschung. Es existiert lediglich eine einzige Studie, der zufolge Jungen im Teenageralter mehrmals pro Stunde an Sex denken, mitunter sogar alle paar Minuten. Und die Mitarbeiter des größten Sexualforschungsinstituts der Welt, des Kinsey-Instituts in den USA, berichten auf ihrer Website: »54 Prozent aller Männer denken täglich oder mehrmals täglich an Sex, 43 Prozent ein paarmal pro Woche oder pro Monat und vier Prozent weniger als einmal pro Monat.«

Aber auch bei diesen so exakt klingenden Zahlen handelt es sich wohl oder übel um grobe Schätzungen. Ich frage mich, ob all die vielen Leute, die die »Untersuchungsergebnisse« über den Sieben-Sekunden-Rhythmus für bare Münze nehmen und weiterverbreiten, sich jemals überlegt haben, wie man überhaupt sinnvoll zu einem solchen Ergebnis gelangen kann. Sollte man zufällig ausgewählten Männern mit der Stoppuhr in der Hand folgen und sie befragen: »Haben Sie jetzt unanständige Gedanken? Nein? Danke. Jetzt vielleicht?« Ich könnte mir vorstellen, dass ein solches Experiment das Arbeits- und Beziehungsleben der meisten Versuchspersonen ein wenig durcheinanderbringen dürfte.

SINGLES

Haben männliche Singles öfter heißen Sex als Ehemänner?

Glaubt man den Bildern, die Filme und TV-Serien von unserer Gesellschaft zeichnen, führen Singlemänner ein abenteuerliches Sexleben, bei dem es an Abwechslung nicht mangelt und sie, kaum dass sie die eine Partnerin hinter sich gelassen haben, schon im Bett der nächsten aufregende Erotik genießen. Dagegen kann das Sexleben von Ehemännern, die es jeden Samstag mit derselben Mutti treiben, doch nur langweilig und bieder erscheinen

Die Wirklichkeit jedoch ist in zweierlei Hinsicht enttäuschend – für die Singles. Zum einen, was die Qualität angeht: Wenn sie danach befragt werden, geben Ehemänner ihrem Sex die Note 2, freiwillige Singles eine 4 + und unfreiwillige Singles kommen hier nicht mal auf ein »ausreichend«. Zum anderen findet der Sex auch nicht so häufig statt, wie mancher glauben mag. So ergab eine Studie des Urologen Carl Pearlman, dass im Alter zwischen 20 und 29 Jahren 45 Prozent der verheirateten Männer drei- bis viermal die Woche Sex haben, aber nur 12 Prozent der Singles.

Bemerkenswert ist allerdings eines: *Geschiedene* Männer sind sexuell aktiver als beide anderen Gruppen.

SPERMA

Warum ist der Geschmack von Sperma so unterschiedlich?

Ein junger Mann, den Sie in der Disco noch süß fanden, kann Stunden später überraschend säuerlich schmecken. Das trifft insbesondere dann zu, wenn er kurz vor dem Oralsex etwas zu sich genommen hat, das seinem Sperma eine etwas unangenehme Note verleiht.

Wenn man, so wie die Hamburger Sexualtherapeutin Angelina Borgaes, Frauen bittet, bei ihrem Partner eine Geschmacksprobe vorzunehmen, nachdem diese Herren bestimmte Speisen verzehrt haben, erhält man hierzu aufschlussreiche Auskünfte. Eine Übersicht der internationalen Literatur zu diesem Thema führt zu folgender Aufschlüsselung:

- bitterer Geschmack des Spermas: Zigarette, Haschisch, Kaffee, Alkohol, Aspirin (oder Infektionen der Harnröhre oder Prostata)
- scharf-säuerlicher Geschmack: rotes Fleisch, Spargel, Broccoli, Spinat, Milchprodukte, Schokolade, Knoblauch, fettige Speisen
- milder bis süßer Geschmack: Gemüse (insbesondere Sellerie und Petersilie), Obst (insbesondere Ananas und Apfel), Pfefferminz und Spearmint

Oder andersherum gelesen:

- Sperma im Naturzustand: salzig, milchig, nussig.
- Nach reichlich Knoblauch: säuerlich, faulig, muffig.
- Nach mindestens fünf Bier: schal, fade, abgestanden, wie Wischwasser.
- Nach fünf Aspirin: bitter, herbe, fies.
- Nach anderthalb Liter Ananassaft: süß, lieblich, angenehm.

Ein leicht süßlicher Geschmack von Sperma ist nicht ungewöhnlich: Ein Bestandteil von Sperma ist Fruchtzucker – das ist der süßeste Zucker, der in der Natur vorkommt: etwa zweimal so süß wie der Haushaltszucker, den wir normalerweise zu uns nehmen. Falls das Sperma eines Mannes allerdings ungewöhnlich süß schmeckt, könnte das ein Zeichen für Diabetes sein. Wenn Männer älter werden, kann der süße Bestandteil, der aus den Samenblasen stammt, zurückgehen und der Anteil aus der Prostata wachsen: Das Sperma schmeckt dann salziger. Dasselbe passiert, wenn der Zugang zu den Samenblasen blockiert ist (was Unfruchtbarkeit bedeuten könnte) oder wenn ein Mann zuvor schon ziemlich oft gekommen ist. In diesem Fall hatten seine Samenblasen noch keine Zeit »nachzuladen«; auch dann fehlt es an Süßstoffen.

Es wäre allerdings zu viel verlangt, anhand des Geschmacks von Sperma das Sexualverhalten des Partners in der jüngsten Vergangenheit zu analysieren. Immerhin ist es aber möglich, positiv auf den Geschmack einzuwirken. Serviert man einem Mann etwa Zimt, Kardamom, Pfefferminz oder Zitrone, sollte das den Geschmack seines Spermas verbessern. Knoblauch, Zwiebeln, Curry und Spargel dürften ihn verschlechtern. Dauerhaft stark fleischhaltige

Ernährung macht sein Sperma dickflüssiger und gummiartiger.

Einmal ließ die britische BBC drei Paare an einem Sperma-Geschmackstest teilnehmen. Die Männer wurden jeweils drei Tage lang auf eine spezielle Ernährung gesetzt, ohne dass ihre Partnerin wusste, welche das war. Der erste Mann erhielt Fisch und andere Meeresfrüchte, der zweite scharfe, gut gewürzte Sachen, der dritte Obst und Gemüse. Schließlich wurden die Frauen dabei gefilmt, wie sie Sperma ihres Partners aus einem Plastikröhrchen kosteten und dann die Ernährung ihres Partners erraten sollten. Daraufhin erkannte die Partnerin des ersten Mannes tatsächlich Fischgeschmack und die Partnerin des dritten fand sein Sperma auf angenehme Weise leichter.

Woraus besteht Samenflüssigkeit überhaupt?

Jeder Samenerguss umfasst zweieinhalb bis fünf Milliliter (also ein bis zwei Teelöffel). Darin enthalten sind 80 bis 800 Millionen Spermien, die aber nur ein bis drei Prozent des Volumens einnehmen. 50 bis 60 Prozent des Spermas sind Absonderungen der Bläschendrüsen, sie bestehen aus den verschiedensten Elementen und Zusammensetzungen: beispielsweise Fruchtzucker, Cholesterin sowie verschiedenen Vitaminen. Der Rest ist ein Sekret der Prostata und der Nebenhoden, das den typischen Geruch bewirkt.

Kaum bekannt ist ein besonders bizarrer Bestandteil einer Ejakulation: Der Nachhut des männlichen Ejakulats folgt ein natürliches Spermizid, das die Spermien eines potenziellen Rivalen bekämpfen soll.

Im Lauf seines Lebens ejakuliert ein Mann um die 53 Liter Sperma, was in etwa einer Tankfüllung entspricht.

Kann einem Samenerguss auch Urin beigemischt sein?

Nein. An der Einmündung des Samenleiters in die Harnröhre gibt es eine Art Ventil, so dass entweder die eine Flüssigkeit fließt oder die andere. Da das Ventil einige Zeit braucht, um sich wieder zurückzustellen, kann ein Mann auch kurz nach seinem Orgasmus noch nicht pinkeln.

Warum ist Sperma so ein zähflüssiges, klebriges Zeug?

Man sollte es nicht glauben, aber Sperma ist ein kleines Wunder der Natur. Es ist von wechselnder Viskosität, also Zähflüssigkeit: Direkt nach der Ejakulation ist es leicht klebrig und ein bisschen wie Gelee. Das ist notwendig, damit es in der Vagina haften bleibt. Wäre es so flüssig wie Urin, würde es sofort wieder herausrinnen. Würde das Sperma aber dauerhaft so zäh und klebrig bleiben wie am Anfang, könnte der Samen kaum hindurchschwimmen. Deshalb hat es die Natur so entworfen, dass das Sperma nach etwa 15 bis 30 Minuten flüssiger wird. Dann können die Spermien weiter in die Gebärmutter gelangen. Oft rinnt dann auch ein Teil der restlichen Samenflüssigkeit wieder aus der Vagina heraus.

Kann Sperma eine sinnvolle Ergänzung der täglichen Ernährung darstellen?

Absolut. Während ein Samenerguss der Tagesaufnahme lediglich fünf Kalorien hinzufügt (diese stammen von Proteinen, inklusive Enzymen und Fruchtzucker) und sein Fettgehalt bei null liegt, entspricht sein Nährwert einer kombinierten Mahlzeit bestehend aus zwei Stück Steak, zehn Eiern, sechs Orangen und zwei Zitronen. Auch enthält Sperma die Vitamine B12, C (60 Prozent der empfohlenen Tagesmenge) und E. Es gibt also zumindest aus dieser Perspektive betrachtet keinen Grund, nicht zu schlucken.

Wie finden Spermien ihren Weg zur Eizelle?

Immer der Nase nach – oder, anders formuliert: Sie folgen dem Duft nach Maiglöckchen. Das klingt zunächst etwas bizarr, schließlich haben Spermien keine Nase. Wie allerdings der Zellphysiologe Hanns Hatt von der Ruhr-Universität Bochum herausfand, orientieren sich Spermien auf ihrem Weg zum Ziel dennoch am Geruch. »Spermien können aufgrund von Sensoren in der Zellmembran Düfte erkennen, die die Eizelle abgibt«, erklärte Hanns Hatt dazu auf Radio Österreich 1. »Das ist in diesem Fall ein maiglöckchenähnlicher Duft. Die Spermien folgen der Duftspur im weiblichen Genitalbereich, der Gebärmutter entlang, bis sie zur Eizelle finden.« Aber auch andere Gerüche bewegen Spermien dazu, ihr Verhalten zu ändern: Manche lassen sie schneller schwimmen, andere bringen sie dazu, vor der Befruchtung ihre Kappe abzuwerfen, wieder andere verändern den Takt ihrer Geißeln. Wie Hanns Hatt ebenfalls herausfand, kann der Maiglöckchen-Sensor der Spermien durch einen »Gegenduft« blockiert werden: »Der Antiduft eröffnet nun die Möglichkeit, den Spermien quasi die Nase zuzuhalten und sie daran zu hindern, den Weg zur Eizelle zu finden. Damit wäre eine Empfängnis nicht mehr möglich.« Hatt arbeitet hierfür mit einer belgischen Frauenklinik zusammen – am Ende dieser Forschungen könnte eine wirkungsvolle Genitalsalbe für Frauen stehen. Wenn die Forscher erfolgreich sind, wäre das einmal eine wirklich »dufte Empfängnisverhütung«.

Haben Spermien ein Gedächtnis?

Um herauszufinden, ob Spermien über ein Gedächtnis verfügen, baute Peter Brugger, ein Neurowissenschaftler an der Universität Zürich, im Jahr 2001 ein winziges »Labyrinth« für Spermien. Wobei die Bezeichnung »Labyrinth« eigentlich zu weit geht: Genau genommen handelte es sich um einen kleinen Kanal, der zuerst eine Abzweigung nach rechts enthielt (der die Spermien automatisch folgen mussten) und kurz darauf eine T-förmige Gabelung, wo die Spermien entweder noch einmal nach rechts oder nach links abbiegen konnten. Die Abbiegung nach rechts wäre aber sozusagen weniger »intelligent«, da sie die Spermien wieder in die Richtung zurückgeführt hätte, aus der sie gekommen waren. Um das zu »wissen«, hätten sich die Spermien allerdings daran »erinnern« müssen, dass sie gerade nach rechts abgebogen waren.

Normalerweise wäre bei einer T-förmigen Gabelung anzunehmen, dass die Hälfte der Spermien nach links und die andere Hälfte nach rechts wandert – eben das Zufallsprinzip. Das taten die Spermien auch, wenn man sie nur in die T-förmige Gabelung strömen ließ, ohne dass sie zuvor nach rechts abgebogen waren. Bruggers Versuch zeigte jedoch: Falls die Spermien zunächst dazu genötigt worden waren, nach rechts abzubiegen, wanderten an der darauffolgenden T-Gabelung 58 Prozent von ihnen nach links – und so weiter in die Richtung, in die sie ursprünglich geströmt waren. Nur 42 Prozent nahmen die Abbiegung nach rechts, die sie dorthin zurückführte, woher sie gekommen waren. Damit verhielten sie sich wie Tiere, beispielsweise Ratten, in vergleichbaren Versuchen. Wo Spermien, die ja kein Nervensystem besitzen, die Information speichern, zuvor in eine bestimmte Richtung abgebogen zu sein, bleibt weiterhin unklar.

Was bedeuten die unterschiedlichen Farben des Spermas?

»Unterschiedliche Farben?«, werden Sie sich möglicherweise fragen. »Nimmt der Typ LSD, bevor er Sex hat? Sperma hat doch immer dieselbe Farbe … so weißlich, perlmutt.«

Das stimmt zwar in den allermeisten Fällen, aber nicht immer. Sperma kann auch andere Farben aufweisen – und dann ist das kein Grund, sich über die Abwechslung zu freuen. Aber beginnen wir mit dem Harmlosen: Wenn die Flüssigkeit, die aus dem Penis dringt, glasklar ist, handelt es sich noch gar nicht um das eigentliche Sperma, sondern seinen Vorläufer, den sogenannten »Liebestropfen« – ein Sekret der Prostata. Ist das Sperma gelblich, könnte das oben erwähnte »Ventil«, der Schließmuskel zur Harnblase geschwächt sein, und ins Sperma ist Urin eingeflossen. Sieht das Sperma bräunlich oder gelblich-trüb aus, könnte die Prostata oder die Samenblase entzündet sein. Hier wäre ein Besuch beim Arzt geraten. Und wenn das Sperma schließlich rot oder rot-braun erscheint, dann ist vermutlich Blut beigemengt. Das passiert, wenn zum Beispiel ein Äderchen der Prostata geplatzt ist – etwas, das insbesondere ab dem 45. Lebensjahr schon mal vorkommen kann. Falls sich das allerdings wiederholt, sollte der Herr, der als Quelle dieses Spermas dient, einen Urologen aufsuchen, da hinter der Sache verschiedene Krankheiten stecken könnten, die man besser klären sollte: etwa eine Entzündung, Bluthochdruck oder eine Geschwulst der Prostata.

Stimmt es, dass Sperma gegen Depressionen hilft?

Zugegeben – die Behauptung, Sperma würde gegen Depressionen helfen, klingt wie der Versuch, eine sich zierende, etwas schwermütig wirkende Frau damit in die Kiste zu quatschen. Dabei handelt es sich um die reine Wahrheit.

Auf diese verblüffende Erkenntnis stieß Gordon Gallup, Biopsychologe an der State University of New York, als er gemeinsam mit seinen Kollegen Rebecca Burch und Steven Platek 293 sexuell aktive Studentinnen untersuchte. Dabei stellte sich heraus: Je häufiger die Partner dieser Frauen beim Sex Kondome benutzten, desto häufiger litten die Studentinnen unter depressiven Verstimmungen. Sie quälten sich auch eher mit Selbstmordgedanken. Je weniger Präservative im Einsatz waren, desto mehr gingen solche Stimmungstrübungen hingegen zurück. Auch seltener Geschlechtsverkehr steigerte die Zahl der Depressionen, was sich bei längerer Enthaltsamkeit immer stärker bemerkbar machte. Häufigere Injektionen durch die Partner dieser Frauen führten zu größerem Glücksgefühl.

Nun könnte man einwenden, dass seltener Sex eben generell schlechtere Laune bereitet und umgekehrt: Je schlechter die Laune, desto weniger Lust auf Sex. Aber ein solcher Zusammenhang lässt sich wohl kaum von der Häufigkeit der Kondombenutzung ableiten. Deshalb gehen die Sexualforscher inzwischen stark davon aus, dass die männliche Samenflüssigkeit Hormone oder andere Botenstoffe enthält, die über die Vagina der Frau aufgenommen werden, in ihren Blutkreislauf gelangen und bei ihr zu anhaltend angenehmen Gefühlen und insgesamt einer seelischen Aufheiterung führt. Im Gespräch ist hier vor allem das Hormon Prostaglandin, das vom weiblichen Genitaltrakt aufgesogen werden und seinerseits die Hormone der Frau beeinflussen könnte. Denn auf Prostaglandin trifft nachweislich beides zu: Es ist Bestandteil des Spermas und es dämpft Depressionen.

Gallup geht sogar so weit zu sagen, dass Sperma in gewisser Weise abhängig macht. Möglicherweise, so Gallup, könne das auch die im Allgemeinen schlechtere seelische Verfassung von Frauen während ihrer Periode, nach der Geburt oder in den Wechseljahren erklären. Ausbleibendes Sperma führt vielleicht sogar zu Entzugserscheinungen. Womit sich eines der fürchterlichsten Porno-Klischees (»Geiles Mäuschen giert nach deinem Saft!«) bewahrheiten würde …

Sicherheitshalber warf die Forschergruppe um Gallup auch einen Blick auf andere denkbare Zusammenhänge: Könnte es nicht einfach sein, fragten sie sich beispielsweise, dass häufiger Sex ohne Kondome eher in intimeren und gewachseneren Beziehungen vorkommt und dass bei diesen Partnern auch seltener Depressionen auftreten? Sind Leute, die das Benutzen von Kondomen verschlampen, generell etwas dümmer und unbekümmerter – dümmere Menschen sind immer besser drauf als die intelligenten? Oder brachte einen das nervige Gefummel nach dem Kondom ganz von der Rolle? All diese Dinge wurden von den Wissenschaftlern in Erwägung gezogen, hatten aber nicht denselben Einfluss wie das Eindringen von Sperma.

Dennoch gibt Gallup gerne zu, dass seine Untersuchungen mehr Fragen offenlassen, als sie beantworten. Beispielsweise weiß man noch fast überhaupt nichts über die Wirkung von Sperma, das nicht durch die Vagina, sondern über den Mund aufgenommen wird (Tabletten schluckt man schließlich auch) – oder über den Hintern. Für eine entsprechende Studie haben sich inzwischen allerdings erst mal 700 Frauen freiwillig gemeldet. Auch Untersuchungen darüber, ob die geschilderten Stimmungsverbesserungen ebenso bei homosexuellen Männern auftreten, sind im Gespräch.

Schon die bisher vorliegende Forschung wirft vielfältige Fragen auf: Wandern wertvolle Antidepressiva Nacht für Nacht sinnlos in Taschentücher? Wird Sperma bald rezeptpflichtig? Wenn ja: Steht dann bald ein schwungvoller Schwarzhandel zu befürchten? Und werden Frauen in Kneipen bald mit Aufreiß-Sprüchen rechnen müssen wie: »Bist du traurig? Dann hätte ich da etwas für dich …«

Den wissenschaftlichen Experten ist es allerdings wichtiger, darauf hinzuweisen, dass die vorliegenden Erkenntnisse keinesfalls Anlass dazu geben sollten, auf die Verwendung von Kondomen zu verzichten. Denn eine sexuell übertragene Krankheit oder eine ungeplante Schwangerschaft könnten die positiven Auswirkungen des Spermas schnell überdecken.

Stimmt es, dass manche Frauen gegen Sperma allergisch sind?

Eine weibliche Allergie auf Sperma existiert zweifelsfrei – auch wenn sie weltweit bisher erst 80-mal beobachtet worden sein soll, davon verblüffende 60-mal in Deutschland. Momentan gibt es in unserem Land mehr Websites, die über diese Erkrankung berichten, als klar diagnostizierte Fälle. Allerdings geht der Deutsche Allergie- und Asthmabund von einer hohen Dunkelziffer aus. Wenn das stimmt, liegt das unter anderem daran, dass viele Betroffene ebenso wie viele Hautärzte noch gar nicht wissen, dass es diese Störung überhaupt gibt und dass sie sie deshalb auch nicht erkennen können.

Es war Professor Johannes Ring, Direktor der Poliklinik für Dermatologie der Technischen Universität in München, der im Oktober 2001 seine Ärztekollegen beim zehnten Kongress der Europäischen Akademie für Dermatologie über diese Krankheit und mögliche Behandlungsmethoden informierte. Von da ab war in bestimmten Kreisen Sperma in aller Munde.

Vom Ablauf her lässt sich diese Allergie mit dem Heuschnupfen vergleichen, bei dem man innerhalb einer halben Stunde nach dem Kontakt mit Pflanzenpollen die ersten Anzeichen von Augentränen entwickelt. Genauso reagieren Frauen zehn bis dreißig Minuten nach dem Geschlechtsverkehr mit den unterschiedlichsten Symptomen: von örtlichen Hautreizungen wie Brennen, Jucken, Schwellungen und Ausschlägen über asthmatische Beschwerden, Nesselsucht, Schmerzen im Unterleib, Erbrechen, Durchfall bis hin zum möglicherweise sogar lebensbedrohlichen Schock. Die Fachzeitschrift *Medical Tribune* berichtet von einer jungen Frau, deren Körper sich nach dem Sex mit einer Nesselsucht überzog, während ihre Mund- und Rachenschleimhaut so stark anschwoll, dass sie zu ersticken drohte.

Als Ursache für diese Reaktionen können Nahrungsmittel oder Medikamente gelten, die der männliche Partner zu sich genommen hat (beispielsweise Nüsse oder ein Antibiotikum) und die dann spurenweise in sein Sperma gewandert sind. Häufiger ist in den Schilderungen allerdings von einem winzigen Eiweißbestandteil in der Samenflüssigkeit die Rede – ein Stoff, der übrigens bei allen Männern vorkommt. Ein Partnerwechsel würde für die erkrankte Frau also keine Lösung darstellen.

Erfolgversprechender könnte es schon sein, ein Kondom zu benutzen – immer vorausgesetzt, dass nicht gleichzeitig eine Latexallergie besteht. Aber will man das sein ganzes Leben lang durchziehen? Es bleibt also der Weg zum Arzt. Der kann zunächst einmal untersuchen, ob überhaupt eine Sperma-Allergie vorliegt. Häufig kommen Frauen darauf sehr schnell (schließlich haben sie nach jedem Kontakt mit dieser Flüssigkeit Beschwerden und sonst nicht), stoßen bei ihren Gesprächspartnern aber zunächst auf Unglauben. Also wird bei ihr ein einfacher Test durchgeführt, indem man ihr die verdünnte Samenflüssigkeit ihres Partners mit einer kleinen Nadel unter die Haut piekst. Rötet sich die betreffende Stelle und bilden sich dort die typischen Quaddeln, dann weiß man, woran man ist.

Jetzt gibt es verschiedene Möglichkeiten. Die eine besteht in der Zusammenstellung eines kleinen Notfallsets mit Medikamenten wie Cortison oder bestimmten Sprays, um die Symptome zu dämpfen oder zu beseitigen. Man kann das Übel aber auch an der Wurzel packen und die Patientin wie beim Heuschnupfen hyposensibilisieren, also: nach und nach an das allergieauslösende Sperma gewöhnen, so dass ihr später auch größere Mengen nichts mehr ausmachen. Ganz knifflig wird es, wenn die betreffende Frau Kinder bekommen möchte. In diesem Fall wird das Sperma »gewaschen«. Das bedeutet, dass im Labor Spermaflüssigkeit und Samenzellen mittels einer Zentrifuge voneinander getrennt werden und danach eine künstliche Befruchtung stattfindet. Allerdings gibt es auch eine Hoffnung, die Mutter Natur eröffnet: nämlich dass die Allergie nach wenigen Monaten von selbst wieder abklingt.

Fachleute erteilen jedoch den Rat, nicht gleich als Erstes auf eine Spermaallergie zu tippen, sondern sich zu überlegen, ob die gereizte Reaktion nicht eher auf das Konto von vor dem Sex aufgetragenem Parfüm, Seife oder Gleitcreme gehen könnte – oder ganz einfach von anderen Umwelteinflüssen ausgelöst wird, die mit dem Schauplatz zusammenhängen: Vielleicht reagiert die betreffende Frau ja in der Wohnung des neuen Partners empfindlich auf Hausstaub oder Tierhaare bzw. im Freien auf Gräserpollen oder Schimmelpilzsporen.

Wie kann man die Spermienzahl eines Mannes kurzfristig erhöhen?

Die einfachste Möglichkeit besteht offenbar darin, ihnen kurz bevor sie kommen, Bilder eines Sexualakts von zwei Männern mit einer Frau zu zeigen. Wie australische Forscher herausgefunden haben, steigt daraufhin der Prozentsatz der beweglichen Spermien. Zuvor kannte man Ähnliches bereits aus dem Tierreich: So genügt bei männlichen Wiesenwühlmäusen der Geruch eines Konkurrenten, damit sie mehr Sperma produzieren oder ihr Sperma eine bessere Qualität gewinnt. Auch wusste man von Einrichtungen, die künstliche Befruchtungen durchführen, dass bei einem Mann die Zahl mobiler Samenzellen anstieg, wenn er sich erotische Szenen anschaute.

Nun spekulierten die Evolutionsbiologen Sarah Kilgallon und Leigh Simmons, ob entsprechende Aufnahmen von einer Frau und zwei Männern die männliche Leistung erhöhten. Der dahinterstehende Grundgedanke ist die in den neunziger Jahren aufgekommene These, dass es zwischen Männern eine Art »Spermienkampf« gebe, wobei jeder mögliche Vater versucht, seinen Mitbewerber zu überrunden.

Bei dem Experiment von Kilgallon und Simmons schauten sich 25 heterosexuelle Männer zwischen 18 und 35 Jahren mal Bilder mit zwei Männern und einer Frau beim Sex und mal erotische Fotos von attraktiven Frauen an. Das Ergebnis: Im Ejakulat der Männer, die eine Konkurrenzsituation betrachteten, fanden sich die mobileren Spermien. Dasselbe galt für Männer, die die jeweiligen Aufnahmen als besonders anregend bewerteten.

SPORT

Macht Sport Männer zu müde für Sex? Macht Sex zu müde für Sport?

Um herauszufinden, wie es sich auf die sexuelle Performance auswirkt, wenn ein Mann zuvor körperlich sehr aktiv gewesen war, ließ Jim White, Leiter der Sportabteilung der Universität San Diego in Kalifornien, 115 Männer täglich 20 Minuten lang laufen. Als er sie daraufhin nach der Stärke ihres sexuellen Begehrens befragte, stellte er einen spürbaren Anstieg fest. Selbst Herren um die 50 und älter berichteten von doppelt so stark empfundener Wollust. Woran lag das?

Die Erklärung: Anfangs hemmt Laufen zwar die sexuelle Erregbarkeit. Das Blut wird in anderen Körperteilen als ausgerechnet im Penis gebraucht. Aber in der Erholungsphase nach dem Joggen fließt wieder mehr Blut in die Genitalien zurück. »Dauerlauf befähigt zu einer längeren Gangart beim Sex«, kommentierte dies der Sportmediziner Willi Heepe, der auch den Berliner Marathon ärztlich betreut. »Der bessere Hormonhaushalt kurbelt die Spermaproduktion an, und auch die Erholungsphase nach einem Orgasmus ist kürzer. Dies gibt eine gewisse Selbstsicherheit, so dass man auch rückwirkend von der Psyche profitiert.«

Und wie ist es umgekehrt: Macht Sex Männer zu müde für darauffolgenden Sport? Bei dieser Frage verweist der Psychologe Loren Cordain vom Fachbereich Gesundheit der Universität Colorado auf das Testosteron, das beim Sex frei wird und das bei manchen Sportarten durchaus nützlich sein kann – vornehmlich denen, die eine gewisse Aggression fordern. Bei Profiboxern und Rennfahrern kann eine

Nummer zuvor demnach durchaus hilfreich sein – bei Eiskunstläufern und Turniertänzern hingegen eher nicht.

STERILISATION

Wie läuft eine Sterilisation ab?

Die Sterilisation, die beim Mann auch als Vasektomie bezeichnet wird, gilt (außer einem Leben im Kloster) als die zuverlässigste Methode, seine Zeugungskraft zu unterbinden. Der Eingriff findet unter örtlicher Betäubung statt und dauert zehn bis zwanzig Minuten. Dabei schneidet der Chirurg aus den Samenleitern, die den Samen aus den Hoden nach oben führen, ein Teil von etwa einem bis zwei Zentimeter Länge heraus und verschweißt oder vernäht danach die Stümpfe.

Die Reaktion auf diesen Eingriff ist sehr unterschiedlich: Viele Männer haben danach bis auf leichten Wundschmerz überhaupt keine Beschwerden, andere starren noch mehrere Wochen später grimmig vor sich hin. Die meisten nehmen sich nach dem Eingriff jedenfalls einige Tage frei. Etwa zwei Wochen lang sollten sie auch auf schwere körperliche Arbeit und Sport verzichten. Sex allerdings dürfte schon etwa 24 Stunden nach dem Eingriff wieder problemlos möglich sein. Aber genau hier ist Vorsicht geboten: Ein Mann ist nämlich nicht sofort nach seiner Sterilisation spermienfrei! Stattdessen gelingt es einigen zähen Guerilla-Spermien manchmal, bis zu drei Monate im Genitaltrakt auszuharren. Zwar darf man davon ausgehen, dass auch von ihnen spätestens 30 Samenergüsse später selbst das letzte nach draußen geschossen wurde, aber echte Sicherheit bieten erst entsprechende Tests anhand einer Spermaprobe.

Die kleine Tortur scheint sich jedoch bei vielen Männern zu lohnen: Sie berichten darüber, dass sich ihr Sexualleben danach verbessert habe, weil sie keine Angst mehr belastete, ungewollt Nachwuchs zu zeugen.

Haben sterilisierte Männer noch einen Samenerguss?

Im eigentlichen Sinne des Wortes haben Männer nach einer Vasektomie natürlich keinen Samenerguss mehr, der im Hoden erzeugten Samenflüssigkeit wird bei diesem Eingriff ja der Weg durch den Penis in die Freiheit abgeschnitten. Es findet aber durchaus noch ein Erguss beim Orgasmus statt – nur eben kein Samenerguss. Stattdessen besteht die Flüssigkeit, die der Mann jetzt ejakuliert, vor allem aus Prostata-Sekret, Absonderungen der Samenblasen und Schleim aus den Cowper-Drüsen. Aussehen und Geruch dieser Flüssigkeit sind identisch mit dem eines Samenergusses, die Menge ist allerdings um zehn Prozent geringer als zuvor.

Eine Sterilisation hat jedenfalls weder Einfluss auf die Erektionsfähigkeit des Mannes noch auf die Produktion seiner Sexualhormone, und auch seine Gefühlsempfindungen beim Erguss bleiben die gleichen.

STIMME

Warum wirken Männer mit tiefen Stimmen oft besonders anziehend?

Frauen fühlen sich von Männern mit einer dunklen Stimme besonders angezogen – zumindest, wenn diese Frauen gerade ihre fruchtbaren Tage haben. Während der restlichen Zeit des Zyklus bevorzugten die Damen eher eine hellere Tonlage. Das fand das Forscherteam um David Feinberg von der schottischen Universität St. Andrews heraus. Feinberg und seine Kollegen spielten mehreren Versuchsteilnehmerinnen Aufnahmen männlicher Stimmen vor, die sie zuvor elektronisch so bearbeitet hatten, dass die Stimme desselben Mannes mal tief und voll klang, mal hoch und dünn. Frauen, die gerade ihren Eisprung hatten, bevorzugten eindeutig die dunklere Variante.

Und das hat seinen Grund: Ein satter Bass, wie er etwa als Kennzeichen des Sängers Barry White gilt, ist die Folge von viel Testosteron. Er verspricht insofern hohe Zeugungskraft, aber auch beste Gesundheit und eine starke Konstitution – Männlichkeit eben. Das ist reizvoll für Frauen, die Mütter werden möchten. Aber auch eine Frau, die einfach nur erfüllenden Sex will, kommt bei Männern mit einem besonders tiefen Organ auf ihre Kosten: Wie schwedische Forscher herausfanden, gelangten mit einem Bass im Bett 67 Prozent der Frauen zum Orgasmus, mit einem Bariton nur noch 52 Prozent und bei einem Tenor sank die Orgasmusquote sogar auf lediglich 47 von 100 entsprechenden Erlebnissen. Insofern überrascht es nicht, dass Menschen mit angenehmen Stimmen in ihrem Leben mehr Partner haben und auch ihre Jungfräulichkeit früher verlieren.

Und warum ziehen Frauen, die sich nicht auf dem Höhepunkt ihrer Fruchtbarkeit befinden, Männer mit der Stimmlage eines James Blunt vor? Offenbar weil den testosterongeladenen Bass-Männern von der weiblichen Seite unterstellt wird, eher ein kurzes Abenteuer zu suchen, unzuverlässig zu sein und sich nicht besonders um den einmal gezeugten Nachwuchs zu kümmern. Aus demselben Grund scheinen auch jungen Müttern Männer mit einer hohen Stimme lieber zu sein.

Aber es bevorzugen auch unterschiedliche Frauen unterschiedliche Tonlagen beim männlichen Geschlecht. Attraktive Versuchsteilnehmerinnen nämlich zog es ganz unabhängig von ihrem Zyklus zu den Bässen, während Frauen, die wegen eines niedrigen Östrogenspiegels wenig feminin erschienen, sich von tiefen Männerstimmen nicht besonders angezogen zeigten. Dafür hat Feinberg eine gute Erklärung parat: »Während wir normalerweise denken, dass maskuline Männer eher auf One-Night-Stands aus sind, können besonders attraktive Frauen sie augenscheinlich dazu bringen, längere Verpflichtungen einzugehen.« Auf diese Weise würden auch die männlichsten Männer noch zu Ehefrauen gelangen. Umgekehrt gäben sich die weniger weiblich wirkenden Frauen eher mit dem Typ »guter Vater« zufrieden, da sie innerlich davon überzeugt waren, einen Macho-Kerl sowieso nicht an sich binden zu können.

STRESS

Welche Auswirkung hat Stress auf die Lust eines Mannes?

Dass Stress sich bei Männern unweigerlich auch auf ihren Spaß im Bett niederschlägt, lässt sich nicht bestreiten: Gestresste Manager sind mit ihrer Sexualität viel häufiger unzufrieden als Führungskräfte, die in der glücklichen Lage sind, ihre Situation wesentlich lockerer zu erleben. Und am anderen Ende der beruflichen Leiter sieht es ähnlich aus: Arbeitslose Männer wollen seltener Sex und haben größere Schwierigkeiten, eine Erektion zu bekommen. Bei Frauen konnte man keine vergleichbaren Zusammenhänge feststellen.

Es ist das parasympathische Nervensystem, das erst so richtig Lust auf Erotik macht. Es erhöht den Blutfluss zum Penis und macht locker und empfangsbereit für sinnliche Genüsse. Aber dieses Nervensystem ist leider auch für Stress anfällig: Dann lässt die Erektion auf sich warten, dafür kommt die Ejakulation zu früh, die Lust schwindet. Das liegt daran, dass das Gefühl von Überforderung die Produktion von Adrenalin und Cortisol ansteigen lässt. Das Cortisol allerdings unterbindet die Wirkung von Lusthormonen wie Oxytocin und Serotonin. Infolge einer Kettenwirkung sinkt bei diesem Prozess auch die Produktion von Testosteron – der Mann macht schlapp.

Bei vielen Männern steigt allerdings häufig nicht nur die Lust, sondern auch die Samenqualität, sobald sie ihre Belastung mit einer Stressmanagement-Therapie in den Griff bekommen haben. Und positiver Stress, also jene Sorte, mit der man bestens umgehen kann und die einen darüber hinaus sogar noch anspornt, lässt auch die erotische Lust steigen. Und schließlich gibt es bei manchen Männern auch den sogenannten »Kennedy-Effekt«, benannt nach dem früheren Präsidenten der USA, von dem es hieß, er habe trotz aller mit seinem Job verbundenen Belastungen privat nichts anbrennen lassen. Solche Männer werden erst dann richtig potent, sobald sie unter Zeit- und Leistungsdruck stehen. Vielleicht befinden sie sich beruflich in einer dominanten Position, die auch ihren Testosteronspiegel ansteigen lässt; vielleicht gelingt es ihnen aber auch, all die Aufregungen, die ihnen ihr Berufsleben bietet, auf den erotischen Bereich zu übertragen.

TANZEN

Was sagt der Tanzstil eines Mannes über seine Qualitäten als Partner aus?

Die einfachste Methode, einen Mann zu finden, bei dem die Chancen sehr gut stehen, dass viele positive Eigenschaften bei ihm zusammenkommen, besteht darin, ihn zu betrachten, wenn er tanzt.

Um das zu verstehen, muss einem zunächst einmal klar werden, wie wichtig ein symmetrischer Körperbau für einen Menschen ist. Je stärker bei einem Mann die Symmetrie seines Körpers ausgeprägt ist, umso früher verliert er seine Unschuld (im Durchschnitt um drei bis vier Jahre), umso schneller bekommt er eine Frau ins Bett, umso mehr Sexpartner hat er, umso mehr Orgasmen löst er bei seiner Partnerin aus (in 75 statt in 30 Prozent aller Fälle sexuellen

Verkehrs) und umso häufiger findet ein gleichzeitiger Orgasmus statt. Dem amerikanischen Biologieprofessor Randy Thornhill zufolge ist ein symmetrisch gebauter Partner auch gesünder und eher in der Lage, gesunde Nachkommen zu zeugen beziehungsweise zu gebären.

Wenn es das ist, was Sie suchen, werte Leserin, dann sollten Sie auf Signale für Symmetrie achten. Man findet sie beispielsweise im Gesicht (symmetrische Menschen werden im Allgemeinen als attraktiv wahrgenommen), aber auch in der Art, wie sich jemand bewegt – insbesondere wie er tanzt. Das wies der Anthropologe William Brown nach, als er 183 jamaikanische Männer und Frauen 155 anderen Jamaikanern beim Tanzen zeigte. Danach bat er die Zuschauer darum, den jeweiligen Tanzstil zu beurteilen. Das Ergebnis war klar: Die symmetrisch gebauten Männer (und Frauen) wurden besonders positiv bewertet.

Wenn Sie also einen Mann sehen, dessen Tanzstil Ihnen besonders gefällt, stehen die Chancen gut, dass er viele Eigenschaften besitzt, die ihn zu einem tollen Partner machen. Allerdings ist nicht alles eitel Sonnenschein: Je symmetrischer ein Mann gebaut ist, umso wahrscheinlicher wird er auch fremdgehen und umso weniger kümmert er sich um seine Frau.

TESTOSTERON

Was ist Testosteron und wozu ist es gut?

Das Sexualhormon Testosteron gehört zu den sogenannten Androgenen – ein Fremdwort aus dem Griechischen, das auf Deutsch so viel wie »Männermacher« bedeutet. 95 Prozent dieses Hormons werden im Gewebe der Hoden (griechisch: testes) hergestellt und die übrigen fünf Prozent in der Nebenniere. Letzeres ist deshalb wichtig, weil auch Frauen eine geringe Menge an Testosteron benötigen. Der Mann braucht im Durchschnitt allerdings mehr als die zwanzigfache Menge: am meisten mit Anfang zwanzig, danach nimmt die Menge immer weiter ab. Insbesondere Übergewicht vernichtet Testosteron. Wer mehr als das Doppelte seines Idealgewichts auf die Waage bringt, verfügt über nur noch etwa ein Drittel seines Testosterons. Auch körperlicher und seelischer Stress können den Testosteronspiegel senken.

Was bringt dieses Hormon nun dem Mann? Zunächst einmal bildet es seine Geschlechtsorgane, solange er sich noch im Mutterleib befindet. In der Pubertät verändert es seinen Körper, verleiht ihm die tiefe Stimme, den Bart, die Muskeln, die Statur – und nicht zuletzt den Sexualtrieb. Testosteron stärkt die Region des männlichen Gehirns, die an Sex interessiert ist. Die Folgen sind ein stärkeres sexuelles Verlangen, intensivere erotische Fantasien und häufigerer Geschlechtsverkehr (oder Selbstbefriedigung). Männliche Sportler, die sich Testosteron spritzen, um ihre Kraft und Ausdauer zu steigern, haben häufiger sexuelle Gedanken, mehr morgendliche Erektionen, mehr sexuelle Kontakte und mehr Orgasmen.

Entgegen einem beliebten Vorurteil, macht ein erhöhter Testosteronspiegel einen gesunden Mann allerdings nicht zum sexgeilen Monster. Es lässt ihn auch keineswegs aggressiver werden, sondern vor allem dominanter und mutiger. Dabei wird ein Anstieg des Testosterons häufig überhaupt erst durch ein Ereignis ausgelöst, das dem Mann eine dominantere Position verleiht. Nach der Entscheidung eines Wettkampfes (etwa im Sport, im Job oder beim Werben um einen Partner) steigt der Testosteronspiegel beim Sieger und fällt beim Verlierer dieser Auseinandersetzung. Wenn also etwa ein erfolgreicher Manager nach einem gewonnenen Abschluss nach Hause kommt, ist er weit eher zu einer Nummer in Stimmung, als wenn ihm dieses Geschäft durch die Lappen gegangen ist. Mit körperlicher Aktivität hat dieser Vorgang nämlich nichts zu tun; er zeigt sich beispielsweise auch bei Schachspielern. Und manchmal funktioniert er sogar stellvertretend über Dritte: Als 1994 im Fußball-WM-Finale die Brasilianer die Italiener besiegten, hatte dieser Ausgang auch Auswirkungen auf die Testosteronwerte der jeweiligen Fans beider Mannschaften – auch wenn sie das Spiel nur am Bildschirm verfolgt hatten.

Da Frauen dominante Männer als attraktiver einschätzen, ist Testosteron auch bei der Partnersuche hilfreich. Wie man sieht, handelt es sich hier um einen wechselseitigen Prozess zwischen inneren hormonellen Vorgängen und den Erlebnissen in der Außenwelt. Das betrifft auch den Bereich der Sexualität: Wenn etwa männliche Affen ein sexuell verfügbares Weibchen erblicken oder einem Affenpärchen beim Geschlechtsakt zusehen, steigt ihr Testosteronspiegel. Beim Menschenmännchen ist das durchaus ähnlich: Hier lassen sowohl Sex als auch Pornofilme den Testosteronhaushalt in die Höhe schnellen. Das bedeutet: Je öfter ein Mann mit einer Frau in die Kiste steigt, desto mehr hat er infolgedessen auch Lust darauf, während in einer Phase, in der sexuell so gar nichts läuft, auch die Triebigkeit zurückgeht.

Als Folge dieser Wechselwirkung lässt das Hinzuführen von Testosteron bei Männern häufiger und stärker sexuelles Verlangen auftreten, die sich zuvor über ein geringes sexuelles Interesse beklagten. Umgekehrt berichten Männer, die als Folge operativer Eingriffe weniger Testosteron produzieren als früher, von einem Abnehmen ihres Begehrens. Dasselbe hört man von Männern, die Steroide erhalten, welche die Produktion von Testosteron unterdrücken.

Warum ist Sex nach einem Streit häufig besonders gut?

Gegen eine liebevolle, stabile Partnerschaft ist nichts einzuwenden. Sie vermittelt Männern wie Frauen Gefühle des Wohlbefindens und der Geborgenheit. Diese Gefühle lassen auch bei Männern die Werte der Hormone Oxytocin und Vasopressin ansteigen. Dabei wird Oytocin oft scherzhaft als das »Kuschelhormon« bezeichnet, weil es Zärtlichkeiten, Nähe und Treue sowohl zu begünstigen scheint als auch dadurch hervorgerufen wird. (Da haben wir wieder die Wechselwirkung.) Vasopressin wiederum kann dazu beitragen, dass ein Mann ein besonders fürsorglicher Partner und Vater wird.

In dem Ausmaß allerdings, in dem das Vasopressin steigt, scheint das Testosteron zu sinken. Damit lässt zunehmend auch die sexuelle Leidenschaft nach, auf die man nicht unbedingt verzichten wollte. Im schlimmsten Fall ist der gesamte Hormonhaushalt auf »Kuscheln« eingestellt. Konflikte und Unsicherheit allerdings, wie sie beim Streit eine Rolle spielen, gehören zu den Faktoren, die bei Männern den Testosteronspiegel ansteigen lassen. Das Ergebnis ist neue Lust, die zu wirklich heißem, explosivem Sex führen kann.

Wie erkennt man auf den ersten Blick, ob ein Mann über besonders viel Testosteron verfügt?

An seiner Stimme und der Länge des Ringfingers im Verhältnis zur Länge des Zeigefingers. Näheres habe ich in den Kapiteln »Stimme« und »Finger« erklärt.

Was zeichnet Männer mit einem hohen Testosteronspiegel aus?

Verschiedene Wissenschaftler haben den Speichel Tausender von Männern auf Testosteron untersucht, um herauszufinden, wie sich dieses Hormon auf sie auswirkte. Darunter waren Armee-Veteranen ebenso wie Politiker, Manager, Sträflinge, Priester. Dabei stellte sich heraus, dass ein hoher Gehalt dieses Hormons sowohl auf positive als auch auf negative Eigenschaften hinweisen kann. Einiges davon kann man nach dem, was ich auf den vorhergehenden Seiten erklärt habe, bereits erahnen.

Generell verfügen erfolgreiche Männer (z. B. Fußballer, Schauspieler) über mehr Testosteron als Loser. Solche Kerle haben viel Energie, sie hassen es, Regeln und Vorschriften zu folgen, und sind sowohl intellektuell als auch sozial betriebsamer als viele ihrer Geschlechtsgenossen. Bei eher sanften Männern, beispielsweise Priestern, ist weniger Testosteron festzustellen. (Das Gleiche gilt übrigens auch bei Frauen: So verfügt die durchschnittliche Rechtsanwältin über mehr Testosteron als die typische Hausfrau.) Es sind die Männer mit einem hohen Testosteronspiegel, die eher nach dem schnellen Abenteuer suchen und deshalb Risiken in Kauf nehmen. Dazu gehört allerdings auch das Risiko, keine Langzeitpartnerin zu finden. Bei Männern mit einem erkennbar höheren Testosteronspiegel liegt die Wahrscheinlichkeit zu heiraten um etwa 50 Prozent niedriger als beim Durchschnitt. Wenn sie einmal im Hafen der Ehe gelandet sind, gehen sie zu 38 Prozent häufiger fremd, ihre Streitlust zeigt sich auch in der Partnerschaft, sie schlagen ihre Frauen sogar öfter und lassen sich zu 43 Prozent häufiger scheiden.

Weckt das Testosteron also grundsätzlich die negativen Charaktereigenschaften im Mann? Das kann man so einfach auch nicht sagen. Zum einen hat auch die Konfliktbereitschaft und die Aufsässigkeit von Männern gegen erstarrte Strukturen unsere Gesellschaft immer wieder vorangebracht. Zum anderen weisen Männer mit einem hohen Testosteronspiegel in mancher Hinsicht auch ein positives Sozialverhalten auf: So sind sie besonders aufmerksam und fürsorglich – und weit davon entfernt, sexbesessene Monster zu sein: Oft interessieren sie sich sogar mehr für ihre Kumpel und Mitstreiter als für Frauen. Letzeres kann allerdings auch bedeuten, dass sie häufiger an ihre Freunde denken als an ihre Partnerin.

UNTREUE

Warum haben Männer Schwierigkeiten damit, treu zu sein?

Evolutionsbiologen wissen Bescheid: Männer sind untreuer als Frauen, weil es ihr evolutionärer Auftrag ist, möglichst viel Samen in möglichst viel Frauen zu verteilen, um eine möglichst große Chance auf möglichst viele Nachkommen zu haben. Frauen ihrerseits brauchen einen festen Partner, der sie versorgt, während sie den gemeinsamen Nachwuchs großziehen.

David Buss, einer der bekanntesten Evolutionsbiologen, erwähnt in diesem Zusammenhang die auch in zahllosen anderen Sachbüchern enthaltene Anekdote vom sogenannten Coolidge-Effekt. Die Geschichte geht so: US-Präsident Calvin Coolidge besucht mit seiner Frau eine Hühnerfarm und lässt sich herumführen. Mrs Coolidge zeigt sich schwer beeindruckt von der Potenz eines Hahnes. Der könne nämlich zwölfmal am Tag kopulieren, erklärt der stolze Farmer. »Sagen Sie das mal meinem Mann«, kommentiert Mrs Coolidge etwas spitz. Der Präsident seinerseits fragt nach: »Immer mit derselben Henne?« – »Nein, Sir, jedes Mal mit einer anderen«, erwidert der Farmer. Daraufhin Präsident Coolidge: »Sagen Sie das mal meiner Frau.«

Aus diesem Ereignis soll der Coolidge-Effekt seinen Namen erhalten haben: jener Effekt, der, so kann man es auch in der Wikipedia nachlesen, den wachsenden Widerwillen des Männchens beschreibt, ohne Abwechslung immer wieder mit demselben Weibchen zu kopulieren. Diesen Effekt konnten Forscher bei Ratten ebenso nachweisen wie bei anderen Tieren. So berichtet David Buss von einem einschlägigen Experiment, bei dem eine Kuh zum Bullen geführt und nach dem Verkehr durch eine andere ersetzt wird. Die sexuelle Reaktion des Bullen wiederholt sich ungeschwächt bei jeder neuen Kuh – bis hin zum zwölften Tier. Bleibt jedoch dieselbe Kuh in seinem Stall, lässt die Begeisterung bald nach. Ergänzend zitiert Buss einen Südafrikaner vom Stamm der Kgatla, der sich über seine beiden Frauen folgendermaßen äußert: »Ich finde sie beide gleichermaßen begehrenswert, doch wenn ich mit der einen drei Tage lang geschlafen habe, wird sie mich am vierten Tag ermüden, und wenn ich dann zu der anderen gehe, fühle ich größere Leidenschaft, sie erscheint mir dann tatsächlich anziehender als die erste, obwohl das nicht wirklich so ist, denn kehre ich später zu dieser zurück, ist da die gleiche erneuerte Leidenschaft.«

Sie sehen also: Zu diesem Thema kann man kaum etwas anderes als das sagen, was man nicht nur in vielen Bestsellern über die Geschlechterunterschiede findet, sondern was ohnehin jedem von uns durch alltägliche Beobachtung klar ist: Männer brauchen eben schon aus biologischen Gründen Abwechslung und haben deshalb im Gegensatz zu Frauen große Schwierigkeiten, dauerhaft treu zu sein. Wir können das Kapitel also an dieser Stelle abschließen.

Wenn es da nicht das kleine Problem gäbe, dass alles, was ich in den letzten Absätzen geschildert habe, einmal mehr großer Blödsinn ist.

Wahr ist, dass man die hier wiedergegebenen Darlegungen tatsächlich in etlichen populären Büchern findet. Ein Autor schreibt vom anderen ab. Die Geschichte von dem amerikanischen Präsidenten ist witzig und bleibt im Gedächtnis. Außerdem bestätigt die scheinbar wissenschaftlich untermauerte Behauptung von naturgegebener männlicher Untreue die derzeit hochbeliebten Vorurteile gegenüber Männern. Wenn der Nonsens dann noch in der Wikipedia steht, die, Gott weiß warum, erschreckend viele Leute allen Ernstes für eine wissenschaftliche Quelle halten, glaubt man, dieses Thema befriedigt abhaken zu können.

Geht man allerdings ernsthaft wissenschaftlich an dieses Thema heran, merkt man schnell, dass die dargelegten Behauptungen in keiner Weise haltbar sind.

So unterzog der amerikanische Psychologie-Professor Donald Dewsbury sämtliche vorliegenden Studien über den »Coolidge Effekt« einer gründlichen Prüfung – und musste dabei erkennen, dass sie in keiner Weise miteinander übereinstimmten und ihre Ergebnisse nur schwer zu interpretieren waren. In keiner der Studien wurde das Verhalten des *weiblichen* Geschlechts auch nur näher betrachtet. Dazu kam: Vermeintlich in Untersuchungen nachgewiesen wurde der Coolidge-Effekt ohnehin nur bei einigen polygamen Tierarten wie etwa Ratten. Es gibt keinerlei Untersuchungen über einen Coolidge-Effekt beim Menschen. Insofern sind Sexualforscher inzwischen zu der Auffassung gelangt, dass hier wieder einmal der Anschein einer wissenschaftlichen Betrachtung benutzt wurde, um bestehende gesellschaftliche Vorurteile zu untermauern.

So musste der Evolutionsbiologe David Buss auf einen Afrikaner vom praktisch unbekannten Stamm der Kgatla zurückgreifen, um zu »beweisen«, dass der Coolidge-Effekt existiert. Warum nur hat er dafür nicht einen Amerikaner, Briten, Portugiesen oder Japaner als Beispiel genommen? Weil es in den allermeisten Gesellschaftsformen unserer Erde einen solchen Hin-und-her-Wechsel von einer Frau zur anderen nicht gibt! Würde es sich dabei um einen natürlichen Trieb, ein genetisches Erbe handeln, wäre dieser doch weltweit verbreitet und institutionalisiert, statt nur bei obskuren Eingeborenenstämmen vorzukommen. Selbst in den Kulturen, in denen Polygamie erlaubt ist, nutzen nur etwa zehn Prozent der dortigen Männer ihr Recht.

Gehen wir die Sache noch einmal von einer anderen Seite an: Laut einer Untersuchung, die das Hamburger GEWIS-Institut im Auftrag des Lifestyle-Magazins GQ durchführte, betrügen 46 Prozent der deutschen Ehemänner ihre Partnerin. Jeder zweite tut das mehr als einmal und die meisten sogar ohne schlechtes Gewissen: 67 Prozent finden einen Seitensprung als Revanche für weibliche Untreue akzeptabel, 30 Prozent, wenn es in der Ehe kriselt, 11

Prozent, wenn es sowieso nur ein Quickie zwischendurch ist statt einer längeren Affäre. 7 Prozent gar haben mit einem Seitensprung grundsätzlich kein Problem. Nicht einmal ein Drittel aller Männer finden Fremdgehen in keiner Weise akzeptabel. Wenn man solche Statistiken und ein paar besonders dramatische Einzelfälle geschickt zusammenschneidet, hat man einen wunderbaren Männer-sind-Schweine-Artikel für eine x-beliebige Frauenzeitschrift zusammen.

Dumm nur, dass einer weiteren GEWIS-Studie zufolge das weibliche Geschlecht höchstens minimal besser dasteht. Hier zeigte sich, dass 42 Prozent aller befragten Frauen eine Affäre mit einem anderen Mann als dem eigenen haben oder hatten. Fast die Hälfte (41 Prozent) dieser Damen sind Serientäterinnen – und auch bei ihnen halten sich Gewissensbisse in engen Grenzen. Insbesondere zu einem Dauerverhältnis fühlen sich viele von ihnen berechtigt. Lediglich ein Drittel hat nach jedem Seitensprung Gewissensbisse, ein weiteres Drittel wenigstens ab und zu und das letzte Drittel nie. Da wundert es nicht, dass Protokollbände wie »Ich habe einen Liebhaber« zu Bestsellern wurden.

Männer wie Frauen sind in ähnlichem Maße untreu; es wird in unseren Medien nur unterschiedlich präsentiert: In meinem Buch »Männerbeben« habe ich dazu beispielhaft zwei aufeinanderfolgende Artikel der Programmzeitschrift *FUNK UHR* analysiert. Im ersten Beitrag ging es um fremdgehende Männer, die natürlich als unreife, beziehungsunfähige Egoisten gebrandmarkt wurden. Fazit der Autorin: »Eigentlich unfassbar. Und doch irgendwie typisch Mann.« In der nächsten Ausgabe der Zeitschrift erschien ein Artikel über fremdgehende Frauen – der erklärte, wie befreiend ein solcher Seitensprung sei, dass die entsprechenden Frauen sich einsam fühlten, sich nur danach sehnten, wieder einmal begehrt zu werden ...

Ähnlich wurde mit doppelter Moral gemessen, als der Sender n-tv im Oktober 2004 von einer Studie berichtete, in der mehr Frauen als Männer angaben, schon einmal fremdgegangen zu sein. Prompt war nicht von Egoismus, Rücksichtslosigkeit und mangelnder Reife die Rede. Stattdessen hieß es: »Frauen auf der Überholspur. (...) Männer können beim Seitensprung noch etwas von den Frauen lernen.« Frauen seien nämlich viel mutiger als die männlichen Schlappschwänze: »Immerhin wagen bis zu 44 Prozent der deutschen Frauen einen Seitensprung, bei den Männern sind es 32 Prozent.« Diesmal wurde als Grund für den Seitensprung männliche Lustlosigkeit genannt. Die betrogenen Ehemänner müssten »einfach eine Doppelrolle als treusorgender Partner und aufregender Liebhaber zugleich abgeben. Dann würden die Frauen auch ihre Parallelbeziehung aufgeben.« Man stelle sich einmal die Proteste vor, wenn ein Nachrichtensender dasselbe bei umgekehrten Geschlechterrollen ausstrahlen würde. Aber das ist das Kuriose daran, wie die Geschlechterdebatte derzeit in unseren Medien geführt wird: Selbst wenn Untersuchungsergebnisse plötzlich exakt umgekehrt aussehen als bisher, werden sie rhetorisch einfach nur dermaßen präsentiert, dass zum Schluss trotzdem die Frau als das höherwertige Wesen erscheint.

Wie steht es da eigentlich mit der unter Evolutionsbiologen ebenfalls sehr beliebten Behauptung, dass Männer generell mehr Sexpartner haben als Frauen, weil sie angeblich ihren Samen möglichst breitflächig verstreuen wollen? Schon nach kurzem Überlegen scheint das wenig Sinn zu ergeben: Schließlich gehört doch zu jeder dieser Formen von Geschlechtsverkehr ein Mann und eine Frau. Sind die Zahlen, die man in bisherigen Umfragen erhalten hat, möglicherweise verfälscht?

Um diese Vermutung zu überprüfen, führten die Psychologieprofessorinnen Terri Fisher und Michele Alexander ein raffiniertes Experiment durch: Sie befragten zunächst 201 College-Studentinnen nach ihren sexuellen Erfahrungen – unter anderem danach, mit wie vielen Partnern sie bereits intim gewesen waren. Dabei waren die Versuchspersonen allerdings in drei Gruppen unterteilt: Die einen wurden an einen Lügendetektor angeschlossen (der nicht funktionierte, was die jungen Frauen aber nicht wussten). Die anderen wurden mit den Fragebögen alleine gelassen, und man sicherte ihnen volle Anonymität zu. Der dritten Gruppe schließlich teilte man mit, dass man sie beim Ausfüllen der Fragebögen beobachten werde.

Bei der Auswertung zeigten sich bemerkenswerte Unterschiede: Die Frauen, die glaubten, beim Ausfüllen ihrer Fragebögen beobachtet zu werden, nannten im Durchschnitt nur 2,6 Sexualpartner. Die Frauen, die man mit den Fragebögen allein gelassen hatte, berichteten im Schnitt von 3,4 Männern, mit denen sie Sex gehabt hatten. Und die Frauen, die glaubten, von einem Lügendetektor überwacht zu werden, antworteten, sie hätten es bisher mit 4,4 Männern getrieben.

Einen so eklatanten Unterschied gab es bei den Männern nicht. Wenn sie sich beobachtet fühlten, erklärten sie, mit 3,7 Frauen Sex gehabt zu haben – eine Zahl, die sich unter dem vermeintlichen Einfluss des Lügendetektors lediglich auf 4,0 erhöhte.

VÄTER

Sind Väter oder kinderlose Männer glücklicher?

Um zu erfahren, ob Väter im Vergleich zu kinderlosen Männern glücklicher sind, befragte die Soziologin Renske Keizer vom demographischen Institut NIDI in Den Haag 1452 Männer aus beiden Gruppen. Erwartet hatte Keizer, dass das Glück ganz klar auf der Seite der Väter liegen würde. Haben diese nicht die Möglichkeit, anhand ihres Nachwuchses noch einmal eine zweite Kindheit mitzuerleben, zugleich aber ihren Kindern die eigenen Erfahrungen und gesammelten Lebensweisheiten mit auf den Weg zu geben?

Tatsächlich aber verzeichneten die kinderlosen Männer deutlich mehr Glücksgefühle. Im Interview mit der Zeitschrift *BRIGITTE* erklärte Keizer, woran das lag: »Da Väter viel Zeit mit ihren Kindern verbringen, bleibt ihnen weniger Zeit für sich selbst, für ihre Freunde und ihren Partner. Das macht sie unzufrieden. Hinzu kommen die hohen Erwartungen, die an Väter gestellt werden. Sie sollen sich nach der Arbeit und am Wochenende um die Kinder kümmern, und zwar mit vollem Einsatz. Dann haben sie auch eine Frau oder Partnerin, die ebenfalls Aufmerksamkeit fordert. Aber das ist nicht alles. Sie müssen ja auch Geld verdienen, sollen sportlich sein und einen großen Bekanntenkreis haben. Das sind viele Rollen auf einmal – und das kann sehr anstrengend sein.« Allerdings zeigten sich kinderlose Männer und Väter, deren Kinder bereits aus dem Haus waren, als gleichermaßen glücklich.

Da eine amerikanische Studie ähnliche Ergebnisse lieferte wie die niederländische Untersuchung, sind diese wohl mindestens im Groben auf alle Länder übertragbar, in denen hohe Erwartungen an den »modernen« Mann gestellt würden.

Was Keizers Studie zeigt, deckt sich mit jener Störung, für die Psychologen vor einigen Jahren die Bezeichnung »Atlas-Syndrom« gefunden haben – benannt nach der Gestalt aus der griechischen Mythologie, die das Gewicht der Welt auf ihren Schultern tragen muss. Die betroffenen Männer arbeiten genauso hart wie frühere Generationen, um ihre Familie zu ernähren, wollen aber zusätzlich den neuen Rollenanforderungen gerecht werden. Ausgebrannt landen sie schließlich auf der Couch des Psychiaters. Die Betroffenen rangieren von Lastwagenfahrern bis zu Ärzten.

»Das Syndrom befällt Männer, die zu gut sind«, erklärt Dr. Tim Cantopher, einer der führenden Psychologen Englands. »Sie sind zu stark, leistungsfähig und besorgt. Es sind Menschen, auf die sich jeder verlassen und an die sich jeder wenden kann, wenn er Hilfe braucht. Jetzt wird von ihnen erwartet, dass sie auch das Kochen, das Baden der Kinder und das Bügeln übernehmen. In einigen Fällen hat es zu Gefühlen überwältigender Hilflosigkeit und Unfähigkeit geführt, die in einer Depression enden können.«

VERGEWALTIGUNG

Werden auch Männer Opfer sexueller Gewalt?

Die Vorstellung, dass auch Männer Opfer sexueller Übergriffe und Gewalttaten werden können, unterliegt in unserer Gesellschaft einem derart starken Tabu, dass viele offenbar die reine Vorstellung als absurd empfinden. So nennt auch Patricia Overberg, Leiterin einer Zufluchtsstätte in den USA, die sowohl männlichen als auch weiblichen Opfern von Gewalt in der Partnerschaft offensteht, als erste Reaktion auf das Thema vergewaltigte Männer Gelächter. Und selbst im deutschen Strafrecht wurden männliche Vergewaltigungsopfer lange übergangen. »Wer eine *Frau* mit Gewalt oder durch Drohung …« begann bis zum Jahre 1997 der entsprechende Paragraf 177 im Strafgesetzbuch.

Tatsächlich habe ich im Laufe meiner männerpolitischen und journalistischen Arbeit des Öfteren mit Personen zu tun gehabt, die männliche Opfer sexueller Gewalt aus ihrem eigenen Umfeld kannten. So berichtete mir »Chris« (der vollständige Name ist mir bekannt) von der Sexual-Beratungsstelle Mayday, den ich für eines meiner Bücher interviewte: »Vergewaltigte Männer, egal ob sie von Männern oder von Frauen vergewaltigt wurden, haben es noch schwerer als Frauen (auch wenn eine Steigerung von schwer in diesem Zusammenhang sehr makaber ist). Sie werden noch weniger ernst genommen, es gibt keine Hilfsangebote, keine Ansprechpartner, und oft genug glaubt man ihnen auch einfach nicht. Selbstzweifel, Impotenz und Depression ist da die Regel, Selbstmord häufig. Die Dunkelziffer ist riesig. Ich kenne fast keine gemeldeten Fälle, in meinem persönlichen Bekanntenkreis finden sich aber bereits mehrere Betroffene.«

Viele Vergewaltigungszentren kümmern sich dementsprechend auch nur um weibliche Opfer. Nachdem eines von ihnen sich auch Männern öffnete, schnellte die Zahl der Männer, die dort Hilfe suchten, binnen drei Jahren von anfangs null auf zehn Prozent. Im Jahr 2005 bezifferte eine Osloer Anlaufstelle für Vergewaltigungsopfer die Rate für sexuell missbrauchte Männer sogar bei 30 Prozent – als diese Einrichtung wenige Jahre zuvor geöffnet wurde, lag sie noch bei 13 Prozent. Da sich die Zahl weiblicher Sexualtäter in so kurzer Zeit nicht mehr als verdoppelt haben dürfte, haben wir es hier vermutlich mit einem Aufweichen der Dunkelziffer zu tun. Endre Førland, der Leiter der Anlaufstelle, spricht von einer Wahrnehmungsbarriere bei Opfern, Medizinern und staatlichen Stellen, die weibliche Täterschaft in unserer Gesellschaft praktisch unsichtbar werden lasse.

Wie hoch sind nun die Zahlen der Betroffenen? Es gibt hierüber inzwischen mehrere internationale Studien, deren Ergebnisse ich in meinem Buch »Nummer Sicher« in einem eigenen Kapitel darlege. Dort erkläre ich auch ausführlich die seelischen Folgen eines solchen Verbrechens bei weiblichen *und* männlichen Opfern und stelle Ratschläge zusammen, wie man als Betroffener oder dessen Partner mit dieser Situation umgehen kann. Ich möchte an dieser Stelle auf Bastian Schwithals Doktorarbeit »Weibliche Gewalt in Partnerschaften« verweisen, in der er die Ergebnisse von 55 internationalen Studien und Untersuchungen auch zum Thema »sexuelle Übergriffe« zusammengefasst hat. Dabei gelangt er zu folgendem Ergebnis: »Hinsichtlich sexueller Gewalt lässt sich die Feststellung machen, dass Frauen häufiger diese Form der Gewalt erleiden als Männer. Allerdings lässt sich anhand der Ergebnisse in der Tabelle auch ablesen, dass Männer ebenfalls und im weitaus größeren Ausmaß als bisher angenommen sexuelle Gewalt (auch schwere Formen) erfahren. Beim Verüben von sexueller Gewalt ergibt sich ein Geschlechtsverhältnis von 57,9 % Männer gegenüber 42,1 % Frauen und hinsichtlich ›erlittener Gewalt‹ ein Männer-Frauen-Verhältnis von 40,8 % zu 59,2 %.« Männer und Frauen werden also in erkennbar unterschiedlichem

Ausmaß Opfer bzw. Täter, aber das Verhältnis ist weit entfernt von 100 zu 0, wie man glauben könnte, wenn man sich mit diesem Thema noch nie näher beschäftigt hat.

VORHAUT

Wozu ist die Vorhaut über dem Penis gut?

Im Kapitel über die erogensten Zonen eines Männerkörpers hatte ich ja bereits erwähnt, dass die Vorhaut eine besondere Quelle der Lust sein kann, weil dort viele Berührungssensoren und Nervenenden zusammenlaufen. Aber sie ist noch aus anderen Gründen nützlich. So schützt und befeuchtet sie die Penisspitze und erleichtert das Eindringen in die Vagina.

Als im Jahr 1999 für eine Studie 139 Frauen Fragebögen über ihre sexuelle Zufriedenheit ausfüllten, berichteten diese elfmal häufiger von unangenehmen Gefühlen beim Geschlechtsverkehr mit einem beschnittenen Partner. Die Forscher vermuten, dass ein unbeschnittener Penis in seinem eigenen »Etui« aus beweglicher Haut leichter in die Vagina hineingleitet, wobei es zu geringerer Reibung und einem geringeren Verlust an Flüssigkeit kommt.

Zu anderen Forschungsergebnissen gelangt man allerdings, wenn man statt der Frauen die Männer befragt. So interviewten Wissenschaftler der Johns-Hopkins-Universität im amerikanischen Baltimore 4456 Männer aus Uganda, von denen die Hälfte beschnitten waren. Hier zeigte sich nur ein minimaler Unterschied, was den sexuellen Genuss und die Befriedigung anging. Sexuelle Befriedigung vermeldeten 98,4 Prozent der beschnittenen und 99,9 Prozent der unbeschnittenen Männer. Über Schmerzen während des Verkehrs berichteten 0,6 Prozent der beschnittenen und 1,2 Prozent der unbeschnittenen Männer. Insgesamt macht das die Vorhaut zu einem Körperteil des Mannes, der wichtiger für seine Partnerin ist als für ihn selbst.

VORSPIEL

Warum wollen Männer kein so langes Vorspiel wie Frauen?

Dass Männer viel weniger Interesse an Küssen, Streicheln und Verführen vor dem eigentlichen Sex haben als Frauen, diese Etappe gerne auch mal überspringen würden, scheint eine Binsenweisheit zu sein. »Als Daumenregel kann man sagen«, schreibt dazu die amerikanische Satirikerin Tama Starr, »dass Frauen gerne so viel Zeit dem Vorspiel und dem Akt selbst widmen möchten wie Männer dem Vorspiel, dem Akt und dem Bau einer Garage. Dies führt zu einer gewissen Unzufriedenheit der Frau, die gerade anfängt, sich sinnlich zu fühlen, wenn der Mann schon längst zum Kühlschrank joggt, um zu schauen, ob noch Joghurt übrig ist.«

Allerdings ist diese vermeintliche Binsenweisheit und damit auch die Annahme, die der Frage »Warum wollen Männer kein so langes Vorspiel?« zugrunde liegt, mal wieder falsch. Das ergab eine Studie, die die amerikanischen Sexualforscherinnen Andrea Miller und Sandra Byers anhand von 152 Paaren durchführten und die später im renommierten *Journal of Sex Research* veröffentlicht wurde.

Hierbei zeigte sich, dass im Gegensatz zu den beliebten Klischees Männer auf ein Vorspiel ebenso viel Wert legen wie Frauen. Und mit 18 gegenüber 14 Minuten möchten sie sich sogar noch mehr Zeit als die Frauen beim Geschlechtsverkehr selbst lassen.

Die Frauen, nicht aber die Männer, unterschätzten dieser Untersuchung zufolge die vom Partner gewünschte Dauer der einzelnen Etappen beim Liebesspiel. Stillschweigend richteten viele der befragten Damen ihre Vermutung darüber, was ihr Partner gerne hätte, nach dem aus, was man allgemein über männliche bzw. weibliche Wünsche zu wissen glaubt. Diese Grundannahme wurde selten im Gespräch überprüft. Professorin Byers erklärte dazu: »Unseren Klischeevorstellungen zufolge sind Männer jederzeit und überall an Sex interessiert, und zwar nur am Verkehr und Orgasmus, und sehr auf die Genitalien fixiert. Und Frauen sind weniger an Sex interessiert, sondern mehr an Liebe und Sinnlichkeit.« Häufig entsprechen solche Klischees über die Geschlechter jedoch keineswegs den Tatsachen.

WECHSELJAHRE

Kommen auch Männer in die Wechseljahre?

Ja, auch Männer kommen in die Wechseljahre – wobei man eine Phase der seelischen und eine Phase der körperlichen Veränderungen unterscheiden sollte. Die Phase der seelischen Veränderungen ist unter dem Schlagwort »Midlife Crisis« bekanntgeworden. Sie setzt meist zwischen dem 35. und dem 45. Lebensjahr ein. Die sogenannte Andropause hingegen beginnt meist zwischen dem 50. und 55. Lebensjahr – auch wenn ihre Vorläufer gelegentlich schon sehr viel früher zu bemerken sind.

Kommen wir zunächst zur »Midlife Crisis«: Männer beziehen ihr Wohlbefinden in der Regel daraus, sich Ziele zu setzen und diese auch zu erreichen. Ab einem Alter von 40 Jahren stagniert dieser Entwicklungsprozess häufig. Beruflich und familiär ist man auf einem bestimmten Level angekommen, und plötzlich geht es nicht mehr immer weiter und immer höher. (Männer, deren Voranschreiten bereits im Alter von 30 Jahren stagniert, gelangen auch früher in diese Krise. Ich habe mehrere Bekannte, denen es so geht.) Manchmal endet die Desillusionierung, bestimmte Lebensziele niemals erreichen zu werden, in einer fetten Depression. Besser läuft es, wenn stattdessen ein psychologischer Umbruch stattfindet, eine Neuausrichtung auf realistischere, erreichbare Ziele. Zudem kann ein Mann erfolgreich mit dieser Krise umgehen, wenn er sich in einer jüngeren Person wiederfindet, die er als Vater oder Mentor auf ihrem eigenen Weg begleiten kann.

Entgegen vielen Vorurteilen erleben allerdings die meisten Paare die Phase, nachdem ihre Kinder das gemeinsame Zuhause verlassen haben, als ihre glücklichste Zeit. Männer in ihren Vierzigern sind im Durchschnitt depressiver und eher Alkohol und Drogen zugeneigt als Männer zwischen 25 und 39 sowie zwischen 50 und 69 Jahren.

Die körperlichen Veränderungen, die einen Mann im Alter von etwa 50 Jahren treffen können, sehen so aus: Die Hoden produzieren weniger Testosteron und weniger Sperma. Die Libido geht ebenso zurück wie die Erektionsfähigkeit. Manchmal kommt es zu Erschöpfungszuständen und Lethargie oder aber Gereiztheit und Nervosität. Dazu können Knochenschwund sowie Muskel- und Gelenkschmerzen auftreten.

Wie verbreitet sind solche Symptome? Um das herauszufinden, befragte die Psychologin Annette Degenhardt von der Universität Frankfurt 240 Männer im Alter zwischen 35 und 64 Jahren. Das Ergebnis:

- 60 Prozent machten Reizbarkeit und Konzentrationsstörungen zu schaffen.
- 55 Prozent klagten über nachlassendes Interesse am Sex.
- 29 Prozent machten Potenzstörungen Sorgen.
- 23 Prozent hatten mit Hitzewallungen und Schwindelgefühlen zu kämpfen.

Diese klassisch klimakterischen Symptome fanden sich allerdings auch bei einem Teil der 35-Jährigen. Annette Degenhardt glaubt: Je wichtiger die Themen Sexualität und Potenz im Leben eines Mannes waren, desto schwerer tut er sich mit den Veränderungen und desto mehr leidet er darunter. Allerdings gaben 33 Prozent der befragten Männer beruflichen Stress als Grund für ihre Beschwerden an.

ZÄHMUNG

Warum werden Männer durch eine Partnerschaft gezähmt?

Der Volksmund spricht davon, ein Mann habe sich »die Hörner abgestoßen«, wenn er als Single kein Kind von Traurigkeit war, was erotische Eskapaden und lustige Saufabende »mit den Jungs« anging, aber sehr treu und brav wurde, sobald er einmal im Hafen einer festen Partnerschaft gelandet war. Wie kommt es zu dieser bemerkenswerten Veränderung eines männlichen Wesens?

Um dies herauszufinden, ließen Hormonforscher 122 männliche Studenten einen Fragebogen über ihr Beziehungsleben ausfüllen und maßen anhand einer Speichelprobe zugleich den Testosteronlevel der jungen Herren. Dabei zeigte sich, dass Männer in festen Liebesbeziehungen einen um 21 Prozent niedrigeren Testosteronspiegel hatten als Singles. Es gab keinen Unterschied zwischen verheirateten und unverheirateten Paaren, was den Testosteronspiegel anging. Ähnliche Studien bestätigten dieses Ergebnis. Offenbar fährt der männliche Körper seine Testosteronausschüttungen herunter, wenn dieses Hormon zur Partnersuche nicht mehr benötigt wird. In einer Studie, in die auch polyamouröse Männer einbezogen wurden (Männer, die offen mehrere Liebesbeziehungen gleichzeitig führten), wiesen allerdings die Polys einen höheren Testosteronspiegel als die Singles auf.

QUELLENVERZEICHNIS

Alkohol

Warum werden betrunkene Männer kontaktfreudig, lüstern oder gar zudringlich, sind später im Bett aber eine Enttäuschung?

Bolz, Annette: Sex im Gehirn. Bruno Martin Verlag 1992, S. 140.
Brater, Jürgen: Lexikon der Sexirrtümer. Eichborn 2003, S. 29.
Coolsaet, Bo: Der Pinsel der Liebe. Leben und Werk des Penis. Kiepenheuer & Witsch 1999, S. 105–121.
Hertzer, Karin und Wolfrum, Christine: Lexikon der Irrtümer über Männer und Frauen. Eichborn 2001, S. 35.
Ohne Namen und Datum: Wirkung von Alkohol und Bier. Online veröffentlicht unter http://www.bierundwir.de/bier-gesundheit/wirkung-alkohol-bier.html.

Wie kann ein Mann auch ohne Trinken von Alkohol dessen anregende Wirkung genießen?

Brown, Walter: The Placebo Effect: Should doctors be prescribing sugar pills? In: Scientific American 2781998, S. 90–95.
Fulbright, Yvonne: The Hot Guide to Safer Sex. Hunter House 2003, S. 295.
Lipton, Bruce: The Biology of Belief. Hay House 2008, S. 107–114.
Ohne Namen: Alkohol-Worte steigern männliche Lust. Online veröffentlicht am 1.5.2005 unter http://www.spiegel.de/wissenschaft/natur/0,1518,353990,00.html.

Alter

Wie verändert sich die Sexualität von Männern im Alter?

Cyran, Wolfgang und Halhuber, Max Joseph: Erotik und Sexualität im Alter, Stuttgart/Jena/New York 1992, S. 33–34.
Kloehn, Ekkehard: Typisch weiblich? Typisch männlich? Geschlechterkrieg oder neues Verständnis von Mann und Frau? Hamburg 1979, S. 158–159.
Milsten, Richard: The Sexual Male: Problems and Solutions. Norton 2000, S. 178–181.
Porst, Hartmut: Was jedermann über Sex und Potenz wissen sollte. Trias 1993, S. 34.

Starr, Bernard und Weiner, Marcella: Liebe im Alter. Zärtlichkeit und Sexualität in reiferen Jahren. Bern/München/Wien 1996.
Sydow, Kirsten von: Die Lust auf Liebe bei älteren Menschen. München/Basel 1994, S. 16–19, 113.
Zilbergeld, Bernie: Die neue Sexualität der Männer. 2., korr. Auflage, Tübingen 1996, S. 115.

Warum wachsen vielen Männern im Alter Brüste?

Brater, Jürgen: Lexikon der rätselhaften Körpervorgänge. Piper 2003, S. 86.

Anbaggern

Warum baggern Männer Frauen häufig mit dummen Sprüchen an?

Bale, Christopher, Morrison, Rory, & Caryl, Peter: Chat-up lines as male sexual displays. In: Personality and Individual Differences 40/2006, S. 655–664.
Cooper, Matthew u. a.: Chat-up lines as male displays: Effects of content, sex, and personality. In: Personality and Individual Differences 43/2007, S. 1075–1085.
Ohne Namen und Datum: The Hidden Purpose of Chat-up Lines. Online veröffentlicht unter http://www.spring.org.uk/2007/08/hidden-purpose-of-chat-up-lines.php.

Wie bringt eine Frau einen Mann am geschicktesten dazu, sie anzusprechen?

Kast, Bas: Die Liebe und wie sich Leidenschaft erklärt. Fischer 2004, S. 30–31 und 36–37.
Regan, Pamela: The Mating Game. Sage 2008, S. 28–29.

Gehen Männer bei der Partnersuche wirklich wahlloser vor als Frauen?

Ströbele, Carolin: Rollentausch mit Folgen. Online veröffentlicht am 4.6.2009 unter http://www.zeit.de/online/2009/23/dating-studie.

Autofellatio

Können sich manche Männer selbst einen blasen?

Quelle zu Kinsey-Report: Paley, Maggie: Unter dem Feigenblatt. Europa Verlag 1999, S. 195.
Über Google findet man etliche weitere Quellen zur Autofellatio in dem Film »Shortbus«, so etwa: Hähnel, Cornelius: Sex Not Bombs. In: Schnitt Nr. 44, online unter http://www.schnitt.de/202,2487,01.
Die Wikipedia selbst ist natürlich keine wissenschaftlich zitierfähige

Quelle; genauere Quellenangaben zu dem Artikel aus der »Frankfurter Rundschau« fehlen.

Bauchnabel

Warum finden Männer den weiblichen Bauchnabel so erotisch?

Botting, Kate und Douglas: Sex Appeal. St. Martin's Press 1995, S. 40–41.

Blondinen

Warum fahren viele Männer gerade auf Blondinen ab?

Bartens, Werner: Lexikon der Medizinirrtümer. Eichborn 2004, S. 78.
Botting, Kate und Douglas: Sex Appeal. St. Martin's Press 1995, S. 60.
Frost, Peter: European hair and eye color. A case of frequency-dependent sexual selection? In: Evolution and Human Behavior, Bd. 27, S. 85–103.
Irvine, Chris: Blondes make good girlfriends but brunettes are better wives. In: Telegraph vom 30.10.2008, online unter http://www.telegraph.co.uk/news/uknews/3283462/Blondes-make-good-girlfriends-but-brunettes-are-better-wives.html.
Morris, Desmond: Die nackte Eva. Heyne 2004, S. 19 und 28.
Ohne Namen: Why gentlemen no longer prefer blondes. In: Daily Mail vom 4.9.2008, online unter http://www.dailymail.co.uk/news/article-361237/Why-gentlemen-longer-prefer-blondes.html.

Warum benehmen sich Männer Blondinen gegenüber oft so hirnlos?

Chivers, Tom: Researchers: talking to women makes men thick. In: The London Paper vom 27.5.2009, online unter http://www.thelondonpaper.com/thelondonpaper/news/london/news/researchers-talking-to-women-makes-men-thick.
Clout, Laura: Blonde women make men less clever. In: Telegraph vom 19.11.2007, online unter http://www.telegraph.co.uk/scienceandtechnology/science/sciencenews/3314921/Blonde-women-make-men-less-clever.html.
Miller, Alan und Kanazawa, Satoshi: Why Beautiful People Have More Daughters. Perigee 2008, S. 60.
Rötzer, Florian: Blondinen machen Männer dumm. Telepolis am 19.11.2007, online unter http://www.heise.de/tp/r4/artikel/26/26636/1.html.

Brüste

Warum lieben viele Männer große Brüste?

Brater, Jürgen: Lexikon der Sexirrtümer. Eichborn 2003, S. 52.
Miller, Alan und Kanazawa, Satoshi: Why Beautiful People Have More Daughters. Perigee 2008, S. 57–58.
Pincott, Jena: Do Gentlemen Really Prefer Blondes? Delacorte Press 2008, S. 98–100.
Rodgers, Joann Ellison: Sex: A Natural History. Freeman 2001, S. 104–106.

Warum haben Männer überhaupt Brustwarzen, wenn sie doch sowieso nicht stillen können?

Brater, Jürgen: Lexikon der rätselhaften Körpervorgänge. Piper 2003, S. 87.

Denken und Intelligenz

Warum setzt beim Anblick von schönen Frauen bei Männern manchmal das Denken aus?

Ariely, Dan und Lowenstein, George: The heat of the moment: The effect of sexual arousal on sexual decision making. Journal of Behavioral Decision Making Nr. 19/2006, 87–98.
Beer, Mathias: Schöne Frauen machen Männer unvernünftig. Online veröffentlicht am 19.11.2007 unter http://www.oe24.at/zeitung/wissen/article165123.ece.
Daly, Martin und Wilson, Margo: Do pretty women inspire men to discount the future? In: Proceedings of the Royal Society: B, Vol. 27/2004, S. 177–179.
Grohol, John: Why You Can't »Just Say No« In the Heat of the Moment. Online veröffentlicht am 19.2.2008 unter http://psychcentral.com/blog/archives/2008/02/19/why-you-cant-just-say-no-in-the-heat-of-the-moment.
Ohne Namen: Wenn Männer Geld und Autos vergessen. Online veröffentlicht am 10.12.2003 unter http://www.spiegel.de/wissenschaft/mensch/0,1518,277676,00.html.

Stehen Männer bei der Partnerwahl auf Dummchen?

Dillner, Luisa: Love by Numbers. Profile Books 2009, S. 41–42.
Mackay, Judith: Der Fischer Atlas Sexualität. Fischer 2002, S. 32.
Worner, Shane Mathew: Marriage and Education in Australia: Decomposing the Enrolment and Human Capital Effects. Diskussions-

papier 550, veröffentlicht im Mai 2007 am Zentrum für wirtschaftspolitische Forschung der Australian National University. Online unter http://cepr.anu.edu.au/pdf/DP550.pdf.

Haben intelligente Männer besseres Sperma?

Conway, Ellen: Do intelligent men have better sperm? Online veröffentlicht am 9.10.2008 unter http://www.newscientist.com/blogs/shortsharpscience/2008/10/do-intelligent-men-have-better.html.

Doppelmoral

Sind auch Männer Opfer einer sexuellen Doppelmoral?

Carlson, Katharine: The New Sexual Double Standard. Online veröffentlicht am 10.3.2009 unter http://www.nationalpost.com/life/story.html?id=1375083.

Drogen

Welchen Einfluss haben Hasch und Koks auf die männliche Sexualität?

Callaway, Ewen: Regular marijuana usage robs men of sexual highs. Online veröffentlicht am 24.8.2009 unter http://www.newscientist.com/article/dn17671-regular-marijuana-usage-robs-men-of-sexual-highs.html.

Danoff, Dudley Seth: Prachtexemplare. Die Sexualität des Mannes: Fehlinformationen, Vorurteile und die Fakten. Bastei Lübbe 1996, S. 133.

Spark, Richard: Sexual Health for Men. Perseus 2000, S. 213–214.

Regt Kaffee wirklich in jeder Beziehung an?

Fisch, Harry und Baskin, Kara: Size Matters. Three Rivers 2008, S. 144.

Düfte

Welche Düfte und Gerüche führen dazu, dass Männer Frauen als schlanker wahrnehmen?

Hirsch, Alan: Talking About the Science of Smell. Online unter www.smellandtaste.org.

Ohne Namen: Scent of a woman weighs heavily on a man's mind. Online veröffentlicht am 26.3.2003 unter http://www.indianexpress.com/oldStory/24610/.

Welche Düfte und Gerüche führen besonders zuverlässig zu einer Erektion?

Froböse, Gabriele und Rolf: Lust und Liebe – alles nur Chemie? Wiley 2004, S. 186–188.

Hirsch, Alan: Various Aromas Found to Enhance Male Sexual Response. Online veröffentlicht unter http://www.smellandtaste.org/index.cfm?action=research.sexual. Hirsch, Alan und Gruss, Jason: Human Male Response to Olfactory Stimuli. Online veröffentlicht unter http://www.aanos.org/jrl_an_article.htm.
Miketta, Gaby und Tebel-Nagy, Claudia: Liebe und Sex. Trias 2001, S. 34–35.

Eifersucht

Warum wittern Männer oft grundlos einen Seitensprung?

Abraham, Carolyn: Mommy's little secret. Online veröffentlicht am 14.12.2002 unter http://www.canadiancrc.com/Newspaper_Articles/Globe_and_Mail_Moms_Little_secret_14DEC02.aspx.
Coghlan, Andy: Men have a sharper eye for a love cheat. Online veröffentlicht am 29.10.2008 unter http://www.newscientist.com/article/mg20026804.000-men-have-a-sharper-eye-for-a-love-cheat.html.
Lea, Michael: One in five CSA mothers name the wrong father. Online veröffentlicht am 1.8.2008 unter http://www.dailymail.co.uk/news/article-1040589/One-CSA-mothers-wrong-father.html.
Möllmann, Eva-Maria: Nicht jeder Papa ist wirklich der Vater. Online veröffentlicht am 12.8.2005 unter http://www.menshealth.de/life/vaeter-und-familie/nicht-jeder-papa-ist-wirklich-der-vater.9669.htm.

Warum sind Männer zu bestimmten Zeiten besonders eifersüchtig?

Burriss, Robert und Little, Anthony: Effects of partner conception risk phase on male perception of dominance in faces. In: Evolution and Human Behaviour vom 24. April 2006.
Ohne Namen: Eifersucht zur rechten Zeit. Online veröffentlicht am 20.4.2006 unter http://www.sueddeutsche.de/wissen/651/325516/text.
Ohne Namen: Eisprung macht Partner wachsam. Online veröffentlicht am 28.4.2006 unter http://www.aerztezeitung.de/panorama.

Was verletzt einen Mann mehr: Wenn sich eine Frau in einen anderen verliebt oder wenn sie »nur« mit ihm ins Bett geht?

Begley, Sharon: Why Do We Rape, Kill and Sleep Around? In: Newsweek vom 29.6.2009, S. 49.
Berman, M. I. und Frazer, P. A.: Relationship power and betrayal experience as predictors of reactions to infidelity. In: Personality and Social Psychology Bulletin 31/2005, S. 1617–1627.

Carroll, Janell L.: Sexuality Now: Embracing Diversity. Thomson 2007, S. 205.
Kast, Bas: Die Liebe und wie sich Leidenschaft erklärt. Fischer 2004, S. 102–103.

Einschlafen

Warum schlafen Männer nach dem Sex so schnell ein?

Amen, Daniel: Sex on the Brain. Three Rivers Press 2007, S. 64–65.
Crooks, Robert und Baur, Karla: Our Sexuality. Sixth Edition. Pacific Grove 1996, S. 238.
Degen, Rolf: Vom Höchsten der Gefühle. Eichborn 2004, S. 99–100.
Froböse, Gabriele und Rolf: Lust und Liebe – alles nur Chemie? Wiley 2004, S. 93–94 und 98.
Kerner, Ian: Passionista. Harper Collins 2008, S. 53.
Wenner, Melinda: Why do guys get sleepy after sex? Online veröffentlicht am 25.9.2006 unter http://scienceline.org/2006/09/25/ask-wenner-sex.

Ejakulation

Wie funktioniert eigentlich eine Ejakulation?

Ackermann, Jennifer: Sex Sleep Eat Drink Dream. A Day in the Life of Your Body. Mariner 2008, S. 141.
Danoff, Dudley Seth: Prachtexemplare. Die Sexualität des Mannes: Fehlinformationen, Vorurteile und die Fakten. Bastei Lübbe 1996, S. 105–106.

Warum kommen Männer stoßweise?

Coolsaet, Bo: Der Pinsel der Liebe. Leben und Werk des Penis. Kiepenheuer & Witsch 1999, S. 105–107.

Inwiefern ist eine Ejakulation für die Männergesundheit wichtig?

Amen, Daniel: Sex on the Brain. Three Rivers Press 2007, S. 15.

Sind Orgasmus und Ejakulation ein und dasselbe?

Bolz, Annette: Sex im Gehirn. Bruno Martin Verlag 1992, S. 61–63. Brater, Jürgen: Lexikon der Sexirrtümer. Eichborn 2003, S. 264.
Degen, Rolf: Vom Höchsten der Gefühle. Eichborn 2004, S. 80–81.

Kann ein Mann einen Orgasmus haben, ohne dass sein Glied steif geworden ist?

Bolz, Annette: Sex im Gehirn. Bruno Martin Verlag 1992, S. 61–63.
Komisaruk, Barry: The Science of Orgasm. Johns Hopkins University Press 2006, S. 29.

Swanson, James: Can a quadriplegic or paraplegic man haven an erection? Online veröffentlicht am 20.11.2001 unter http://www.madsci.org/posts/archives/2001-11/1006313119.Gb.r.html.

Was sind die Gründe für eine vorzeitige Ejakulation?

Birch, Robert: Premature or Rapid Ejaculation. Online veröffentlicht am 4.5.2004 unter http://www.sexualhealth.com/article/read/men-sexual-health/erectile-dysfunction-issues/260/.

Degen, Rolf: Vom Höchsten der Gefühle. Eichborn 2004, S. 265.

Fisch, Harry und Baskin, Kara: Size Matters. Three Rivers 2008, S. 97.

Hoffmann, Arne: Nummer Sicher. Der Erste-Hilfe-Kasten für alle sexuellen Probleme. Marterpfahl 2007, S. 9–20.

Margolies, Eva: Der Mann und seine sexuellen Probleme. Kabel 1996, S. 29–56.

Ohne Namen: Erste Pille gegen vorzeitigen Samenerguss. Online veröffentlicht am 22.5.2009 unter http://www.welt.de/wissenschaft/medizin/article3784093/Erste-Pille-gegen-vorzeitigen-Samenerguss.html.

Sharkey, Lorelei und Taylor, Emma: The Big Bang. Plume 2003, S. 224.

Was steckt hinter einer verzögerten Ejakulation?

Hoffmann, Arne: Nummer Sicher. Der Erste-Hilfe-Kasten für alle sexuellen Probleme. Marterpfahl 2007, S. 48–55.

Keesling, Barbara: Men in Bed. Plume 2009, S. 75–84.

Margolis, Jonathan: O. The Intimate History of Orgasm. Grove Press 2004, S. 64.

Erektion

Warum richtet sich der Penis bei Erregung auf? Und warum wird er irgendwann wieder schlaff?

Ackermann, Jennifer: Sex Sleep Eat Drink Dream. A Day in the Life of Your Body. Mariner 2008, S. 140.

Brater, Jürgen: Lexikon der rätselhaften Körpervorgänge. Piper 2003, S. 105–106.

Brater, Jürgen: Lexikon der Sexirrtümer. Eichborn 2003, S. 84.

Kerner, Ian: Passionista. Harper Collins 2008, S. 31–33.

Sind Arbeiter potenter als Akademiker?

Brater, Jürgen: Lexikon der Sexirrtümer. Eichborn 2003, S. 303–304.

Warum lässt die Erektion im Alter nach?

Brater, Jürgen: Lexikon der rätselhaften Körpervorgänge. Piper 2003, S. 107.
Coolsaet, Bo: Der Pinsel der Liebe. Leben und Werk des Penis. Kiepenheuer & Witsch 1999, S. 106–108.

Welche anderen Ursachen gibt es für Erektionsstörungen?

Hoffmann, Arne: Onanieren für Profis. Marterpfahl 2005, S. 48–51.
Keesling, Barbara: Men in Bed. Plume 2009, S. 53.
Marx, Vivien: Das Samenbuch. Eichborn 1997, S. 53, 58–59.
Porst, Hartmut: Was jedermann über Sex und Potenz wissen sollte. Trias 1993, S. 50–52.
Taguchi, Yosh: Private Parts: An Owner's Guide to the Male Anatomy. McClelland & Stewart 2003, S. 23–29.

Wie gehen Männer mit Erektionsstörungen um?

Jamin, Peter und Vögeli, Thomas: Männer wollen immer, Frauen können immer. Mvg 2005, S. 57 und 61.

Warum haben Männer selbst im Schlaf Erektionen?

Coolsaet, Bo: Der Pinsel der Liebe. Leben und Werk des Penis. Kiepenheuer & Witsch 1999, S. 123.
Danoff, Dudley Seth: Prachtexemplare. Die Sexualität des Mannes: Fehlinformationen, Vorurteile und die Fakten. Bastei Lübbe 1996, S. 116–117.
Jamin, Peter und Vögeli, Thomas: Männer wollen immer, Frauen können immer. Mvg 2005, S. 78.
Ohne Namen: Forscher lüften Geheimnis der Morgenerektion. Online veröffentlicht am 20. 10. 2008 unter http://www.welt.de/wissenschaft/article2599777/Forscher-lueften-Geheimnis-der-Morgenerektion.html.

Warum haben Männer nach dem Aufwachen oft eine Erektion?

Brater, Jürgen: Lexikon der rätselhaften Körpervorgänge. Piper 2003, S. 106–107.
Coolsaet, Bo: Der Pinsel der Liebe. Leben und Werk des Penis. Kiepenheuer & Witsch 1999, S. 123.
Crooks, Robert und Baur, Karla: Our Sexuality. Sixth Edition. Pacific Grove 1996, S. 122.
Jamin, Peter und Vögeli, Thomas: Männer wollen immer, Frauen können immer. Mvg 2005, S. 78–79.
Sommer, Frank: Warum Frauen Pornos mögen und Männer einen G-Punkt haben. Südwest Verlag 2007, S. 15–16.

Erogene Zonen

Was sind die erogensten Zonen eines Männerkörpers?

Brater, Jürgen: Lexikon der Sexirrtümer. Eichborn 2003, S. 88.
Degen, Rolf: Vom Höchsten der Gefühle. Eichborn 2004, S. 87.
Hamilton, Terri: Skin Flutes & Velvet Gloves. St. Martin's Press 2002, S. 48.
Porst, Hartmut: Was jedermann über Sex und Potenz wissen sollte. Trias 1993, S. 25.

Erregung

Warum kann ein Mann viel leichter in Erregung versetzt werden als eine Frau?

Lazar, Thomas: Bodyguide Mann. Rowohlt 2000, S. 177.

Fantasien

Wie unterscheiden sich die Sexfantasien der Männer von denen der Frauen?

Brater, Jürgen: Lexikon der Sexirrtümer. Eichborn 2003, S. 361.
Crooks, Robert und Baur, Karla: Our Sexuality. Sixth Edition. Pacific Grove 1996, S. 227.
Ellis, Bruce und Symons, Donald: Sex Differences in Sexual Fantasy. An Evolutionary Psychological Approach. In: Betzig, Laura: Human Nature. A Critical Reader. Oxford University Press 1997.
Hicks, Thomas und Leitenberg, Harold: Sexual Fantasies About One's Partner Versus Someone Else: Gender Differences in Incidence and Frequency – Statistical Data Included. In: Journal of Sex Research Februar 2001, S. 43–50.
Hyde, Janet und DeLamater, John: Understanding Human Sexuality. McGraw-Hill 2002, S. 253, 256.
Miketta, Gaby und Tebel-Nagy, Claudia: Liebe und Sex. Trias 2001, S. 52.
Rhoads, Steven: Taking Sex Differences Seriously. Encounter Books 2004, S. 51.
Sue, David: Erotic fantasies of college students during coitus. In: Journal of sex research 15/1979, S. 299–305.

Farben

In welche Farbe sollte sich eine Frau kleiden, die bei einem Mann punkten will?

Elliot, A. J., Niesta, D.: Romantic red: Red enhances men's attraction

to women. In: Journal of Personality and Social Psychology 95/2008, S. 1150–1164.
Ohne Namen: Lieber Rot als das kleine Schwarze. Online veröffentlicht am 28.10. 2008 unter http://www.wissenschaft-online.de/artikel/971985.
Ohne Namen: Gegen Frauen in Rot sind Männer machtlos. Online veröffentlicht am 28.10. 2008 unter http://www.welt.de/lifestyle/article2639447/Gegen-Frauen-in-Rot-sind-Maenner-machtlos.html.

Fetische

Warum stehen so viele Männer auf Fetische?

Barber, Nigel: The Science of Romance. Prometheus Books 2002, S. 140.

Finanzkrise

Welchen Einfluss hat die Finanz- und Wirtschaftskrise auf die männliche Sexualität?

Römer, Anke: Die Liebe in den Zeiten der Rezession. Online veröffentlicht am 27.2.2009 unter http://www.psychologie-heute.de/news_partnerschaft_sexualitaet/liebe_in_zeiten_der_rezession__090227.html.

Finger

Was verraten die Finger eines Mannes über seine Potenz?

Eikmann, Julia: Der kleine Unterschied. Online veröffentlicht am 1.7.2005 unter http://www.spiegel.de/wissenschaft/mensch/0,1518,362762,00.html.
Hönekopp, Johannes u. a.: 2nd to 4th digit ratio (2D:4D) and number of sex partners: Evidence for effects of prenatal testosterone in men. Online veröffentlicht unter http://www.tu-chemnitz.de/phil/psych/professuren/allpsy2/Artikel/PNEC_2006.pdf.
Kupczik, Ingrid: Geheime Botschaft der Finger. Online veröffentlicht am 30. Januar 2005 unter http://www.welt.de/print-wams/article121288/Geheime_Botschaft_der_Finger.html.
Ohne Namen: An den Händen soll man sie erkennen. Online veröffentlicht am 17.4.2003 unter http://www.menshealth.de/sex/die-finger-sind-charaktersache.16897.htm.
Schwabenthan, Sabine: Was Ihre Finger alles verraten. In: P. M. Magazin 04/2009, online veröffentlicht unter http://www.pm-magazin.de/de/heftartikel/artikel_id3515.htm.

Wolf, Tinka: Was die Länge unserer Finger verrät. Online veröffentlicht am 15. März 2008 unter http://www.morgenpost.de/printarchiv/wissen/article168889/Was_die_Laenge_unserer_Finger_verraet.html.

Fruchtbarkeit

Merken Männer, wann Frauen ihre fruchtbaren Tage haben?

Barras, Colin: Lap dancers ›in heat‹ are the ones to watch. Online veröffentlicht am 11. Oktober 2007 unter http://www.newscientist.com/article/mg19626255.100-lap-dancers-in-heat-are-the-ones-to-watch.html.

Füße

Was sagen die Füße eines Mannes über sein Verhalten in der Liebe aus?

BBC News: Jealous types ›have different-sized feet‹. Online veröffentlicht am 21.8.2002 unter http://news.bbc.co.uk/1/hi/health/2208426.stm.

Geschwätzigkeit

Reden Männer wirklich so viel weniger als Frauen?

Eusterhus, Eva: »Wir müssen Geduld mit den Männern aufbringen«. Online veröffentlicht am 21.2.2007 unter http://www.welt.de/wissenschaft/article729243/Wir_muessen_Geduld_mit_den_Maennern_aufbringen.html.

Khamsi, Roxanne: Men – the other talkative sex. Online veröffentlicht am 6.7.2007 unter http://www.newscientist.com/article/dn12203-men--the-other-talkative-sex.html.

Liberman, Mark: Sex Differences in »communication events« per day? Online veröffentlicht am 11.12.2006 unter http://itre.cis.upenn.edu/~myl/languagelog/archives/003894.html.

Mehl, Matthias, Pennebaker, James u. a.: Are Women Really More Talkative Than Men? In: Science Vol. 317, 6.7.2007, S. 82.

Nunberg, Geoffrey: The Language of Eve. Online veröffentlicht am 3.1.2007 unter http://people.ischool.berkeley.edu/~nunberg/beckies.html.

Ohne Namen: Frauen reden nicht mehr als Männer. Online veröffentlicht am 5.7.2007 unter http://www.scienceticker.info/2007/07/05/frauen-reden-nicht-mehr-als-maenner/#more-1114.

Glatze

Sind Männer mit Glatze potenter?

Brater, Jürgen: Lexikon der rätselhaften Körpervorgänge. Piper 2003, S. 165.

Lazar, Thomas: Bodyguide Mann. Rowohlt 2000, S. 59.

G-Punkt

Haben Männer auch einen G-Punkt?

Sommer, Frank: Warum Frauen Pornos mögen und Männer einen G-Punkt haben. Südwest Verlag 2007, S. 45.

Haare

Warum stehen Männer bei Frauen auf langes Haar?

Miller, Alan und Kanazawa, Satoshi: Why Beautiful People Have More Daughters. Perigee 2008, S. 54–55.

Häufigkeit von Sex

Welche Männer haben besonders oft Sex?

Milsten, Richard: The Sexual Male: Problems and Solutions. Norton 2000, S. 214–215.

Herzinfarkt

Wie groß ist die Gefahr für einen Mann, einen Herzinfarkt beim Sex zu bekommen?

Degen, Rolf: Vom Höchsten der Gefühle. Eichborn 2004, S. 224–225.

dpa-Meldung vom 4.9.2001: Tod beim Sex: »Hauch des Wilden« im Bordell zu viel fürs Herz. Online veröffentlicht unter http://www.net-doktor.de/News/Tod-beim-Sex-Hauch-des-Wild-1060914.html.

Milsten, Richard: The Sexual Male: Problems and Solutions. Norton 2000, S. 186–189.

Pressemitteilung: Gesundheitsrisiko Sex?

Sex nach Herzinfarkt und bei Diabetes – worauf Ärzte und Patienten achten sollten. Online veröffentlicht am 2.12.2002 unter http://www.medizinfo.de/urologie/essir2002/gesundheitsrisiko_sex.shtml.

Heuschnupfen

Hilft Männern Selbstbefriedigung gegen Heuschnupfen?

Abrahams, Marc: Congestion and its comeuppance. Online veröffentlicht am 2.9.2008 unter http://www.guardian.co.uk/education/2008/sep/02/research.highereducation.

Robson, David: Masturbation could bring hay fever relief for men. Online veröffentlicht am 1.4.2009 unter http://www.newscientist.com/article/dn16872-masturbation-could-bring-hay-fever-relief-for-men.html.
Zarrintan, Sina: Ejaculation as a potential treatment of nasal congestion in mature males. In: Medical Hypotheses 71/2008, S. 308.

Hoden

Warum ist der Hodensack nicht immer gleich groß?

Brater, Jürgen: Lexikon der rätselhaften Körpervorgänge. Piper 2003, S. 180.

Warum haben die männlichen Hoden gerade diese Größe?

Morris, Desmond: Mars und Venus. Das Liebesleben der Menschen. Heyne 1997, S. 25.

Warum tut ein Tritt in die Hoden so weh?

Brater, Jürgen: Lexikon der rätselhaften Körpervorgänge. Piper 2003, S. 353.
Hamilton, Terri: Skin Flutes & Velvet Gloves. St. Martin's Press 2002, S. 49.

Warum liegen die Hoden außen, wenn sie doch so empfindlich sind?

Haeberle, Erwin: Die Sexualität des Menschen. de Gruyter 1985, S. 31.
Lazar, Thomas: Bodyguide Mann. Rowohlt 2000, S. 139–140.
Purvis, Kenneth: Das große Buch vom kleinen Mann. Bastei Lübbe 1991, S. 203–207.

Junge Partnerinnen

Warum suchen Männer überwiegend nach einer Partnerin, die jünger ist als sie selbst?

Barber, Nigel: The Science of Romance. Prometheus Books 2002, S. 59.
Brater, Jürgen: Lexikon der Sexirrtümer. Eichborn 2003, S. 86–87.
Buss, David: Die Evolution des Begehrens. Goldmann 2000, S. 71–75.
Huber, Til: Wer jünger liebt, hat länger was davon. In: Frankfurter Allgemeine Zeitung vom 29.5.2009, S. 7.
Ohne Namen: Länger leben mit jüngerer Partnerin. Online veröffentlicht am 28. Mai 2009 unter http://www.scienceticker.info/2009/05/28/laenger-leben-mit-juengerer-partnerin.

Jungfrauen

Was weiß man über Männer, die im fortgeschrittenen Alter noch Jungfrau sind?

Callaway, Ewen: Meet the real 40-year-old virgins. Online veröffentlicht am 5.6.2009 unter http://www.newscientist.com/blogs/shortsharpscience/2009/06/who-is-the-40-year-old-virgin.html.

Donnelly, Denise: Involuntary celibacy: A life course analysis. In: Journal of Sex Research Nr. 38/2001, S. 159–169.

Gilmartin, Brian: Shyness & Love, University Press of America 1987.

Hoffmann, Arne: Unberührt. Menschen ohne Beziehungserfahrung. Wege zu erfüllter Liebe und Sexualität. Kreuz 2006.

Küpper, Beate: Sind Singles anders? Hogrefe 2002.

Leigh, Jennifer: Male Virginity Myths. Online veröffentlicht am 27.6.2009 unter http://www.psychologytoday.com/blog/guide-teen-girls/200906/male-virginity-myths.

Margolies, Eva: Der Mann und seine sexuellen Probleme. Kabel 1996, S. 107–130.

Schmidt, Gunter u. a.: Veränderungen des Sexualverhaltens von Studentinnen und Studenten 1966 – 1981 – 1996. In: Schmidt, Gunter und Strauß, Bernhard: Sexualität und Spätmoderne. Über den kulturellen Wandel der Sexualität. Stuttgart 1998.

Wickenhöfer, Olaf: Unfreiwillig Single. Eine Studie zur Sozialisationsgeschichte und kulturellen Alltagspraxis. Tectum 2004.

Zilbergeld, Bernie: Männliche Sexualität. Was (nicht) alle schon immer über Männer wußten ... Tübingen 1983, S. 122–125.;

Zilbergeld, Bernie: Die neue Sexualität der Männer. Was Sie schon immer über Männer, Sex und Lust wissen wollten. 2. Aufl., Tübingen 1996, S. 360.

Körpergeruch

Wie reagieren Männer auf den Intimgeruch von Frauen?

Ohne Namen: Der Duft der Frauen. Online veröffentlicht am 16.7.1997 unter http://www.berlinonline.de/berliner-zeitung/archiv/.bin/dump.fcgi/1997/0716/0081/index.html.

Ohne Namen: Fruchtbare Frauen riechen erotischer. Online veröffentlicht am 5.4.2001 unter http://www.spiegel.de/wissenschaft/mensch/0,1518,126575,00.html.

Pincott, Jena: Do Gentlemen Really Prefer Blondes? Delacorte Press 2008, S. 43–45.

Warum wirkt der Körpergeruch mancher Männer auf Frauen besonders anziehend?
Bryner, Jeanna: Women More Likely to Cheat on Genetically Similar Men. Online veröffentlicht am 8.2.2007 unter http://www.foxnews.com/story/0,2933,250707,00.html?sPage=fnc/scitech/humanbody.
Furlow, F. Bryant: The smell of love: how women rate the sexiness and pleasantness of a man's body odor hinges on how much of their genetic profile is shared. In: Psychology Today Nr. 29/1996, S. 38.
Knoll, Gerd: Riechen, paaren, zusammenpassen: MHC-Gene. Online veröffentlicht am 28.6.2001 unter http://www.netzeitung.de/genundmensch/serie/gengeschichten/149656.html.
Richardson, Sarah: Scent of a man: the sexiest part of a man, a Swiss zoologist has found, may be his armpits: they're an odoriferous window on his genes. In: Discover: 17/1996, S. 26.

Küssen

Worauf stehen Männer beim Küssen?
Bassenge, Jean Pierre: Küss mich, wenn du kannst. Online veröffentlicht am 14.2.2009 unter http://www.berlinonline.de/berliner-zeitung/archiv/.bin/dump.fcgi/2009/0214/wissenschaft/0023/index.html.
Hughes, Susan, Harrison, Marissa und Gallup, Gordon: Sex differences in romantic kissing among college students: An evolutionary perspective. In: Evolutionary Psychology Nr. 5/2007, S. 612–631.
Ohne Namen: A Kiss is Still a Kiss. Online veröffentlicht am 31.8.2007 unter http://www.sciencedaily.com/releases/2007/08/070830121629.htm.
Ohne Namen: What men and women want in a kiss. Online veröffentlicht am 16.4.2009 unter http://www.tweednews.com.au/story/2009/04/16/what-men-and-women-want-kiss.
Ohne Namen und Datum: Be a Better Kisser. Online veröffentlicht unter http://tinyurl.com/oqpa03.
Ohne Namen und Datum: Kissing Secrets: Why Men Prefer More Saliva (And Other Revelations). Online veröffentlicht unter http://www.spring.org.uk/2007/09/kissing-secrets-men-prefer-more-tongue.php.

Lakritze

Stimmt es, dass Lakritze impotent machen kann?
Drösser, Christoph: Stimmt's? Moderne Legenden im Test – Folge 4. Rowohlt 2005, S. 131.

Lazar, Thomas: Bodyguide Mann. Rowohlt 2000, S. 92–97.
Ohne Namen: Liquorice risk to men's sex life. Online veröffentlicht am 17.9.2003 unter http://news.bbc.co.uk/2/hi/health/3112606.stm.

Lebenserwartung

Inwiefern ist Sex für Männer lebenswichtig?

Amen, Daniel: Sex on the Brain. Three Rivers Press 2007, S. 11–12.
Danoff, Dudley Seth: Prachtexemplare. Die Sexualität des Mannes: Fehlinformationen, Vorurteile und die Fakten. Bastei Lübbe 1996, S. 112.
Degen, Rolf: Vom Höchsten der Gefühle. Eichborn 2004, S. 199, 220.
Roach, Mary: Bonk. Fischer 2009, S. 220.

Liebe

Sind Männer eher als Frauen in der Lage, zwischen Sex und Liebe zu trennen?

Brater, Jürgen: Lexikon der Sexirrtümer. Eichborn 2003, S. 225.
Crooks, Robert und Baur, Karla: Our Sexuality. Sixth Edition. Pacific Grove 1996, S. 161.
Regan, Pamela: The Mating Game. Sage 2008, S. 178–179.

Männerfilme

Warum lieben Männer Action-Filme?

Etzold, Sabine: Im falschen Film? Hormonhaushalt und Kino. In: Die Zeit vom 29.7.2004.
Lehnen-Beyel, Ilka: Kinofilme lassen Hormone Achterbahn fahren. Online veröffentlicht am 23.7.2004 unter http://www.wissenschaft.de/wissenschaft/news/243203.html.
Ohne Namen: Warum Männer Männerfilme lieben. Online veröffentlicht am 22.7.2004 unter http://www.spiegel.de/wissenschaft/mensch/0,1518,309942,00.html
Schultheiss, Oliver; Wirth, Michelle und Stanton, Steven: Effects of affiliation and power motivation arousal on salivary progesterone and testosterone. In: Hormones and Behavior, Nr. 46/2004, S. 592–599.

Männlichkeit

Welche Eigenschaften empfinden Männer selbst als besonders männlich?

Eardley, Ian u. a.: Erectile Dysfunction and Constructs of Masculinity and Quality of Life in the Multinational Men's Attitudes to Life

Events and Sexuality (MALES) Study. In: Journal of Sexual Medicine 5/2008, S. 583–594, online unter http://www.kinseyinstitute.org/publications/PDF/Sand-%20Erectile%20Dys.pdf.
Römer, Anke: Was Männer männlich macht. Online veröffentlicht am 30. August 2008 unter http://www.psychologie-heute.de/news_partnerschaft_sexualitaet/was_maenner_maennlich_macht__080830.html.
Ohne Namen: Men Defy Stereotypes In Defining Masculinity. Online veröffentlicht am 27.8.2008 unter http://www.sciencedaily.com/releases/2008/08/080826190950.htm.

Milch

Können auch Männer Milch geben?

Diamond, Jared: Warum macht Sex Spaß? Goldmann 2000, S. 71.
Moalem, Sharon: How Sex Works. Harper Collins 2009, S. 9.

Muskeln

Warum ist es Männern so wichtig, starke Muskeln zu haben?

Frederick, David, Fessler, Daniel und Haselton, Martie: Do representations of male muscularity differ in men's and women's magazines? In: Body Image, Nr. 1/2005, S. 81–86.
Frederick, David und Haselton, Martie: Why Is Muscularity Sexy? Tests of the Fitness Indicator Hypothesis. In: Personality and Social Psychology Bulletin, Nr. 8/2007, S. 1167–1183.
Ohne Namen und Datum: Muskulöse Männer haben bessere Chancen bei Frauen. Online veröffentlicht unter http://www.magicfit.at/031fa199cb106d435/031fa199b9001cf08.php.
Warenski, Brigitte: Die Magie der grauen Schläfen. Online veröffentlicht am 28.3.2009 unter http://www.tt.com/tt/freizeit/story.csp?cid=5869111&sid=55&fid=21.

Nase

Sagt die Nase eines Mannes tatsächlich etwas über die Größe seines Penis aus?

Brater, Jürgen: Lexikon der Sexirrtümer. Eichborn 2003, S. 274.
Hamilton, Terri: Skin Flutes & Velvet Gloves. St. Martin's Press 2002, S. 45–46.
Hertzer, Karin und Wolfrum, Christine: Lexikon der Irrtümer über Männer und Frauen. Eichborn 2001, S. 273–274.

Orgasmus

Was spielt sich beim Orgasmus im Körper eines Mannes ab? Und wie unterscheidet sich sein Orgasmus von dem einer Frau?

Ackermann, Jennifer: Sex Sleep Eat Drink Dream. A Day in the Life of Your Body. Mariner 2008, S. 143.

Brater, Jürgen: Lexikon der rätselhaften Körpervorgänge. Piper 2003, S. 394–395.

Degen, Rolf: Vom Höchsten der Gefühle. Eichborn 2004, S. 81.

Fisch, Harry und Baskin, Kara: Size Matters. Three Rivers 2008, S. 104.

Hars, Wolfgang: Warum hungrige Männer auf mollige Frauen stehen. Fischer 2008, S. 230.

Kast, Bas: Das Geheimnis ewiger Liebe. In: GEO Wissen 09/2004, online veröffentlicht unter http://www.geo.de/GEO/mensch/2877.html.

Stachura, Elisabeth: Auf dem Gipfel der Lust: In: Gehirn & Geist Dossier: Liebe, Sex und Partnerschaft. Verlag Spektrum der Wissenschaft 2009, S. 50–55.

Warum kommen Männer oft so schnell?

Jamin, Peter und Vögeli, Thomas: Männer wollen immer, Frauen können immer. Mvg 2005, S. 73.

Wie wichtig ist der Orgasmus für die sexuelle Zufriedenheit eines Mannes?

Degen, Rolf: Vom Höchsten der Gefühle. Eichborn 2004, S. 191.

Norretranders, Tor: Hingabe. Über den Orgasmus des Mannes. Rowohlt 1986, S. 16–22.

Täuschen auch Männer manchmal einen Orgasmus vor?

Augustin, Eduard und andere: Ein Mann – Ein Buch. Süddeutsche Zeitung 2007, S. 295–296.

Carroll, Janell L.: Sexuality Now: Embracing Diversity. Thomson 2007, S. 474–476.

Cox, Tracy: Hot Sex. Auf den Höhe-Punkt gebracht. München 1999, S. 164–165.

Degen, Rolf: Vom Höchsten der Gefühle. Eichborn 2004, S. 183–184.

Hyde, Janet und DeLamater, John: Understanding Human Sexuality. McGraw-Hill 2002, S. 371.

Nassirin, Kaveh: Spiel's noch einmal Sam. In: Spiegel special 7/1997, S. 98.

Norretranders, Tor: Hingabe. Über den Orgasmus des Mannes. Rowohlt 1986, S. 13.
zur Nieden, Sabine: Weibliche Ejakulation: Variationen zu einem uralten Streit der Geschlechter. Stuttgart 1994; S. 58.

Sind auch Männer zu multiplen Orgasmen in der Lage?

Crooks, Robert und Baur, Karla: Our Sexuality. Sixth Edition. Pacific Grove 1996, S. 161.
Degen, Rolf: Vom Höchsten der Gefühle. Eichborn 2004, S. 96–97.
Komisaruk, Barry: The Science of Orgasm. John Hopkins University Press 2006, S. 218.
Margolis, Jonathan: O. The Intimate History of Orgasm. Grove Press 2004, S. 45–46.

Partnersuche

Welche Eigenschaften wünschen sich die meisten Männer heutzutage von einer Partnerin?

Law, Sally: What Modern Men Want in Women. Online veröffentlicht am 13.2.2009 unter http://www.livescience.com/culture/090213-men-want.html.
Mealey, Linda: Sex Differences. Development and Evolutionary Strategies. Academic Press 2000, S. 272–274.
Miketta, Gaby und Tebel-Nagy, Claudia: Liebe und Sex. Trias 2001, S. 63.
Römer, Anke: Früher keusch, heute reich. Online veröffentlicht am 13.2.2009 unter http://www.psychologie-heute.de/news_partnerschaft_sexualitaet/frueher_keusch_heute_reich__090213.html.

Warum liegt Männern so viel an der Schönheit von Frauen?

Buss, David: Die Evolution des Begehrens. Goldmann 2000, S. 71–80.
Fisher, Helen: Warum wir lieben. Patmos 2005, S. 132–135.
Kast, Bas: Die Liebe und wie sich Leidenschaft erklärt. Fischer 2004, S. 61.

Interessieren sich Männer mehr für unnahbar wirkende Frauen?

Boese, Alex: Elefanten auf LSD und andere verrückte Experimente. Rowohlt 2009, S. 199–200.

Woran denken Männer beim ersten Rendezvous?

Miketta, Gaby und Tebel-Nagy, Claudia: Liebe und Sex. Trias 2001, S. 23.

Penis

Was sind die Durchschnittsdaten eines männlichen Penis?

Brater, Jürgen: Lexikon der Sexirrtümer. Eichborn 2003, S. 272–273.

Butz, Katharina und Icheln, Detlef: Penis pur. Rowohlt 2000, S. 13–17.

Hamilton, Terri: Skin Flutes & Velvet Gloves. St. Martin's Press 2002, S. 43.

Hars, Wolfgang: Warum hungrige Männer auf mollige Frauen stehen. Fischer 2008, S. 241–242.

Mischke, Roland: Nur Mut, Männer! Zum neuen Selbstverständnis einer gefährdeten Spezies. Bastei 1990, S. 256.

Taguchi, Yosh: Private Parts: An Owner's Guide to the Male Anatomy. McClelland & Stewart 2003, S. 6.

Warum scheint der Penis manchmal zu schrumpfen?

Coolsaet, Bo: Der Pinsel der Liebe. Leben und Werk des Penis. Kiepenheuer & Witsch 1999, S. 189–190, 292–293.

Sommer, Frank: Warum Frauen Pornos mögen und Männer einen G-Punkt haben. Südwest Verlag 2007, S. 15–17.

Warum ist der Penis eines Mannes oft so gewaltig?

Lazar, Thomas: Bodyguide Mann. Rowohlt 2000, S. 129–131.

Roach, Mary: Bonk. Fischer 2009, S. 125.

Rodgers, Joann Ellison: Sex: A Natural History. Freeman 2001, S. 95.

Ist ein langer Penis beim Sex immer von Vorteil?

Hertzer, Karin und Wolfrum, Christine: Lexikon der Irrtümer über Männer und Frauen. Eichborn 2001, S. 299–300.

Sommer, Frank: Warum Frauen Pornos mögen und Männer einen G-Punkt haben. Südwest Verlag 2007, S. 13.

Warum hat der männliche Penis so eine merkwürdige Form?

Boese, Alex: Elefanten auf LSD und andere verrückte Experimente. Rowohlt 2009, S. 224–226.

Miller, Alan und Kanazawa, Satoshi: Why Beautiful People Have More Daughters. Perigee 2008, S. 84–85.

Sind die meisten Männer stolz auf ihren Penis?

Brater, Jürgen: Lexikon der Sexirrtümer. Eichborn 2003, S. 272–273.

Butz, Katharina und Icheln, Detlef: Penis pur. Rowohlt 2000, S. 13–17.

Dillner, Luisa: Love by Numbers. Profile Books 2009, S. 155.

Lazar, Thomas: Bodyguide Mann. Rowohlt 2000, S. 129–131.
Lever, Janet, Frederick, David und Peplau, Letitia: Does Size Matter? Men's and Women's Views on Penis Size Across the Lifespan. In: Psychology of Men & Masculinity Nr. 3/2006, S. 129–143, online unter http://dfred.bol.ucla.edu/LeverFrederickPeplau-2006PMM-PenisSizeSatisfaction.pdf.
Moalem, Sharon: How Sex Works. Harper Collins 2009, S. 37.
Roach, Mary: Bonk. Fischer 2009, S. 74.

Po

Auf welche Poformen stehen Männer?

Hars, Wolfgang: Warum hungrige Männer auf mollige Frauen stehen. Fischer 2008, S. 241.

Pornographie

Inwiefern reagieren Männer anders als Frauen auf Pornos – und warum?

Brater, Jürgen: Lexikon der Sexirrtümer. Eichborn 2003, S. 52.
Khamsi, Roxanne: Women become sexually aroused as quickly as men. Online veröffentlicht am 18.8.2002 unter http://www.newscientist.com/article/dn10213-women-become-sexually-aroused-as-quickly-as-men.html.
Loftus, David: Watching Sex. How Men Really Respond to Pornography. Da Capo Press 2002.
Mealey, Linda: Sex Differences. Development and Evolutionary Strategies. Academic Press 2000, S. 369.
Moalem, Sharon: How Sex Works. Harper Collins 2009, S. 98–100.
Ohne Namen: Sex im Bild: Männer möchten mehr. Online veröffentlicht am 8.3.2004 unter http://www.netdoktor.at/nachrichten/?id=109165.
Ohne Namen: Gesichter erregen Männer. Online veröffentlicht am 13.4.2007 unter http://www.scienceticker.info/2007/04/13/gesichter-erregen-maenner.
Roach, Mary: Bonk. Fischer 2009, S. 254–255.
Rupp, Heather und Wallen, Kim: Sex differences in viewing sexual stimuli: An eye tracking study in men and women. In: Hormones and Behavior Nr. 51/2007, S. 524–533.

Pupillen

Warum stehen Männer auf große Pupillen?

Botting, Kate und Douglas: Sex Appeal. St. Martin's Press 1995, S. 57.
Goncalves, Mecia: Reading Her Body Language. Online veröffentlicht unter http://www.shavemagazine.com/women/090201.
Hess, Eckhard und Polt, James: Pupil Size as Related to Interest Value of Visual Stimuli. In: Science 5, August 1960, S. 349–350.
Komisaruk, Barry: The Science of Orgasm. Johns Hopkins University Press 2006, S. 18.
Tombs, Selina und Silverman, Irwin: Pupillometry a sexual selection approach. In: Evolution and Human Behavior Nr. 25/2004, S. 221–228.

Rassen

Haben Männer unterschiedlicher Rassen einen unterschiedlich großen Penis?

Sommer, Frank: Warum Frauen Pornos mögen und Männer einen G-Punkt haben. Südwest Verlag 2007, S. 10–11.

Raucher

Was darf man von männlichen Rauchern im Bett erwarten?

Coolsaet, Bo: Der Pinsel der Liebe. Leben und Werk des Penis. Kiepenheuer & Witsch 1999, S. 121–122.
Davis, R.: The Marlboro Man Needs Viagra. In: Tobacco Control Nr. 7/1998, S. 227–231.
Ohne Namen: Ursache Rauchen. Online unter http://www.medhost.de/impotenz/rauchen.html.
Ornish, Dean: The Spectrum. A Scientifically Proven Program to Feel Better, Live Longer, Lose Weight, and Gain Health. Ballantine 2008, S. 29.
Sommer, Frank: Warum Frauen Pornos mögen und Männer einen G-Punkt haben. Südwest Verlag 2007, S. 25.

Refraktärphase

Warum bekommen Männer nach dem Orgasmus nicht gleich wieder einen hoch?

Brater, Jürgen: Lexikon der rätselhaften Körpervorgänge. Piper 2003, S. 396–397.
Crooks, Robert und Baur, Karla: Our Sexuality. Sixth Edition. Pacific Grove 1996, S. 159.

Danoff, Dudley Seth: Prachtexemplare. Die Sexualität des Mannes: Fehlinformationen, Vorurteile und die Fakten. Bastei Lübbe 1996, S. 108–109.
Degen, Rolf: Vom Höchsten der Gefühle. Eichborn 2004, S. 91, 94–95, 238.
Lazar, Thomas: Bodyguide Mann. Rowohlt 2000, S. 186.

Samenstau

Kann ein »Samenstau« Männer besonders triebig machen?

Fisch, Harry und Baskin, Kara: Size Matters. Three Rivers 2008, S. 60.
Hamilton, Terri: Skin Flutes & Velvet Gloves. St. Martin's Press 2002, S. 50.
Moalem, Sharon: How Sex Works. Harper Collins 2009, S. 61.

Schlaf

Haben manche Männer Sex im Schlaf?

Degen, Rolf: Vom Höchsten der Gefühle. Eichborn 2004, S. 101.
Nowak, Rachel: Sleepwalking Woman Had Sex With Strangers. Online veröffentlicht am 15.10.2004 unter http://www.newscientist.com/article/dn6540.
Ohne Namen: Stanford Sleep Experts Treat Medical Condition Behind Violent »Sleep Sex«. Online veröffentlicht am 27.3.2002 unter http://www.sciencedaily.com/releases/2002/03/020327072432.htm.
Ohne Namen: Sleepwalkers who have ›sex sleep‹. Online veröffentlicht am 15.10.2004 unter http://news.bbc.co.uk/2/hi/health/3744226.stm.
Rosenfeld, David Saul und Elhajjar, Antoine Jean: Sleepsex: A Variant of Sleepwalking. In: Archives of Sexual Behavior Nr. 27/1998.

Schlankheit

Warum finden Männer schlanke Frauen besonders attraktiv?

Barber, Nigel: The Science of Romance. Prometheus Books 2002, S. 236–244.
Brater, Jürgen: Lexikon der Sexirrtümer. Eichborn 2003, S. 230. Buss, David: Die Evolution des Begehrens. Goldmann 2000, S. 75.
Farrell, Warren: Women Can't Hear, What Men Don't Say. Tarcher 1999, S. 228.
Kaltenbeck, Nora: Kurven und Krisen. Online veröffentlicht am 16.6.2004 unter http://www.berlinonline.de/berliner-zeitung/archiv/.bin/dump.fcgi/2004/0716/vermischtes/0038/index.html.

Lehnen-Beyel, Ilka: Gewichtige Vorlieben. Online veröffentlicht am 4.12.2004 unter http://www.wissenschaft.de/wissenschaft/news/247160.html.
Mealey, Linda: Sex Differences. Development and Evolutionary Strategies. Academic Press 2000, S. 219.
Morris, Desmond: Die nackte Eva, Heyne 2004, S. 167.
Nelson, L. D. und Morrison E. L.: The symptoms of resource scarcity: judgments of food and finances influence preferences for potential partners. In: Psychological Science Nr. 16/2005, S. 167–173.
Ohne Namen: Hunger macht heiß auf runde Kurven. Online veröffentlicht am 30.7.2006 unter http://www.br-online.de/wissen/forschung/hungrige-maenner-sexualforschung-partnerwahl-ID671198179770165543.xml.
Ohne Namen und Datum: Hungrige Männer mögen dickere Frauen. Online veröffentlicht unter http://www.arztinfo24.de/Artikel/Hungrige+Maenner+moegen+dickere+Frauen.html.
Pettijohn, Terri und Jungeberg, Brian: Playboy Playmate Curves: Changes in Facial and Body Feature Preferences Across Social and Economic Conditions. In: Personality and Social Psychology Bulletin 30/2004, S. 1186–1197.
Wardetzki, Bärbel: »Iß doch endlich mal normal.« Hilfen für Angehörige von eßgestörten Frauen. Kösel 1996, S. 34.

Schönheit

Wie wichtig ist Männern Schönheit bei einer Frau?

Botting, Kate und Douglas: Sex Appeal. St. Martin's Press 1995, S. 20–21, 31.
Kanazawa, Satoshi: Beautiful people are more intelligent. Online veröffentlicht am 29.3.2009 unter http://blogs.psychologytoday.com/blog/the-scientific-fundamentalist/200903/why-beautiful-people-are-more-intelligent-i.
Levesque, Maurice, Nave, Christopher und Lowe, Charles: Toward an understanding of gender differences in inferring sexual interest. In: Psychology of Woman Quarterly Nr. 30/2006, S. 150–158.
Ohne Namen und Datum: Studie: Attraktive Männer haben fitteres Sperma. Online veröffentlicht unter http://science.orf.at/science/news/77165.
Ohne Namen: Männer schließen schneller auf sexuelles Interesse. Online veröffentlicht am 13.6.2006 unter http://www.psycholo-

gie-heute.de/news_partnerschaft_sexualitaet/maenner_schliessen_schneller_auf_sexuelles_interesse__060613.html.
Rhoads, Steven: Taking Sex Differences Seriously. Encounter Books 2004, S. 59–60.

Warum fühlen sich Männer an bestimmten Tagen von ihrer Partnerin stärker angezogen?

Ohne Namen und Datum: Fruchtbare Phase macht Frauen schöner. Online veröffentlicht unter http://science.orf.at/science/news/109817. Roberts, Craig u. a.: Female facial attractiveness increases during the fertile phase of the menstrual cycle. In: Biology Letters Nr. 71/2007, S. 270–272.
Welling, Lisa: Men report stronger attraction to femininity in women's faces when their testosterone levels are high. In: Hormones and Behavior Nr. 54/2008, S. 703–708.

Was genau empfinden Männer bei einer Frau als schön?

Begley, Sharon: Why Do We Rape, Kill and Sleep Around? In: Newsweek vom 29.6.2009, S. 47.
Botting, Kate und Douglas: Sex Appeal. St. Martin's Press 1995, S. 39, 43–44, 56, 67.
Miller, Alan und Kanazawa, Satoshi: Why Beautiful People Have More Daughters. Perigee 2008, S. 56.
Rodgers, Joann Ellison: Sex: A Natural History. Freeman 2001, S. 187–188.
Shafy, Samiha: Die acht Gesetze der Schönheit. Online veröffentlicht am 7.3.2007 unter http://www.weltwoche.ch/ausgaben/2007-10/artikel-2007-10-die-acht-gesetze-der-schoenheit.html.

Warum sind schöne Kerle schlechtere Ehemänner?

Kanazawa, Satoshi: Why handsome men make bad husbands. Online veröffentlicht am 3.4.2008 unter http://blogs.psychologytoday.com/blog/the-scientific-fundamentalist/200804/why-handsome-men-make-bad-husbands-i.

Hat eine eher durchschnittlich aussehende Frau bei Männern überhaupt eine Chance?

Brater, Jürgen: Lexikon der Sexirrtümer. Eichborn 2003, S. 229–230.
Brehm, Sharon: Intimate Relationships. McGraw Hill 2002, S. 91. Dillner, Luisa: Love by Numbers. Profile Books 2009, S. 97–99. Hinsz, Verlin: Facial Resemblance in Engaged and Married Couples. In: Journal of Social and Personal Relationships. Nr. 6/1989, S. 223–229.

Li, Norm: Intelligent Priorities: Adaptive Long- and Short-Term Mate Preferences. In: Geher, Glenn und Miller, Geoffrey: Mating Intelligence. Lawrence Erlbaum Associates 2008, S. 105–120.
Mealey, Linda: Sex Differences. Development and Evolutionary Strategies. Academic Press 2000, S. 274–275.

Schwangerschaft

Kann inzwischen auch ein Mann schwanger werden?

Andrews. Lori: Male pregnancy is the future. Online veröffentlicht am 8.5.2002 unter http://www.dailyprincetonian.com/2002/05/08/5154/.
Boese, Alex: The Gallery of Birth Hoaxes. Online unter www.museumofhoaxes.com/birth/birth.html.
Brater, Jürgen: Lexikon der rätselhaften Körpervorgänge. Piper 2003, S. 368–369.
Emery, David: World's First Pregnant Man. Online unter http://urbanlegends.about.com/library/weekly/aa100400a.htm.
Goldberg, Alan und Thomson, Katie: Exclusive: ›Pregnant Man‹ Gives Birth to Second Child. Online veröffentlicht am 9.6.2009 unter http://abcnews.go.com/2020/story?id=7795344&page=1.
McGovern, Una: Chamber's Dictionary of the Unexplained. Chambers 2007, S. 131–132.
Orr, James: ›Pregnant man‹ gives birth to baby girl. Online veröffentlicht am 4.7.2008 unter http://www.guardian.co.uk/world/2008/jul/04/usa.gender.
Thiesmeyer, Robin: Transsexueller bekommt zweites Kind. In: tageszeitung vom 10.6.2009, online unter http://www.taz.de/1/leben/alltag/artikel/1/transsexueller-bekommt-zweites-kind.

Seitensprung

Warum gehen Männer fremd?

Jamin, Peter und Vögeli, Thomas: Männer wollen immer, Frauen können immer. Mvg 2005, S. 176- 178.
Margolis, Jonathan: O. The Intimate History of Orgasm. Grove Press 2004, S. 379–380.
Ohne Namen: Warum Männer im besten Alter fremdgehen. Online veröffentlicht am 19.11.2007 unter http://magazine.web.de/de/themen/gesundheit/sex/4928536-Warum-Maenner-im-besten-Alter-fremdgehen,cc=000005545700049285361KSFwN,pd=10.html.

Wie wahrscheinlich ist es, dass ein Mann seine Ehefrau für seine Geliebte verlässt?

Dillner, Luisa: Love by Numbers. Profile Books 2009, S. 107.

Sexualstörungen

Welche Sexualstörungen treten bei Männern am häufigsten auf?

Herring, Richard: Talking Cock. Thunder's Mouth Press 2003, S. 68.

Margolis, Jonathan: O. The Intimate History of Orgasm. Grove Press 2004, S. 48–49.

Sexualtrieb

Denken Männer wirklich alle sieben Sekunden an Sex?

Jones, J. C. und Barlow, D. H.: Self-reported frequency of sexual urges, fantasies and masturbation fantasies in heterosexual males and females. In: Archives of Sexual Behavior 19/1990, S. 269–279.

Singles

Haben männliche Singles öfter heißen Sex als Ehemänner?

Kast, Bas: Die Liebe und wie sich Leidenschaft erklärt. Fischer 2004, S.20.

Milsten, Richard: The Sexual Male: Problems and Solutions. Norton 2000, S. 213.

Sperma

Warum ist der Geschmack von Sperma so unterschiedlich?

Amen, Daniel: Sex on the Brain. Three Rivers Press 2007, S. 161.

Butz, Katharina und Icheln, Detlef: Penis pur. Rowohlt 2000, S. 94.

Fisch, Harry und Baskin, Kara: Size Matters. Three Rivers 2008, S. 81–83.

Hamilton, Terri: Skin Flutes & Velvet Gloves. St. Martin's Press 2002, S. 54–55.

Moalem, Sharon: How Sex Works. Harper Collins 2009, S. 69.

Woraus besteht Samenflüssigkeit überhaupt?

Brater, Jürgen: Lexikon der rätselhaften Körpervorgänge. Piper 2003, S. 316.

Margolis, Jonathan: O. The Intimate History of Orgasm. Grove Press 2004, S. 43–44.

Marx, Vivien: Das Samenbuch. Eichborn 1997, S. 36.

Roach, Mary: Bonk. Fischer 2009, S. 129.

Kann einem Samenerguss auch Urin beigemischt sein?

Brater, Jürgen: Lexikon der rätselhaften Körpervorgänge. Piper 2003, S. 316.

Warum ist Sperma so ein zähflüssiges, klebriges Zeug?

Fisch, Harry und Baskin, Kara: Size Matters. Three Rivers 2008, S. 82.

Kann Sperma eine sinnvolle Ergänzung der täglichen Ernährung darstellen?

Hamilton, Terri: Skin Flutes & Velvet Gloves. St. Martin's Press 2002, S. 32–33.

Kerner, Ian: Passionista. Harper Collins 2008, S. 45.

Marx, Vivien: Das Samenbuch. Eichborn 1997, S. 249.

Sommer, Frank: Warum Frauen Pornos mögen und Männer einen G-Punkt haben. Südwest Verlag 2007, S. 29.

Wie finden Spermien ihren Weg zur Eizelle?

Daser, Barbara: Spermien lassen sich von Maiglöckchen-Duft leiten. Online veröffentlicht am 19.1.2006 unter http://science.orf.at/science/news/143124.

Haben Spermien ein Gedächtnis?

Schneider, Reto U.: Das neue Buch der verrückten Experimente. Bertelsmann 2009, S. 249–251.

Was bedeuten die unterschiedlichen Farben des Spermas?

Meryn, Siegfried, Metka, Markus und Kindel, Georg: Der Mann 2000: Die Hormon-Revolution. Ueberreuter 1999, S. 257–258.

Stimmt es, dass Sperma gegen Depressionen hilft?

Amen, Daniel: Sex on the Brain. Three Rivers Press 2007, S. 18.

Gallup, Gordon: Burch, Rebecca und Platek, Steven: Does Semen Have Antidepressant Properties? In: Archives of Sexual Behavior Nr. 31/2002, S. 289–293.

Kary, Tiffany: Crying over spilled semen. Online veröffentlicht am 1.9.2002 unter http://www.psychologytoday.com/articles/200210/crying-over-spilled-semen.

Persaud, Raj: Semen acts as an anti-depressant. Online veröffentlicht am 26.6.2002 unter http://www.newscientist.com/article/dn2457-semen-acts-as-an-antidepressant.html.

Stimmt es, dass manche Frauen gegen Sperma allergisch sind?

Moalem, Sharon: How Sex Works. Harper Collins 2009, S. 70.

Ohne Namen: Allergisch gegen den eigenen Mann. Online

veröffentlicht am 30.5.2001 unter http://www.3sat.de/nano/cstuecke/19519.
Presseerklärung des Ärzteverbandes deutscher Allergologen: Komm mir nicht zu nahe … Online veröffentlicht im Juli 2000 unter http://www.medizin-2000.de/pharma-presse/presseerklaerungen/texte/pharma_medikamente/alk_scherax/dgai_aeda/dgai_140700_5.html.

Wie kann man die Spermienzahl eines Mannes kurzfristig erhöhen?

Kilgallon, Sarah und Simmons, Leigh: Image Content influences men's semen quality. In: Biology Letters vom 22.9.2005, S. 253–255.
Ohne Namen: Samenqualität: »Sperm Competition« auch bei Männern? Online veröffentlicht am 8.6.2005 unter http://science.orf.at/science/news/136502.

Sport

Macht Sport Männer zu müde für Sex? Macht Sex zu müde für Sport?

Degen, Rolf: Vom Höchsten der Gefühle. Eichborn 2004, S. 232–235.

Sterilisation

Wie läuft eine Sterilisation ab?

Marx, Vivien: Das Samenbuch. Eichborn 1997, S. 101–104.

Haben sterilisierte Männer noch einen Samenerguss?

Brater, Jürgen: Lexikon der rätselhaften Körpervorgänge. Piper 2003, S. 422.
Hyde, Janet und DeLamater, John: Understanding Human Sexuality. McGraw-Hill 2002, S. 205–206.

Stimme

Warum wirken Männer mit tiefen Stimmen oft besonders anziehend?

Quellen: Anitei, Stefan: What Makes a Man's/Woman's Voice Sexy? Online veröffentlicht am 6.9.2007 unter http://news.softpedia.com/news/What-Makes-a-Man-039-s-Woman-039-s-Voice-Sexy-64862.shtml.
Feinberg, David u. a.: Menstrual cycle, trait estrogen level, and masculinity preferences in the human voice. In: Hormones and Behavior Nr. 49/2006, S. 215–222.
Hars, Wolfgang: Warum hungrige Männer auf mollige Frauen stehen. Fischer 2008, S. 64.
Ohne Namen: Fruchtbare Frauen bevorzugen tiefe Stimmen. Online

veröffentlicht am 28.2.2006 unter http://www.scienceticker.info/news/EEuEEkEpupANTxBzPc.shtml.
Ohne Namen: Bass macht sexy – und kinderreich. Online veröffentlicht am 25.9.2007 unter http://www.spiegel.de/wissenschaft/mensch/0,1518,507839,00.html.
Ohne Namen: Why Women Prefer Clooney to Beckham. Online veröffentlicht am 3.12.2008 unter http://www.marieclaire.co.uk/news/world/286202/why-mums-prefer-clooney-to-beckham.html.
Tapparo, Martin: Fruchtbare Frauen mögen dunkle Stimmen. Online veröffentlicht am 3.3.2006 unter http://www.focus.de/gesundheit/ratgeber/sexualitaet/attraktivitaet_aid_105681.html.

Stress

Welche Auswirkung hat Stress auf die Lust eines Mannes?

Miketta, Gaby und Tebel-Nagy, Claudia: Liebe und Sex. Trias 2001, S. 227–233.

Tanzen

Was sagt der Tanzstil eines Mannes über seine Qualitäten als Partner aus?

Brown, William u. a.: Dance reveals symmetry especially in young men. In: Nature 438/2005, S. 1148–1150.
Davis, Jeanie Lerche: Dancing, Body Symmetry: Courtship Aid? Study Explores Links Between Body Symmetry, Dancing Skills, and Mate Selection. Online veröffentlicht am 21.12.2005 unter http://www.webmd.com/sex-relationships/news/20051221/dancing-body-symmetry-courtship-aid.
Jha, Alok: It's true, dancing does lead to sex. In: The Sydney Morning Herald vom 23.12.2005, online veröffentlicht unter http://www.swingshoes.net/Newsletters/newsletter-2006–05.html.
Kast, Bas: Die Liebe und wie sich Leidenschaft erklärt. Fischer 2004, S. 72.
Mackay, Judith: Der Fischer Atlas Sexualität. Fischer 2002, S. 29.
Ohne Namen: Sexy people play the symmetry card. Veröffentlicht am 17.1.2007 unter http://www.msnbc.msn.com/id/16547251.
Morris, Desmond: Mars und Venus. Das Liebesleben der Menschen. Heyne 1997, S. 50.
Thornhill, Randy u. a.: Human female orgasm and mate fluctuating asymmetry. In: Animal Behaviour Nr. 50/1995, S. 1601–1615.

Testosteron

Was ist Testosteron und wozu ist es gut?

Amen, Daniel: Sex on the Brain. Three Rivers Press 2007, S. 75.
Fisher, Helen: Warum wir lieben. Patmos 2005, S. 102.
Hoffmann, Arne: Sind Frauen bessere Menschen? Schwarzkopf & Schwarzkopf 2001, S. 32–34.
Lazar, Thomas: Bodyguide Mann. Rowohlt 2000, S. 92–97.
Miketta, Gaby und Tebel-Nagy, Claudia: Liebe und Sex. Trias 2001, S. 117–118.

Warum ist Sex nach einem Streit häufig besonders gut?

Kerner, Ian: Passionista. Harper Collins 2008, S. 63–64

Wie erkennt man auf den ersten Blick, ob ein Mann über besonders viel Testosteron verfügt?

Amen, Daniel: Sex on the Brain. Three Rivers Press 2007, S. 84–85.
Purvis, Kenneth: Das große Buch vom kleinen Mann. Bastei Lübbe 1991, S. 59.

Was zeichnet Männer mit einem hohen Testosteronspiegel aus?

Amen, Daniel: Sex on the Brain. Three Rivers Press 2007, S. 64.
Barber, Nigel: The Science of Romance. Prometheus Books 2002, S. 77.
Botting, Kate und Douglas: Sex Appeal. St. Martin's Press 1995, S. 138.
Herrmann, Sebastian: Der Geweihträger hat ausgedient. Online veröffentlicht am 27.6.2005 unter http://www.spiegel.de/panorama/gesellschaft/0,1518,361982,00.html.
Kast, Bas: Die Liebe und wie sich Leidenschaft erklärt. Fischer 2004, S. 66.
Regan, Pamela: The Mating Game. Sage 2008, S. 150–151.

Untreue

Warum haben Männer Schwierigkeiten damit, treu zu sein?

Alexander, Michele und Fisher, Terri: Truth and consequences: using the bogus pipeline to examine sex differences in self-reported sexuality. In: Journal of Sex Research Nr. 40/2003, S. 27–35.
Bartens, Werner: Lexikon der Medizin-Irrtümer, Eichborn 2004, S. 405–407.
Bhattacharya, Shaoni: Fake lie-detector reveals women's sex lies. Online veröffentlicht am 14.7.2003 unter http://www.newscientist.com/article/dn3936-fake-liedetector-reveals-womens-sex-lies.html.

Brater, Jürgen: Lexikon der Sexirrtümer. Eichborn 2003, S. 439–442.
Buss, David: Die Evolution des Begehrens. Goldmann 2000, S. 104–105.
Mealey, Linda: Sex Differences. Development and Evolutionary Strategies. Academic Press 2000, S. 272.
Miketta, Gaby und Tebel-Nagy, Claudia: Liebe und Sex. Trias 2001, S. 150.

Väter

Sind Väter oder kinderlose Männer glücklicher?

Bettermann, Stella: Das Atlas-Syndrom. Online veröffentlicht am 22.9.2003 unter http://www.focus.de/kultur/leben/maenner-das-atlas-syndrom_aid_196212.html.
Grafberger, Ulrike: Väter im Unglück. Online veröffentlicht am 17.6.2009 unter http://www.brigitte.de/liebe-sex/kinder-familie/unglueckliche-vaeter-1024579/.
Ohne Namen: When being perfect is just too much. Britain's superdads start to blow a fuse. Online veröffentlicht am 24.8.2003.
Womersley, Tara: Burden of new manhood leads to depressing rise of Atlas syndrome. Online veröffentlicht am 25.8.2003 unter http://www.highbeam.com/doc/1P2-13033604.html.

Vergewaltigung

Werden auch Männer Opfer sexueller Gewalt?

Anderson, P. B. und Savage, J. S.: Social, legal and institutional context of heterosexual aggression by college women. In: Trauma, Violence & Abuse 6/2005, S. 130–140.
Hensley, L. G.: Treatment of survivors of rape: Issues and interventions. In: Journal of Mental Health Counselling. 24/2002, S. 331–348.
Hoffmann, Arne: Nummer Sicher. Der Erste-Hilfe-Kasten für alle sexuellen Probleme. Marterpfahl 2007, S. 151–205.
Kelly, Gary: Sexuality Today. The Human Perspective. Eighth Edition McGraw-Hill 2006, S. 491.
Schwithal, Bastian: Weibliche Gewalt in Partnerschaften. Eine synontologische Untersuchung. Books on Demand 2005, S. 138.

Vorhaut

Wozu ist die Vorhaut über dem Penis gut?

Herring, Richard: Talking Cock. Thunder's Mouth Press 2003, S. 95.
Moalem, Sharon: How Sex Works. Harper Collins 2009, S.50–53.

Vorspiel

Warum wollen Männer kein so langes Vorspiel wie Frauen?

Miller, Andrea und Byers, Sandra: Actual and desired duration of foreplay and intercourse: Discordance and misperceptions within heterosexual couples. In: The Journal of Sex Research Nr. 41/2004, S. 301–309.

Starr, Tama: Eve's Revenge. Saints, Sinners, and Stand-Up Sisters on the Ultimate Extinction of Men. Diane 1994, S. 122.

Wechseljahre

Kommen auch Männer in die Wechseljahre?

Hyde, Janet und DeLamater, John: Understanding Human Sexuality. McGraw-Hill 2002, S. 139–140.

Meryn, Siegfried, Metka, Markus und Kindel, Georg: Der Mann 2000: Die Hormon-Revolution. Ueberreuter 1999, S. 43–47.

Miketta, Gaby und Tebel-Nagy, Claudia: Liebe und Sex. Trias 2001, S. 227–233.

Miller, Alan und Kanazawa, Satoshi: Why Beautiful People Have More Daughters. Perigee 2008, S. 140.

Zähmung

Warum werden Männer durch eine Partnerschaft gezähmt?

Burnham, T. C. u. a.: Men in committed, romantic relationships have lower testosterone. In: Hormones and Behavior Nr. 44/2003, S. 119–122.

McIntyre, Matthew u. a.: Romantic involvement often reduces Men's testosterone levels-but not always: The moderating role of extrapair sexual interest. In: Journal of personality and social psychology Nr. 91/2006, S. 642–651.

Sari, M. u. a.: Multiple partners are associated with higher testosterone in North American men and women. In: Hormones and Behavior Nr. 51/2007, S. 454–459.